守护老年健康

——老年衰弱防控指南

主编 马彩莉 谢丽萍 祝旺

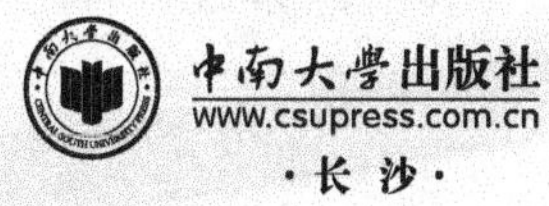
中南大學出版社
www.csupress.com.cn
·长沙·

图书在版编目(CIP)数据

守护老年健康：老年衰弱防控指南 / 马彩莉，谢丽萍，祝旺主编．—长沙：中南大学出版社，2024.8

ISBN 978-7-5487-5839-6

Ⅰ．①守… Ⅱ．①马… ②谢… ③祝… Ⅲ．①老年病—防治—指南 Ⅳ．①R592-62

中国国家版本馆 CIP 数据核字(2024)第 096093 号

守护老年健康

——老年衰弱防控指南

SHOUHU LAONIAN JIANKANG

——LAONIAN SHUAIRUO FANGKONG ZHINAN

马彩莉　谢丽萍　祝　旺　主编

□出 版 人　林绵优
□责任编辑　李　娴
□责任印制　唐　曦
□出版发行　中南大学出版社
　　社址：长沙市麓山南路　　邮编：410083
　　发行科电话：0731-88876770　　传真：0731-88710482
□印　　装　广东虎彩云印刷有限公司

□开　　本　710 mm×1000 mm　1/16　□印张 22　□字数 405 千字
□版　　次　2024 年 8 月第 1 版　□印次 2024 年 8 月第 1 次印刷
□书　　号　ISBN 978-7-5487-5839-6
□定　　价　88.00 元

守护老年健康
——老年衰弱防控指南

编委会

主　编 ◎ 马彩莉　谢丽萍　祝　旺

副主编 ◎ 范　勇　彭　蕾　苏　晶　乐梅先　肖咏蓓　邱华丽

编　者 ◎（以拼音为序）

白春燕　陈珊珊　崔　薇　陈　希　范　勇
黄丽华　胡黎黎　寇利珍　乐梅先　马彩莉
马佩佩　彭　蕾　邱华丽　戚小云　盛彩华
苏　晶　王　成　王晓娟　王　媛　谢丽萍
肖咏蓓　杨思思　赵　婧　曾利婷　周　明
张　娜　祝　旺　张　逸　周雅琴

插　画 ◎ 小　狸

前言

人口老龄化已成为全球现象，老年人健康问题是老龄化社会较突出的问题之一。我国老龄人口总数和老龄化速度均居世界前列，积极应对人口老龄化已上升为国家战略。老年衰弱是十分重要的老年综合征，为老年人失能前期。更为重要的是，老年衰弱的发生、发展在全生命周期中是一个可控且可逆的动态过程。在衰弱前期及衰弱期进行积极有效的干预，可以促进老年人衰弱前期和衰弱期向健康状态的转变。

随着人们健康品质的提升，越来越多的老年人开始关注老年生活质量。生活不仅要有“长度”，还要有“厚度”。预防老年衰弱的发生，度过一个有生活质量的晚年，做到老而不衰，是当代社会老年人群的健康目标。

为满足老年群体的健康需求，为老年人群提供科学、实用的早期预防老年衰弱的知识，编写团队查阅大量老年医疗、护理相关教材及最新的各类指南、标准、专家共识等，邀请有丰富经验的老年医学、护理、心理、中医等方面的专家加入，并结合几十年的丰富临床工作经验，用幽默的漫画和通俗易懂的文字，将老年衰弱这一较为专业的老年医学术语用一问一答的形式展示出来。本书共 12 章，涵盖了老年衰弱的定义、分类、相关因素及防控措施，内容全面，由浅入深，语言朴实接地气，形式新颖吸引人。同时，编写团队邀请插画师小狸(微信号：Xiao-Li-Cha-Hua)进行漫画创作，增加了本书趣味性和可读性。本书适用于广大老年人及长期照顾者阅读，也适用于从事老年照护相关工作的人员查阅。

本书的顺利出版，得到了出版社、老年医学专家、老年护理专家、心理学专家、中医专家的大力支持，在编写过程中，编者查阅大量文献，不断完善，力争呈现出科学、全面、深刻的内容。同时，为确保广大读者读懂、学会，我们编写时尽量避免生僻、艰涩的医学术语，改为通俗易懂、生活化的语言，适当地加入比喻等手法和生动的图片，希望本书能够成为大家喜闻乐见的健康保健读本。

本书编写中尚有疏漏和不妥之处，敬请广大读者提出宝贵建议，以便我们在今后的修订中不断完善。在此，我们表示诚挚的感谢！

马彩莉

2024 年 2 月

目录

第一篇　老年衰弱介绍

第二篇 老年衰弱防控干预措施

第一篇

老年衰弱介绍

第一章 首先要知道的躯体衰弱

新春快乐
我是开心爷爷，今年78岁，身体一向顶呱呱。可惜年前摔一跤，过年只能床上趴。
我是幸福奶奶，今年77岁，唱歌跳舞最欢喜。自从老伴摔了跤，长期照顾身心疲。
开心爷爷和幸福奶奶现在的状态可能是老年躯体衰弱前期哦！

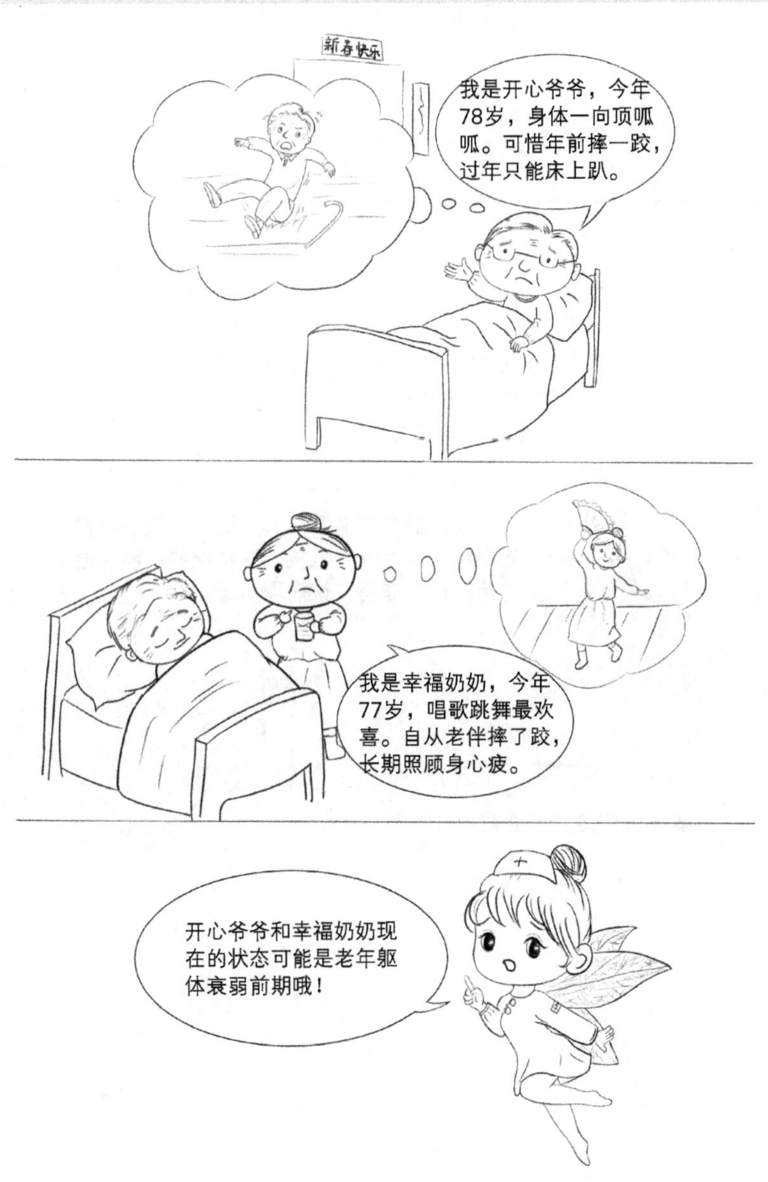

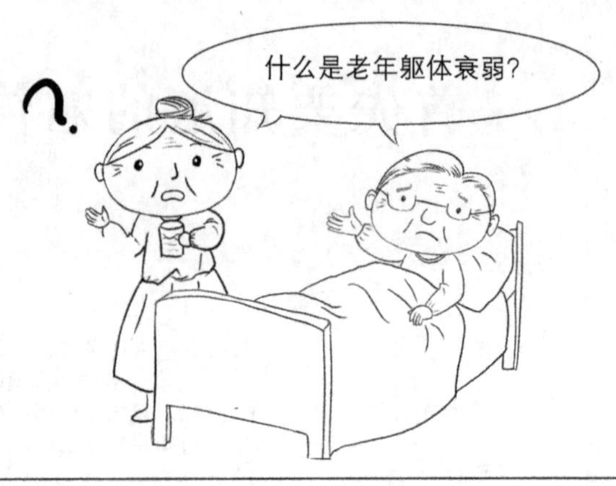
什么是老年躯体衰弱?

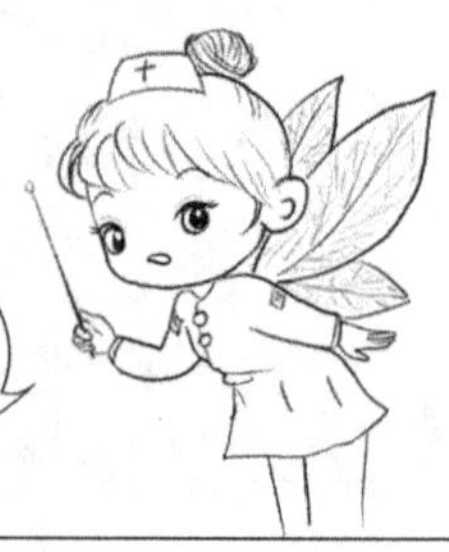
老年躯体衰弱是一种常见的老年综合征，与老年人不良健康结局密切相关。

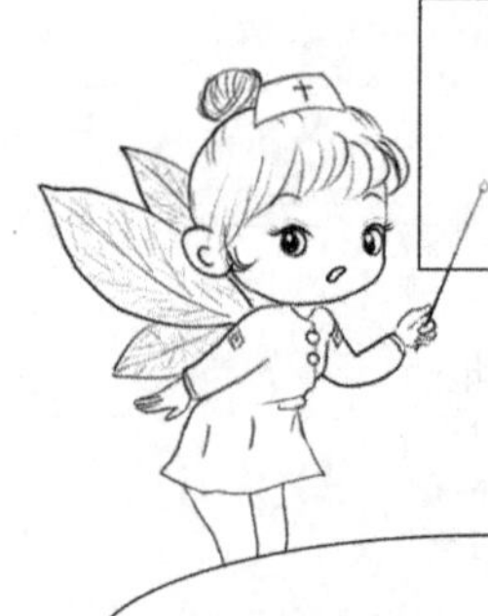
指老年人群身体储备能力下降，导致易感性、易损性显著上升，抵抗应激状况的功能衰退的持续性、非特异性病理状态。

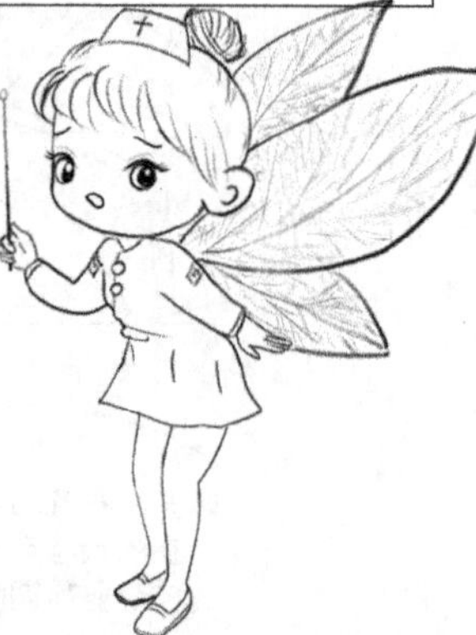
躯体衰弱是老年衰弱的一种哦。

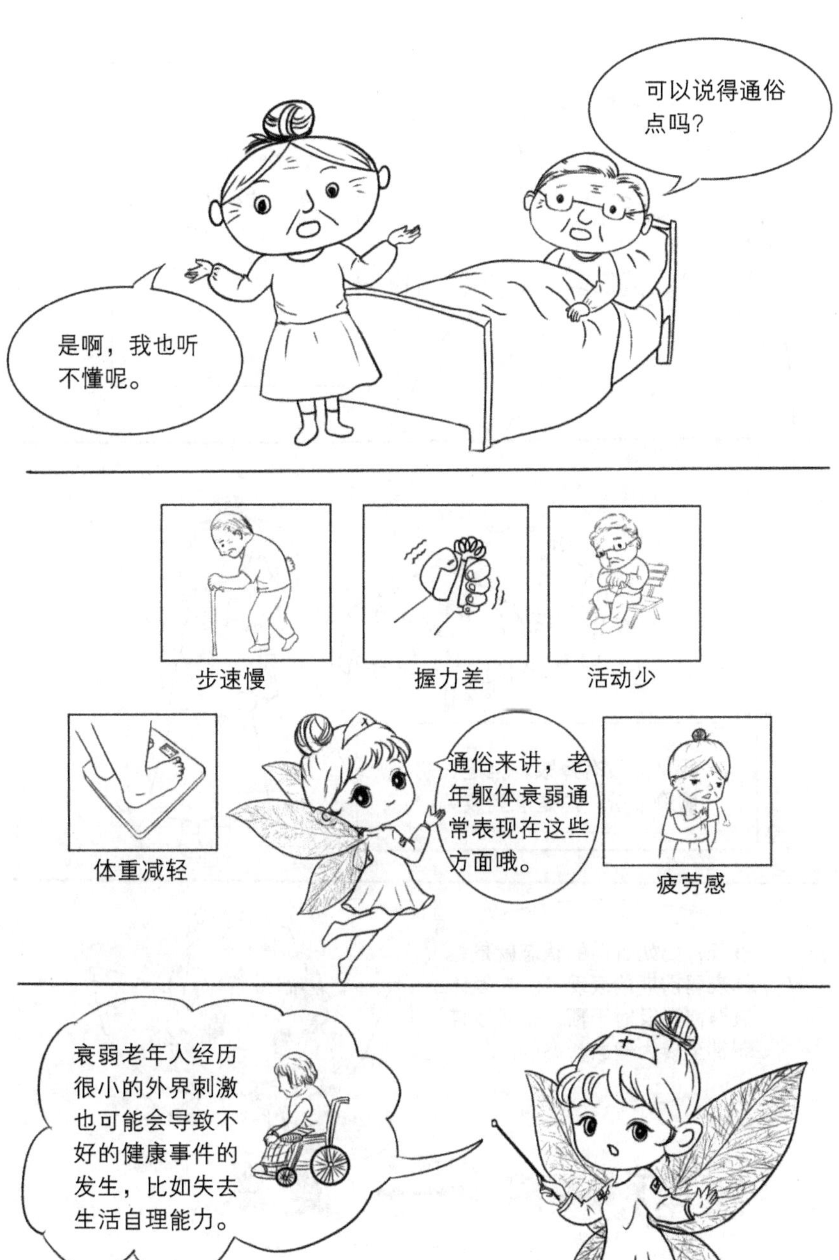
可以说得通俗
点吗？
是啊，我也听
不懂呢。
步速慢
握力差
活动少
体重减轻
通俗来讲，老
年躯体衰弱通
常表现在这些
方面哦。
疲劳感
衰弱老年人经历
很小的外界刺激
也可能会导致不
好的健康事件的
发生，比如失去
生活自理能力。

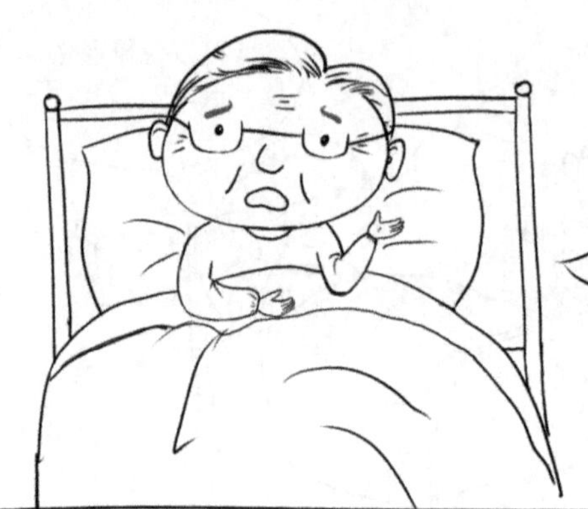

我摔跤后长期卧床，活动明显减少了，生活也无法自理了。

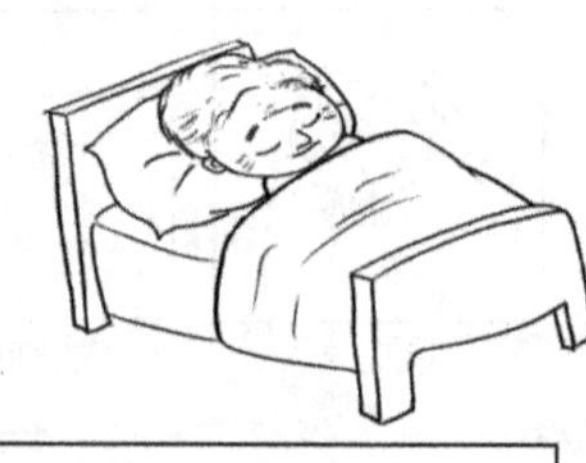

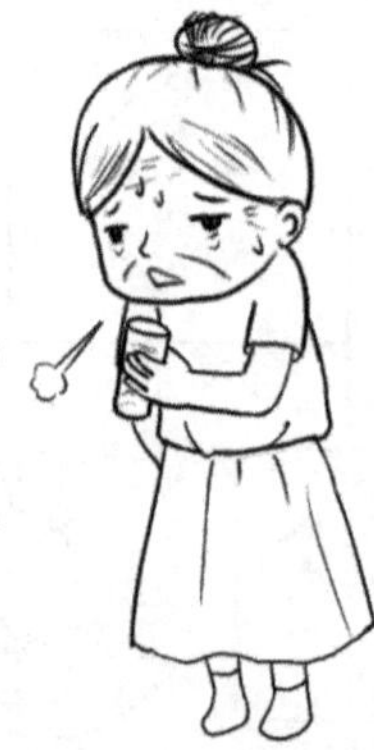

我虽然没有摔跤，但是长期照顾爷爷，总是感到疲劳。

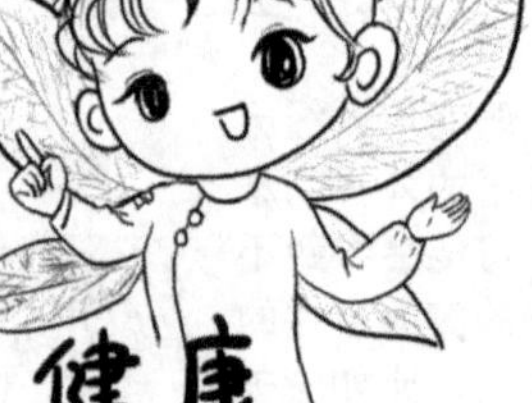

爷爷、奶奶目前的状态就是躯体衰弱前期的表现了。在躯体衰弱前期及时干预，是可以控制甚至转为健康状态的。

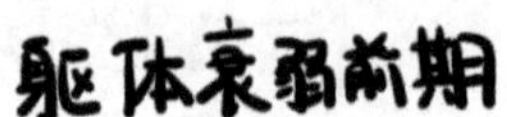

躯体衰弱前期
及时干预
健康
让百事通带爷爷、奶奶去了解吧！

1. 什么是老年躯体衰弱?

对于漫画中的爷爷、奶奶出现的问题，我们会为大家一一展开解答。在介绍老年躯体衰弱前，先向大家介绍老年衰弱。老年人随着年龄的增加，尤其是80岁以上的高龄老年人，常常会合并多种老年综合征，如便秘、尿失禁、跌倒、营养不良、认知障碍等。老年衰弱也是一种非常重要的老年综合征。老年医学领域的学者们认为：老年衰弱是由机体退行性改变及多种慢性疾病引起的全身易损性增加的一组综合征，是老年人群身体储备能力下降，导致易感性、易损性显著升高，抵抗应激状况的能力衰退的非特异性、持续性的病理状态。它的主要核心是老年人生理储备减少和或多系统异常，使得外界较小的刺激即可引起意外临床事件的发生。

躯体衰弱是老年衰弱重要的组成部分，是指身体性衰弱，主要是由机体退行性改变和各种慢性疾病引起的全身易损性增加的状态，实质上是机体生理储备能力降低、单个或多个系统的结构和功能异常，包括神经肌肉系统、代谢及免疫系统等的改变，这种状态增加了肌少症、跌倒、失能、睡眠障碍、多重用药、谵妄及死亡等临床负性事件发生的风险，最主要的表现是肌少症和运动功能的逐渐衰退。我们可以理解为衰弱是随着年龄的增长或者慢性疾病的发生，躯体功能受损或减退，而发生一系列的不良的健康结局。然而值得庆幸的是，衰弱是可以预防和控制的，甚至可以逆转，即一个处于躯体衰弱前期的老年人，经过专业医务人员的指导和干预，是有可能恢复到良好的状态的，甚至有可能康复。

2. 老年躯体衰弱与衰老是不是一回事?

讲到这里，大家可能会认为躯体衰弱就是人年纪大了、老了、身体不中用了，但是躯体衰弱跟衰老不是一回事，不能混为一谈。

衰老是一种自然的生理现象，比如头发白了、眼花了、耳朵背了、牙齿松动了、皱纹越来越多了，可以说是一种生理性的退行性改变。而躯体衰弱是老年人从健壮到失能之间的一种非特异性状态，主要表现为生理储备下降而出现抗应激能力减退，可涉及神经肌肉系统、代谢及免疫系统等多系统的生理学变化，这种变化会增加老年人失能、谵妄、跌倒甚至死亡等负性事件的风险。就好比，躯体衰弱的老年人如同“纸糊的船”航行在大海上，看似安全妥当，实则在遇到各种“恶劣天气”等应激事件（例如感染、手术、突发疾病）需要抵御时就表现得能力很差，甚至一个“小波浪”就可能把这艘“船”打翻甚至冲毁，这就如同推倒第一张多米诺骨牌，继而会产生一系列失能、依赖性增强等不良连锁反应。有研究显示，与无衰弱的老年人比较，衰弱的老年人平均死亡风险增加15%~50%。研究证实：衰弱的老年人，全因死亡的风险较正常衰老的人要高15%~50%。所以人到老年衰老属于正常，但一定要避免躯体衰弱。

3. 是不是所有的老年人都会出现躯体衰弱?

老年人从健壮，到衰弱，再到失能，呈现出躯体机能下降趋势。在躯体衰弱时，增加机体不良事件的危险状态，就可能因慢性疾病、急性事件或严重疾病而产生不良后果。因为躯体衰弱的核心是老年人多系统的异常或生理储备减少，外界较小的刺激就可以导致负性临床事件的发生。躯体衰弱可发生在任何年龄，多见于老年人，65 岁及以上人群的患病率高达 15%。从以往科研统计数据来看，躯体衰弱虽然普遍存在，但有一定的发生概率。美国社区 65 岁以上老年人发生衰弱的比例为 4. 0%~59. 1%，65~69 岁人群的发生率为 4%，而 80~84 岁人群的发生率可高达 16%，年龄越大越容易出现衰弱，女性普遍高于男性。住院的老年人，衰弱的发生率高（50%~80%），远高于社区。而我国关于老年衰弱的研究开始较晚，得到的数据也相对较少，加上一些判断标准的不相同，所以调查结果差异性较大。在我国，住院患者躯体衰弱的患病率高达 39. 1%。如果衰弱得不到及时干预，则会与老年人可能伴随的各类疾病形成恶性循环，加之多重用药、医源性损伤等，这类人群的健康恢复则会发展成一个较为严重的问题。

目前认为躯体衰弱是一种由生理型向临床表型逐渐转变的过程：生理型又称为潜在生理变化，外表察觉不到，如交感神经活动、骨骼肌、胰岛素抵抗等变化。临床表型包括易损性增加（疲劳、握力差、步速慢、体质下降等）和临床事件（跌倒、失能、住院、急性病等）。生理型可逐步进展，最终转变为临床症状和临床事件，即临床表型。

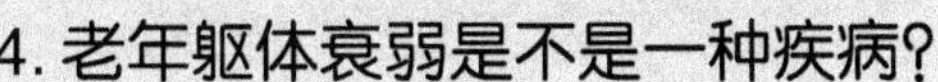

4. 老年躯体衰弱是不是一种疾病?

老年躯体衰弱并不是一种疾病，而是一种疾病的前期状态，是健康和疾病的中间状态，能够客观地反映老年人慢性健康状况，涉及多个系统生理学的改变，包括神经肌肉系统、代谢和免疫系统等的改变。躯体衰弱是躯体不良事件增加的一种危险状态，往往是一系列的慢性疾病、一次急性事件或者严重疾病的后果。躯体衰弱严重影响老年人的躯体各部分功能和生命质量，对健康预期寿命构成重大威胁。躯体衰弱是老年综合征的核心，是跌倒、尿失禁、谵妄及抑郁等其他老年综合征共同的危险因素，彼此相互促进，最终促成失能、住院、死亡的发生；另外，衰弱和其他老年综合征有类似的治疗方法，如低体能干预治疗。

躯体衰弱被认为是老龄化最严重的体现，是影响老年人健康的最主要的问题，也将是社会医疗照护与经济负担的重要来源。因此，实施科学有效的衰弱管理尤为重要。早期的识别和有效的干预可以延缓甚至逆转衰弱的状态。

5. 如何判断老年人是否存在躯体衰弱了?

我们该怎么知道自己是不是发生了躯体衰弱呢？对于老年躯体衰弱的判断，目前大多采用专业的评估量表来评判。而对广大医学知识相对匮乏的老年人来说，参照下面的方法也能进行初步判断。以下几点是可能发生躯体衰弱的信号，需要我们提高警惕。另外，后续章节也为大家详细介绍了几个常用的衰弱筛查量表，可供参考。①疲劳：多数时间觉得做事都很费力，感到疲劳。②阻力感：运动时感到有阻力，上楼觉得困难，行走时感觉双腿像灌铅一样难以抬起。③活动少：走不动，活动量与以前相比大大减少。④体重下降：没有原因的体重减轻，1 年内体重下降量大于自身体重的 5%。⑤多病共存：同时患有多种疾病(大于 5 种)，尤其是慢性疾病，如高血压、糖尿病、听力降低、骨质疏松、营养不良、肌少症等。

符合以上 5 种情况中的 1 种，就能够认为是衰弱早期，可以进行干预治疗了。如果符合 3 种及以上，就有可能已处于衰弱期，建议及时就医，并在医生的指导下进行详细的评估及干预。

6. 躯体衰弱的病理机制

衰弱整合模式框架提出，躯体衰弱是一个动态的发展过程，这体现为机体的健康状态可以在衰弱与非衰弱之间连续变动。有研究表明，躯体衰弱因个体差异呈现不同程度的变化，但是总归是一个动态发展的过程，健康人在各种应激状态下可能发生躯体衰弱，已经发生躯体衰弱的人，可以通过治疗干预再转变为健康人。在没有任何外界干预的情况下，躯体衰弱更常见的情况是身体变得更虚弱，而不是得到改善。

躯体衰弱的发生与发展源于多个相互关联的生理系统的紊乱。其中，在对躯体衰弱发展过程中研究得相对成熟的主要有大脑、内分泌系统、免疫系统和骨骼肌等。

(1)躯体衰弱时神经系统会发生哪些影响?

人类脑神经细胞总数为140亿~200亿个，30岁以后脑神经细胞数量会逐年减少，平均每年损伤10万个左右，77岁时会减少到出生时的2/3，90岁时仅剩20岁时的1/2。脑神经细胞和脑血流量的减少，以及神经递质的改变可以导致记忆力下降，睡眠不佳，甚至运动障碍等变化。大脑结构和功能也会随着增龄发生变化，海马的锥体神经元的突触功能、蛋白转运和线粒体功能受损是认知功能下降和痴呆的重要病因；海马还可感知升高的糖皮质醇浓度，并对下丘脑发挥反馈作用，是应激反应的重要环节。大脑的小胶质细胞老化后出现过度反应，容易发生谵妄和认知功能下降。认知功能下降速度与躯体衰弱正相关。脑神经细胞中支配Ⅱ型肌纤维细胞的运动神经元退化、缺失，神经-肌肉接头轴突脱髓鞘，运动神经元的放电频率减小，导致其所支配的肌纤维发生去神经性萎缩，并被相邻的支配Ⅰ型肌纤维的运动神经元接管。因此，躯体衰弱过程也是一个运动单位重塑的过程。

(2)躯体衰弱时内分泌系统发生哪些功能损害?

大脑通过下丘脑-垂体轴与内分泌系统相联系。受老化和疾病的影响，循环中激素水平减低。①垂体分泌的生长激素减少，引起肝脏和其他器官的胰岛素样生长因子(IGF)产生减少。IGF能促进多种细胞(尤其是神经元细胞和骨

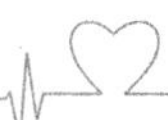

骼肌细胞)的合成代谢。而且随着年龄增长，人体内生长激素逐渐减少，20 岁之后，每增长 10 岁，生长激素生成率下降 14%，55 岁时，生长激素约为 20 岁时的 1/2，70 岁时，仅为 20 岁的 1/3。②雌二醇和睾酮减少，反馈性使得黄体生成素和促卵泡激素的释放增加。③肾上腺皮质产生的性激素前体物质脱氢表雄酮减少，而皮质醇释放增多。这些变化被认为是引发躯体衰弱的重要因素。促肾上腺皮质激素具有营养运动神经元的作用。这样会使组织和器官的生理功能逐渐下降，其精力和体力也随之下降。而且随着年龄的增长，激素水平的下降，也可导致骨量减少造成骨微结构破坏，骨强度下降，脆性增加和易于骨折，骨质疏松发病率和致残率也在逐渐增高。

(3)躯体衰弱时免疫系统会发生哪些变化？

免疫衰老是人类衰老过程中重要的原因之一，主要表现为机体对内外源性抗原的免疫应答能力下降，对新抗原的反应性缺失、疫苗的保护作用及已建立的免疫记忆反应迟钝，导致机体随年龄增长对感染性疾病的防御能力、抗肿瘤能力、清除衰老细胞能力下降。40 岁以后的免疫能力只剩 20 岁时的 50%，70 岁时只剩 20%。免疫衰老直接导致罹患感染性疾病和肿瘤性疾病的风险增大。85%的肿瘤发生在 45 岁以后。免疫系统中 B 细胞抗体产生迟钝，中性粒细胞、巨噬细胞及自然杀伤细胞的吞噬活性降低。衰老的免疫功能尚可应对平时生活，却不能对应激做出恰当的反应，表现为异常的炎症反应，包括对炎性刺激的过度反应，以及在炎症刺激清除后炎症反应仍持续较长时间。细胞因子 IL-6、CRP、TNF-a 和细胞趋化因子等均与衰弱独立相关。炎症与骨骼肌和脂肪的分解代谢相关，引起衰弱的特征表现(厌食、肌少症和消瘦)。

(4)其他因素

除肌肉-神经-内分泌-免疫系统外，还有哪些因素会促进衰弱的功能损害？①营养不良与衰弱的发生密切相关，研究表明衰弱与能量摄入少于 21kcal/(kg·d)和蛋白质摄入不足明显相关。维生素和微量元素缺乏(如维生素 E、维生素 B12、维生素 D 缺乏)的发生率较高。②慢病通过炎症和(或)对心肺功能的影响诱发衰弱，如糖尿病、贫血、动脉硬化、心力衰竭、慢性阻塞性肺疾病、艾滋病、慢性巨细胞病毒感染、结核病等。③精神心理因素与躯体功能相互影响，起到关键性的驱动作用。如抑郁或社会隔离，既可以是衰弱的临床表现，也可以是衰弱的原因；痴呆必定导致整体功能下降，也称痴呆-衰弱症。④社会环境、经济条件、社交与宗教活动参与情况、邻里和朋友关系等，均与衰弱互为因果关系、互相影响。

7. 躯体衰弱时，怎样自我筛查?

我们在家中如果发现身体可能出现衰弱的信号，但是又不想去医院做检查，可以在家先做自我筛查，若发现存在问题，要及时去医院，让专业的医生进行诊断和治疗。

除了我们所说的躯体衰弱出现时的症状和体征外，还可以使用简易的筛查量表进行躯体衰弱自我筛查，以下是不同衰弱测量工具的比较，我们可以一起学习下，量表只是为我们提供途径来识别是否发生了躯体衰弱，但是不能进行诊断。不同的量表适用的情况不同，若在使用量表时发现有问题，要及时去医院寻求医生的帮助。

1) Fried 衰弱评估量表(表 1-1)：适用于住院患者及养老机构老年人身体衰弱的评估。其中，满足 5 个项目中的 3 项以上即可被诊断为躯体衰弱，不足 3 项为衰弱前期，0 项为无衰弱。

2) 埃德蒙顿衰弱量表(表 1-2)：操作简单，适用于在医院(急诊、门诊、病房)、社区及家庭等环境下进行快速衰弱筛查。请在符合您情况的选项打分，得分相加即为总得分。

表 1-1 Fried 衰弱评估量表

序号	项目	男性	女性
1	体重下降：过去一年中意外出现体重下降>4.5 kg 或>自身 5%体重		
2	行走时间：平地行走 4.57 m 的距离	身高≤173 cm，用时≥7 s；身高>173 cm，用时≥6 s	身高≤159 cm，用时≥7 s；身高>159 cm，用时≥6 s
3	握力	BMI≤24.0 kg/m^2，握力≤29 kg；BMI 为 24.1~26.0 kg/m^2，握力≤0 kg；BMI 为 26.1~28.0 kg/m^2，握力≤30 kg；BMI>28.0 kg/m^2，握力≤32 kg	BMI≤23.0 kg/m^2，握力≤17 kg；BMI 为 23.1~26.0 kg/m^2，握力≤17.3 kg；BMI 为 26.1~29.0 kg/m^2，握力≤18 kg；BMI>29.0 kg/m^2，握力≤21 kg

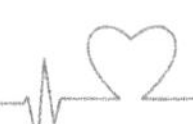

续表1-1

序号	项目	男性	女性
4	体力活动	每周活动量<383 kcal/w，约散步2.5 h	每周活动量<270 kcal/w，约散步2 h
5	疲乏	存在任何一个问题得分2~3分，则属于异常。问题：您在过去一周内以下现象发生了几天？ (1)我感觉我做每一件事情都需要经过努力； (2)我不能向前行走。 <1 d得0分；<1~2 d得1分；<3~4 d得2分；>4 d得3分	

注：行走时间指平地行走4.57 m的距离，测量所用时间，若测量结果不在规定范围，则属于异常。握力：可使用握力器测试，若测量在以上范围，则属于异常。

体力活动：根据明达休闲时间活动问卷(MLTA)提出，若男性每周活动量<383 kcal，约散步2.5 h，女性每周活动量<270 kcal，约散步2 h，则属于异常。疲乏：根据流行病学调查用抑郁自评量表(CEC-D)提出的问题，存在任何一个问题得分2~3分，则属于异常。

表1-2　埃德蒙顿衰弱量表

分类	项目	0分	1分	2分
认知	请想象给出一个圆圆的表盘，补全表盘数字，并画出11点10分	画出无误	小的间距错误	具他错误
基础健康状况	在过去一年里，您住过几次院	0次	1~2次	>2次
	您如何评价您的健康状况	很好	一般	较差
独立性	下列活动中您有多少个需要帮助(做饭，购物，乘车，打电话，做家务，洗衣，管理财务，吃药)	0~1个	2~4个	5~8个
社会支持	当您需要帮助时，您能找到提供帮助的人吗	总是	有时	很少
药物使用	您现在长期服用5种或以上的处方药物吗	否	是	
	您经常忘记服用应当服用的处方药物吗	否	是	
营养	您最近有因为体重减轻而感到衣物变宽松吗	否	是	

续表1-2

分类	项目	0分	1分	2分
情绪	您有感到伤心或情绪低落吗	否	是	
失禁	您有控制不住自己的大小便的情况吗	否	是	
自我表现	两周内您能完成			
	重体力劳动，如拖地、擦窗户	是	否	
	步行2层楼梯	是	否	
	步行1000 m	是	否	

注：评分标准总分0~5分为无虚弱，6~7分为表现脆弱，8~9分为轻度虚弱，10~11分为中度虚弱，12~18分为重度虚弱。

3)Frail衰弱评估量表(表1-3)：条目较少、操作简便，可由患者自我报告，适用于快速衰弱的筛查和临床评估。请在符合您情况的选项打钩，“否”记为0分，“是”记为1分，相加为总得分。

表1-3　Frail衰弱评估量表

问题	否	是
您上周多数时间感到疲惫吗		
您能上1层楼梯吗		
您能行走1个街区(500 m)的距离吗		
您患有5种以上的疾病吗(心脏病，高血压，帕金森，糖尿病，哮喘，肿瘤，其他)		
您最近一年体重下降超过5%了吗		

注：评分标准总分0~1分为无衰弱，2分为衰弱前期，3~5分为明显衰弱。

百事通小贴士

躯体衰弱筛查的目的：

早发现早干预，可以逆转或延缓患者进入失能状态；

维护患者安全，实施针对高龄衰弱患者的护理方案，这是预防不良结局非常有效的方法；

为个体化制定诊疗决策及是否进入安养项目(临终关怀)提供依据。

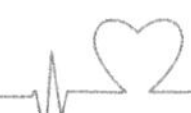

8. 老年躯体衰弱的危险因素有哪些?

根据《老年人衰弱预防中国专家共识(2022)》,导致老年躯体衰弱的危险因素有很多,主要分为不可干预危险因素和可干预危险因素。在此先简单列举,后面的章节我们再详细讲解。

(1)不可干预危险因素

①遗传因素:老年衰弱和遗传因素密切相关,基因多态性可影响衰弱的临床表型。相关的基因有载脂蛋白 ApoE 基因、胰岛素受体样基因-2、胰岛素受体样基因-16、C 反应蛋白编码区、维生素 B16 基因多态性等。②增龄:年龄是衰弱的独立危险因素之一,随着年龄的增长,衰弱患病率逐渐上升,数据调查显示,在我国 60 岁及以上的社区老年人中约有 10%的老年人患有衰弱,75~84 岁的老年人约 15%,85 岁以上的老年人约 25%。这与老年人器官退行性改变和储备能力下降有关。③性别:女性是衰弱的易感人群,研究显示,英国老年人中,男性和女性的衰弱发生率分别为 4.1%、8.5%,主要与机体内激素水平变化有关,女性绝经后因雌激素迅速丢失、神经-肌肉平衡及肌肉力量受到影响,容易缺乏维生素 D,导致骨质疏松等问题,从而导致老年女性衰弱的发病率升高。

(2)可干预危险因素

①多病共存,多药共用:老年人的疾病特点是多病共存、多药共用,研究发现,冠心病、脑卒中、髋部骨折、慢性阻塞性肺疾病、糖尿病,骨质疏松,恶性肿瘤、肾衰竭、HIV 感染及手术等均可促进衰弱的发生。研究证实,抗胆碱能药物和抗精神病药物与躯体衰弱有关,过度使用质子泵抑制剂可引起维生素 B12 缺乏、减少钙吸收,增加躯体衰弱的发生。②营养不良:老年人因疾病原因容易出现食欲下降、吞咽障碍等饮食方面的问题,所以导致营养不良的风险增加,身体缺乏能量供给,不能满足日常活动和疾病消耗的需要,从而导致躯体衰弱的发生。③社会经济状况:经济状况较差、独居及社会地位低等人群因生活条件差发生躯体衰弱的风险较高。不良生活方式,如长期吸烟、酗酒、缺乏运动等也会增加躯体衰弱的风险。④精神心理状态:衰弱老年人容易发生焦

虑、抑郁症状，可与老年人身体功能障碍、步速变慢和力量减弱有关，使老年人的自我健康感知信心不足和自我效能感降低，进而加重衰弱。抑郁是衰弱前期和衰弱期的共同危险因素，衰弱和抑郁的老年人炎性细胞因子水平较高，提示衰弱和抑郁存在相似的发病机制。老年人存在焦虑、抑郁、痴呆可以明显增加衰弱的发病率。

9. 如何对躯体衰弱进行分期？

基于维持自稳态的储备功能情况，将躯体衰弱分为衰弱前期、衰弱期和衰弱并发症期。

1）衰弱前期：机体生理功能储备下降，没有衰弱的临床表现或由其引起的不良后果，但在面对应激时易损性增高。这个阶段也称亚临床期衰弱，是临床上识别和干预的重点，通过治疗可能完全康复。

2）衰弱期：生理功能储备残存，但不能应对急性损伤或应激，其后不能康复，出现衰弱的多种临床表现，导致基础代谢率、适应能力和活动能力下降。

3）衰弱并发症期：衰弱引起的不良后果反映在各个系统，在某些系统表现更为突出。由于多个系统功能脆弱，自稳态破坏，不能对抗应激源，在这个阶段，疾病更难以控制，更容易发生并发症和医院获得性问题（如输液或尿管等使患者制动，可能引起谵妄、跌倒、压力性损伤、深静脉血栓形成及肺栓塞、营养不足、交叉感染及多重用药等），使失能率和病死率增加，延长住院时间，增加入住护理院的概率。

10. 躯体衰弱与肌少症有什么关系？

老年人由生理储备下降导致机体出现易损性增加、抗应激能力减退的非特异性状态即衰弱。肌少症是指以骨骼肌质量减少、肌肉功能减退和/或肌力下降为特征，临床表现主要为步速及握力下降、跌倒和骨折风险增加。2001年，美国Fried教授提出“衰弱循环模型”，认为肌少症以肌肉数量减少和质量下降改变为代表，在衰弱的发展中起着重要的作用。因此，肌少症可以产生肌力下降、活动减少、步速减缓等临床表现；另外，可间接导致人体的总能耗下降，并

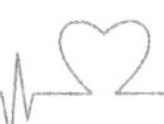

发慢性营养不良和其他疾病，而这些变化的综合结局可导致衰弱的发生。两者之间相互关联，相互作用。

躯体衰弱发生时，肌肉的病理改变以Ⅱ型肌纤维减少为主。正常情况下，肌肉的自稳态是通过新的肌细胞形成和分解来维持的，这个平衡受到神经、内分泌和免疫系统的调控，也受到营养状态和运动量的影响。随着躯体衰弱的发生，骨骼肌质量逐年下降，肌肉质量减少到年轻人的2.0个标准差，并伴有肌肉力量和(或)躯体功能下降，导致步态异常、平衡障碍和失能，因为肌肉的数量和质量下降，在躯体衰弱患者的身上表现为在前期易出现疲劳乏力、阻力感、握力下降等，患者在行走时腿部肌肉力量减弱，不能完成爬楼、提重物等活动。而这种渐进性和全身性肌肉质量减少和功能减退，并伴有生活质量下降是肌少症的主要表现，肌少症与躯体衰弱的发生相辅相成，互为因果，肌少症也是衰弱的核心改变和发病原因。

11. 为什么说肌少症是衰弱的关键因素呢?

首先我们来了解衰弱与肌少症的相关性，对比衰弱与肌少症的专家共识指南及查阅大量文献得出衰弱与肌少症存在相同的危险因素，包括高龄、营养不良、机体活动量减少等。其次是衰弱与肌少症的临床表现存在相似性，孟丽等对门诊体检老年人进行调查，研究发现衰弱及衰弱前期合并肌少症的老年人占比高达35%。随着对该领域研究的深入，两者之间的作用关系也逐渐受到关注。研究表明，衰弱与肌少症之间相互作用并形成一个恶性循环。同时有研究表明，肌少症的患者更容易发生衰弱，研究者通过对1083名社区居民进行4年的随访发现，随访期间发生衰弱的患者更有可能患有肌少症，从而得出肌少症是衰弱的危险因素(OR=1.59)。因此，肌少症是衰弱的关键因素。

12. 什么是肌少症?

俗话说，千金难买老来瘦，但是老来瘦≠老来寿，虽然肥胖的老年人容易出现健康问题，但是不代表瘦就是健康的。如果你经常感觉到关节像长了锈一样，爬山、爬楼梯时身子骨不灵便、不轻盈，而且腿脚还不利索，爱绊腿，那就需要到医院检查一下了，很大可能是患上肌少症了，那么，什么是肌少症呢？

在医学概念中，肌少症被定义为与增龄相关的骨骼肌容积丢失，并导致力量和有氧运动能力下降，从而引起躯体功能下降，是一种渐进性力量下降伴随躯体失能、生活质量下降和死亡等不良事件风险增加的综合征。

对于老年人来说，增龄是肌少症的必然原因，但单纯由生理性衰老导致的"肌少"在实际中很少见，多种其他原因都会加速肌肉的丢失，包括慢性疾病（如内分泌疾病、神经退行性疾病、炎性疾病、恶病质等）、营养不良和少动或制动等。

随着年龄的增加，我们人体会出现肌肉萎缩、力量下降的变化，实际上，这是一种综合性肌肉退行症状，在国外被称为"肌肉衰减症"，在我国通常叫"少肌症"或"肌少症"。

老年性肌少症是一种进行性的、全身广泛性的骨骼肌纤维体积和数量的减少、骨骼肌力量下降及功能的减退。如果没有营养和运动干预，40 岁以上的人每年肌肉丢失为 0.5%～1%，而 30%的 60 岁以上老年人、50%的 80 岁以上老年人会发生不同程度的肌少症。据发达国家的统计，80 岁以上老年人中每五个人就有一个受到肌少症的困扰。但目前老年人的肌肉减少没有得到足够的关注，多数人还认为"千金难买老来瘦"。实际上，老年人肌肉减少严重影响生活质量，表现为易摔倒、自理能力差、其他疾病（如肺炎）发生率增加，甚至可能影响生存。肌少症和躯体衰弱均以肌肉力量减弱和相应的功能下降为主要特征，因此认识什么是肌少症显得尤为重要。

13. 什么样的情况下肌少症需要治疗呢？

一般来说，肌少症跟骨质疏松一样，要去医院做 X 线检测才能确认肌肉质量。但肌少症跟骨质疏松一样，可以依据早期的征兆判别，如果出现这些问题一定要尽快到医院就诊，避免情况继续恶化。

1）体重减轻：肌肉是比较重的身体组成成分，如果肌肉流失，虽然体型看起来没有明显改变，却会有体重减轻的现象。如果没有刻意减重，但 6 个月内体重下降 5%，例如 60 kg 的老年人在 6 个月内瘦了 3 kg 以上，就要注意。我们知道营养状态对肌少症和躯体衰弱有显著的影响，及时的营养评估、尽早的营

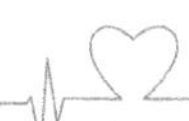

养干预及定期的体重监测对改善躯体衰弱患者、肌少症患者的生活质量有很大的帮助。

2）平地走路缓慢：大腿肌肉力量下降，导致走路速度不到 0.8 m/s，一般 30 岁左右的健康成年人，走路的速度大约是 1.1～1.5 m/s、每小时可以步行 4～5 km。

3）行动不便：从走路缓慢变成连起身都很困难，因为大腿的肌肉无法支撑整个身体的重量，必须依靠扶手撑着或是别人搀扶才能站起来，而且因为无法单脚支撑身体重量，也无法上下楼梯。有研究表明，肌少症的人群活动能力下降，日常动作（如行走、坐立等）完成困难，甚至导致平衡障碍、易跌倒等，而身体平衡障碍和步速下降所致跌倒是躯体衰弱的典型特征，因此患者衰弱管理的重点应为肌少症的预防和干预。

4）手部握力下降：肌肉流失除了下肢无力之外，也会有上肢无力的现象，拿东西的时候变得很难，如提不动开水壶倒水、罐头打不开、毛巾拧不干等。

5）反复跌倒：连平地走路都会跌倒，而且是无法控制的，一年内连续跌倒 2 次以上，在这个阶段，肌少症已经比较严重，要注意跌倒之后的照顾跟康复锻炼，避免长期卧床之后造成的肌肉二度流失。

14. 什么样的人才会得肌少症呢？

除了年龄的增长，最容易引起肌少症的因素，就是全天静态的生活习惯，也就是我们常说的“宅”。那是不是每天跑步健身锻炼就一定不会得肌少症了呢？答案：NO！并不是保持积极生活方式的人就一定不会得肌少症，尽管发生率很低，但依旧有一些坚持健身的人群会患有肌少症，这表明该疾病的发展是一个复杂过程，可能还有其他病因。

目前，研究人员认为肌少症的其他原因还包括：身体将蛋白质转化为能量的能力下降；神经细胞退化，由大脑发出的运动信号减弱；激素水平发生变化；营养摄入不够，没有足够的卡路里和蛋白质以维持肌肉容量。患有其他慢性疾病如慢性心衰、慢性阻塞性肺疾病（慢阻肺）、慢性肾病、肿瘤等的老年人，由于这些疾病本身也引起肌肉减少，从而进一步加重了肌肉减少的程度。研究显示，老年人卧床仅 10 d，其瘦体组织下降率是卧床 28 d 年轻人的 3 倍。

15. 躯体衰弱时发生肌少症要如何识别呢?

那是不是瘦的人就一定会得肌少症？答案是否定的。那么，如何识别肌少症？2018 年，欧洲肌少症专家达成共识，提出最简单的肌少症自查方法：如果出现肌肉力量下降，表明可能患有肌少症；如果合并出现肌肉容量下降，基本确定患有肌少症；如果在前两个表现的基础上，同时出现运动表现下降，可以确定肌少症已比较严重。

除此之外，现在老年康复领域提出了一个更新的概念，即老年体适能。老年体适能是指人在晚年进行日常活动所需要的身体功能，包括力量、耐力、灵活性、柔韧性和平衡性。不论我们晚年的喜好是散步还是出门爬山，或者仅是简单的日常起居，都需要上述这些功能做基础。

老年人体适能测试(SFT)是一系列综合测试项目，包含 8 个项目，涵盖了老年人体适能的主要因素，如上下肢力量、有氧耐力、上下肢柔韧性、灵活度和平衡能力(表 1-4)。这项测试所需设备简单，安全易行，且不乏娱乐性，适合 60~90 岁的各类老年人，每项评估都有不同年龄段的参考标准或临界得分，评估结果既可用于运动数据研究、协助康复师发现问题并制定训练计划，也可以让老年人通过这些评估项目实现自我筛查、自我管理和自我训练。通过这些测试也可以发现是否有发生肌少症的风险。测试项目概述见表 1-4(具体评估操作请在康复治疗师的指导语下进行)：

表 1-4　老年人体适能测试(SFT)

测试项目	评估目的	说明
30 s 坐站测试	下肢力量，这项运动表现能力增加可以减少跌倒风险	30 s 内双手交叉放于胸前从坐姿到站立动作的完成次数
30 s 手臂弯举测试	上肢力量，如携带杂物、抱孩子等动作	30 s 内手持哑铃完成手臂弯曲的次数。女性 2.3 kg，男性 3.6 kg
6 min 步行测试	有氧耐力，对长距离步行、上下楼梯、外出购物非常重要	6 min 内绕着 45.7 m 长的场地行走距离
2 min 踏步测试	当时间空间或天气受限，无法完成 6 min 步行测试时，以此替换有氧耐力评估	2 min 内完成踏步次数(将膝盖抬到大腿中点)。记录右侧膝盖完成次数

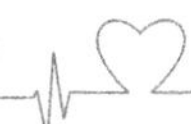

续表1-4

测试项目	评估目的	说明
椅式坐位体前屈测试	下肢柔韧性，对正常步态及平衡能力非常重要	坐在椅子上，腿伸直，用力伸手碰脚趾，手指距脚趾之间的距离数(cm)为得分
背抓测试	上肢柔韧性，对梳头、穿套头衣服等日常活动非常重要	一只手从肩膀向下，另一只手背后沿脊柱向上，终止时两手之间的距离数(cm)为得分
起立行走测试	灵活度和平衡能力，对要求快速完成的动作非常重要，如过马路、上卫生间等	在椅子上完成从坐到站、走完2.4 m掉头、返回及就座所需时间
身高体重	以身高为标准对体重进行评估	确定身体的体重指数(BMI)

注：BMI是指体质量指数，又称为体重指数，该指标是通过体重(kg)除以身高(m)的平方计算得来，这个公式在一定程度上可以反映人体密度，现普遍用于评价人体的营养状况，一般情况下，我国成年人BMI正常范围为18.5~23.9 kg/m^2。

16. 躯体衰弱发生了肌少症要怎么预防呢?

我们之前了解到肌少症是衰弱的关键因素，那么做好肌少症的预防，也是做好躯体衰弱的预防，下面跟大家讲一讲一些重要的预防措施。

1)积极生活方式：迈入老年之后，每天摄入的蛋白质，特别是动物蛋白质应该是增加的而不是减少的。

2)营养是基础：应摄入蛋白质1.0~1.5 g/(kg·d)，其中50%为优质蛋白质，尤其是乳清蛋白、亮氨酸；补充维生素D和钙也很重要。

3)运动是关键：在补充蛋白质的同时，每天30 min的有氧运动或每周2次抗阻运动，如举哑铃、拉弹力带、坐位抬腿、静力靠墙蹲等都是有效预防肌少症的运动。

4)良好心态：有效控制慢病和老年综合征，对自身健康建立信心，拥有乐观的心态，而且家里的子女千万注意，不要去打击老年人的心态，鼓励是非常重要的。有些慢性病也叫作老年综合征，年龄大了之后很多特有的症状要尽量有效地控制，更要坚持，持之以恒。

百事通小贴士

肌少症治疗三部曲：

1. 治疗基础疾病：随着中年以后的年龄增长伴随而来的常见病，比如糖尿病、冠心病、常见的抑郁、痴呆是否可以控制得更好？还有一些潜在疾病，比如慢性感染、恶性肿瘤等应该要及时排查。

2. 去除诱因：即使无基础疾病，也要去除可纠正的因素。

3. 体力活动减少，营养不良及用了一些促进分解代谢的药物：比如过度使用茶碱类药物治疗，老年的哮喘或者基本哮喘过量使用甲状腺素，均使分解代谢增加，肌肉的减少加剧，是治疗过度的表现，应在医务人员的指导下及时纠正。

17. 如何预防躯体衰弱?

躯体衰弱对老年人的影响这么大，那么该怎么预防呢？躯体衰弱并不可怕，可怕的是我们没有正确认识它，预防躯体衰弱有科学的方法。下面先简单地介绍一下。

(1) 定期进行老年综合评估

老年综合评估并不是要求大家都去医院体检，而是指针对老年人生理、认知、心理情绪及社会适应情况通过多学科团队合作进行的多方面、多层次的评估，制定计划以保护和维持老年人的健康功能状态，帮助我们早期识别躯体衰弱，及时实施干预。

(2) 建立健康的生活习惯

良好的生活习惯是预防躯体衰弱的基石。首先要保持规律的作息，保证充足的睡眠，只有身体获得足够的休息，才能为第二天的活动蓄积能量。其次是戒烟戒酒，摒弃不良嗜好，长期吸烟饮酒会对身体各个器官造成不良影响。最后是保证一定时间的户外运动，比如打太极、散步等，同时要适当晒太阳，促进维生素 D 的吸收。

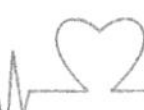

百事通小贴士

老年糖尿病患者饮食小口诀：

原则：总量控制，平衡多样，高低不一，先后有别。

记住 1，2，3，4，5。

每天 1 袋奶；

每天 200~250 g 碳水化合物；

每天 3 个单位优质蛋白；

4 句话：有粗有细，不甜不咸，少吃多餐，七八分饱；

每天 500 g 蔬菜。

(3) 个性化的营养支持

营养不良是引起躯体衰弱的重要因素，因此，尽早发现老年人的营养风险甚至营养不良，并予以针对性的营养支持，对预防衰弱至关重要。对于健康老年人，应该怎么吃呢？

首先，要保证能量目标量为每日每公斤体重 20~30 kcal。蛋白质目标量应为每日每公斤体重 1.0~1.5 g，其中优质蛋白比例应该在 50%以上。补充蛋白质可以增加肌容量，预防衰弱发生。常见提供优质蛋白的食物包括鱼肉、瘦肉、牛奶、蛋类、豆制品等。脂肪的能量摄入不能超过总能量摄入的 35%。每日膳食纤维摄入量推荐为 25~30 g。推荐每日喝水量要达到每公斤体重 30 mL。适当补充维生素，尤其是维生素 D。维生素 D 和钙剂的补充可以提高肌肉功能，预防跌倒、骨折。同时，推荐健康老年人长期口服微生态制剂维持肠道菌群健康，比如双歧杆菌。

其次，特殊类型老年人的营养补充。①患心血管疾病老年人：总体原则是建议食物多样化，粗细搭配，平衡膳食；总能量摄入与身体活动要平衡，建议低脂肪、低饱和脂肪膳食，即膳食中脂肪提供能量<30%，其中饱和脂肪酸不超过总能量的 10%；每日烹调油用量控制为 20~30 g。②患糖尿病老年人：不要过度限制能量摄入以帮助减轻体重，避免短时间体重丢失过多，超重和肥胖者可保持体重稳定，推荐总能量摄入 20~30 kcal/kg，能量供应以碳水化合物为主，占总能量的 45%~60%；宜多选择能量密度高且富含膳食纤维、低升糖指数的食物，比如生菜、番茄、苹果、南瓜等，以改善糖代谢和降低心血管病的发

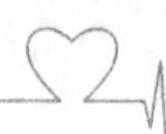

生风险。③患肿瘤老年人：条件允许的情况下，可尽量减少碳水化合物的供给量，降低血糖负荷，并提高脂肪供能比例，有利于机体蛋白质合成，改善肿瘤患者营养状况；必要时给予补充生理需要量的维生素及微量元素，避免维生素及微量元素缺乏；肿瘤患者口服营养补充推荐使用肠内营养乳剂。

(4)制定合理的运动计划

首先是抗阻训练，抗阻训练可以改善老年人的活动能力，提高骨密度，减少跌倒及骨折的风险。进行抗阻训练时，可选择哑铃或弹力带等健身工具，也可以使用两瓶矿泉水代替。建议每周进行 2~3 d 的抗阻训练，从每天 1~2 组开始，逐渐增加到每天 2~3 组，每组 8~12 次主要肌群的锻炼。

其次是平衡训练。平衡训练是预防老年人跌倒的重要运动措施，我们会在后面预防跌倒的内容为大家详细讲解，大家根据自己身体情况进行训练，不可勉强自己。建议每周进行至少 3 d 的平衡训练，每次 40 min 左右，包括 5 min 的热身和 5 min 的放松练习。

最后是有氧运动训练，有氧运动训练主要用于提高肌肉的质量。有氧运动训练的方式有很多，如快走、慢跑、高抬腿，此外还有五禽戏、太极拳、八段锦等。快走动作简单，运动强度容易控制，个体间能量消耗差异小，适用老年人有氧运动健身的初始阶段，特别适用于心肺耐力水平较低的老年人。建议每周进行 3 次，每次 50 min(每周 150 min)。步行能够增加老年人的氧合能力，使老年人的依从性更好，有利于养成坚持长期有氧运动的习惯，收获的效果更好。对于体质好的老年人，每次有氧运动时间以 30~45 min 为宜，一天累计时间不超过 2 h；对体质弱、耐力差的老年人，慢慢增加运动时间，每次至少 10 min，一天累加时间达到 30 min。大家比较熟悉、受大众喜欢的广场舞也属于有氧训练，喜欢跳广场舞的老年人可以每天进行 1 h 的舞蹈锻炼。

运动前，须做好全面的身体检查。重点是对心肺功能和运动系统的评估，尤其是患有慢性病的老年人，运动健身前，应该先进行运动风险评估，比如运动前测量脉搏/心率、血压、血氧饱和度等。对于患有慢性病的老年人，应该提前听取医生和运动康复师的建议，遵循运动处方。

对于躯体功能受损、已经发生躯体衰弱并且长期卧床或坐轮椅的老年人，可以在保障安全的前提下，先锻炼上肢功能，比如做抬手臂、手指操，逐渐过渡到活动肩膀、腰部等。

(5) 预防跌倒

2019 年 6 月，国家卫生健康委员会发布《老年人防跌倒联合提示》，指出跌倒是我国 65 岁以上老年人因伤害死亡的首位原因，因受伤到医疗机构就诊的老年人中，超过半数是因为跌倒，研究表明，下肢肌力和平衡能力的下降是老年人跌倒的重要内在危险因素之一。皮红英、肖春梅等在研究中得出，通过下肢肌肉锻炼，跌倒的发生率由 24.24%下降至 13.64%。

讲了这么多，老年人的跌倒随处可见，随时可能会发生，那我们要怎么办呢？总不能一直待在家里什么事都做不了吧？大家也不要过于担心，跌倒带来的后果虽然可怕，但我们也有应对良策，下面跟大家讲一讲如何预防跌倒吧。

首先保证跌倒高危人群周围生活的安全。比如 24 h 专人陪护，或在进行起床、洗漱、上厕所等活动时有人陪伴，防止跌倒时无人及时发现。在卫生间里、床旁安装扶手，进行变换体位的活动时抓握扶手，防止跌倒。要穿合适的鞋袜，避免衣物过长过大，行走时有绊倒的隐患。夜间休息时可以留小夜灯，保证光线充足，视物清晰，将日常生活用物放置在方便拿取的地方等。

治疗原发疾病，合理用药，定期监测生命体征。排除外界因素导致的跌倒后，我们要预防因为疾病引起的跌倒，比如高血压/低血压、低血糖、各类长期消耗体能的慢性疾病等，我们要积极治疗原发疾病，遵医嘱合理用药，不可自行加减药物用量。在条件允许的情况下，定期监测血压、血糖、血氧饱和度等，在身体不适的情况下，尽量减少外出活动，或在家人的陪伴下进行活动。

合理运动是预防跌倒最重要的一部分。研究表明，运动干预能有效预防跌倒的发生。而跌倒究其本因，是腿部肌肉数量少，力量弱而不能抵抗摔倒时重心偏移的地心引力，进行奥塔戈运动能有效预防跌倒。

奥塔戈运动是 20 世纪 90 年代由新西兰医学院领导的、预防老年人跌倒研究课题组研制的一项以预防老年人跌倒为目的、居家进行的个体化、循序渐进的肌力和平衡力锻炼的运动项目，能够降低老年人 35%跌倒及跌倒损伤的发生。其主要内容分为两个部分，第一部分主要包括热身运动、肌力训练和平衡训练，第二部分为步行运动。奥塔戈运动是一种安全性好、循序渐进、规范的运动项目，现广泛应用于美国、新加坡、澳大利亚等国家。

我们可以采用居家锻炼形式开展奥塔戈运动，如“一对一”指导或集体训练等方式。奥塔戈运动的实施过程主要分为前期准备、正式训练和锻炼后的评估。首先在团队的带领或康复师的指导下，进行统一培训，正式实施前要进行评估，康复师对患者身体情况进行评估，根据循序渐进的原则制定该周的运动计划，询问当天身体情况，测量运动前脉搏、血氧饱和度，讲解注意事项等。奥塔戈运动也有不适用人群，包括合并严重心、脑、肺疾病，合并严重高血压、痴呆、瘫痪、严重心脏病、骨折等的老年人，长期卧床、无法下床活动的老年人。

奥塔戈运动的内容，其中柔韧性锻炼有头颈部活动、背部仰伸、躯干转动、踝部背、跖屈；力量锻炼有前/后膝关节负重锻炼，侧髋关节负重锻炼，踮脚跟，踝部背、跖屈；平衡锻炼有屈膝、倒退走、“8”字走、侧向走、“脚尖—脚跟”站立、“脚尖—脚跟”行走、单腿站立、脚跟走、脚尖走、爬楼梯等。运动强度分为四个等级，从 A 级到 D 级强度依次上升。第二部分主要为步行锻炼，运动频率为每周>3 次，每次 30 min，每周再进行>2 次的短距离散步。每次是以柔韧性锻炼作为热身运动，接着进行 30~35 min 的力量锻炼和平衡锻炼，最后以正常的速度步行 5~7 min 来恢复心率。我们可以在日历本上记录自己的锻炼次数和跌倒发生情况，并由康复师进行家访和电话联系，对锻炼内容进行调整。对于一些难以完成的锻炼可以推后完成或进行删减，以自己能完成的最大限度为准，不强行进行锻炼，避免因锻炼而引起跌倒。下面我们用生动的图为大家展示奥塔戈运动的动作和步骤。

➤ 热身运动

1)头部：站立位，两眼平视，两手相握并自然放于腹前。缓慢将头以尽量大的幅度向左、右转，回归原位，如此分别各转 5 次。

2)颈部：站立位，两眼平视。颈部放松，两手自然放于体侧。将一手放于下颌，尽量推，使颈部仰伸，回归原位，记作 1 次，如此重复 5 次(图 1-1)。

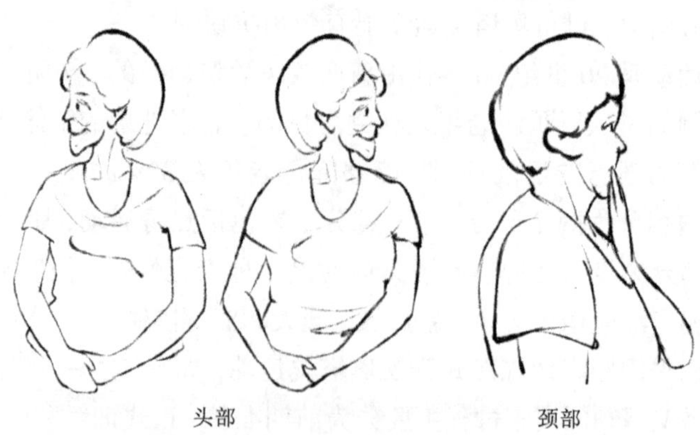

图 1-1　头部及颈部热身运动

3)身体后仰伸：站立位，两脚分开与肩同宽。用双手扶腰部，缓慢柔和地尽量向后仰伸，回归原位，记作 1 次，如此重复 5 次。

4)躯干左、右转：站立位，两脚稍分开，双手分别放于左、右髂骨上。缓慢尽力将躯干向左、右分别各转 5 次(图 1-2)。

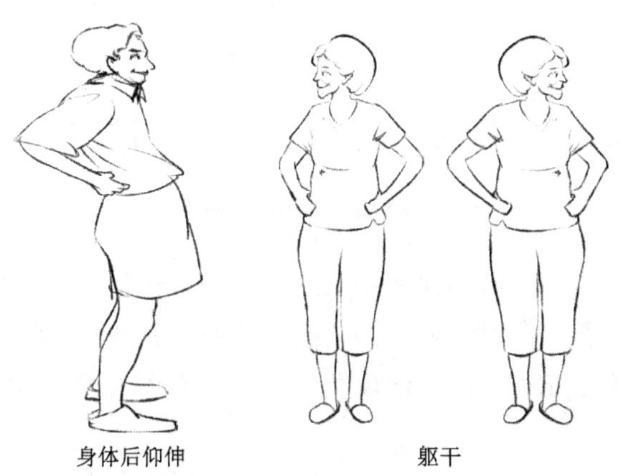

图 1-2　躯干热身运动

5)踝关节：站立位或者坐位，将一腿伸直，以踝关节为支点，尽力勾脚(背屈)、脚背尽力向下勾脚(趾屈)，记作 1 次，两只脚分别重复 10 次(图 1-3)。

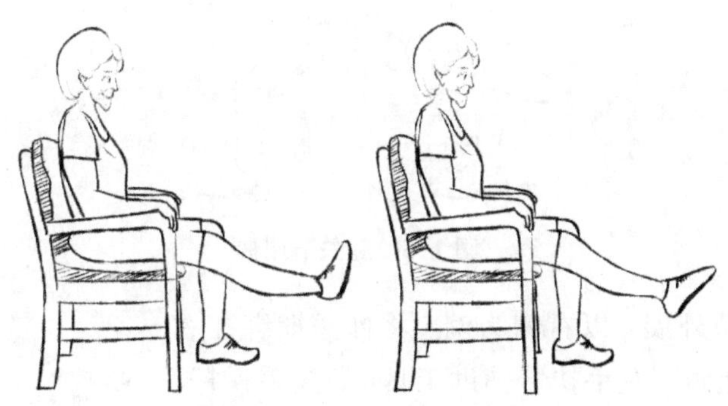

图 1-3　踝关节热身运动

➢ 肌力训练

1)膝关节伸展：将沙袋捆绑在一条腿的踝关节上方，坐位，后背靠稳椅背，双前臂搭于椅子两侧扶手上，两脚微分开，大腿与地面平行，小腿与地面垂直。将绑有沙袋的腿伸直，使膝关节前伸，该腿与地面平行，回归原位，记作 1 次。记录左、右膝关节活动次数及负重数(图 1-4)。

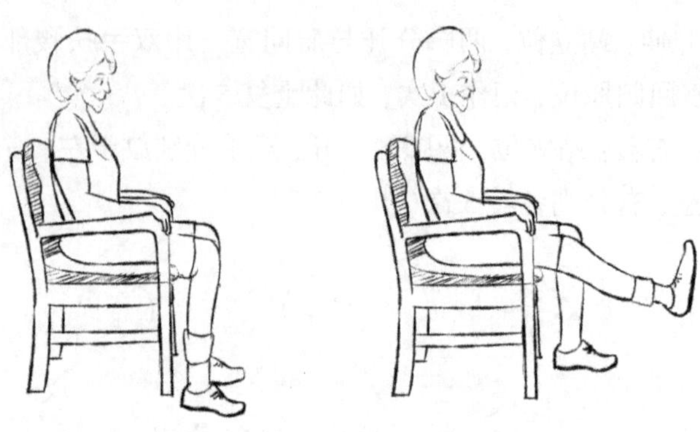

图 1-4　膝关节伸展

2）膝关节屈曲：将沙袋捆绑在一条腿的踝关节上方，双手扶着辅助工具（如扶手栏杆、桌子、稳固的椅背等），面向辅助工具站立。将该腿的膝关节尽力屈曲，回归原位，记作 1 次。记录左、右膝关节活动次数及负重数（图 1-5）。

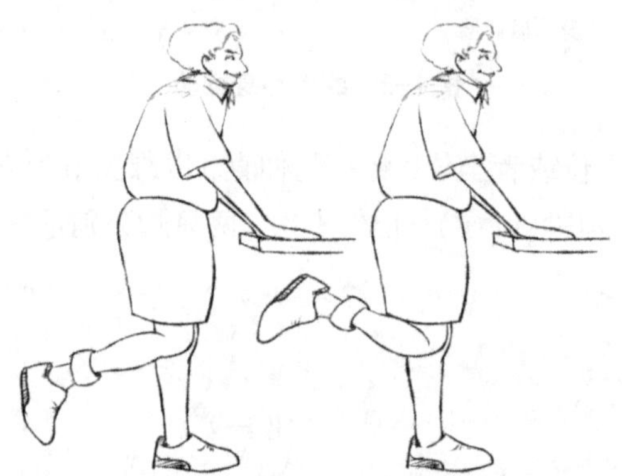

图 1-5　膝关节屈曲

3）髋关节外展：以右侧为例。将沙袋捆绑在右腿的踝关节上方，左手扶着辅助工具（如扶手栏杆、桌子、稳固的椅背等），右手放于腰部，侧位站于辅助工具旁。将右腿向右伸直，使右髋关节向右侧外展，回归原位，记作 1 次。同理外展左侧髋关节。记录左、右髋关节活动次数及负重数（图 1-6）。

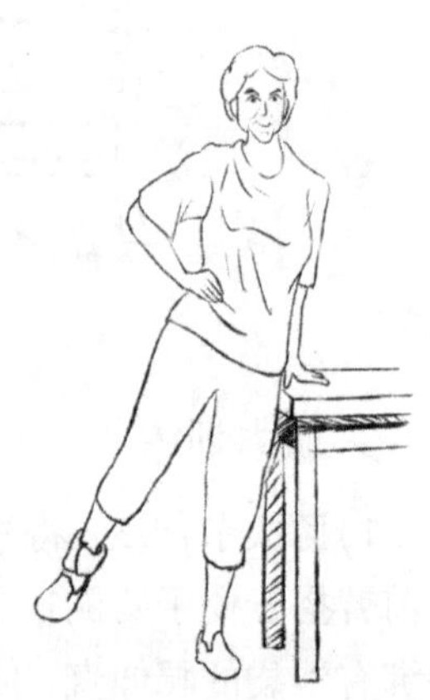

图 1-6　髋关节外展

4）踮脚尖：无辅助工具时，站立位，两眼平视前方，两脚分开与肩同宽，尽力抬起脚后跟，使两脚尖点地，回归原位，记作 1 次，如此重复。有辅助工具

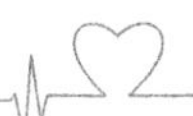

（如扶手栏杆、桌子、稳固的椅背等）时，应面向辅助工具，一手扶着辅助工具，其他内容要求同上（图 1-7）。

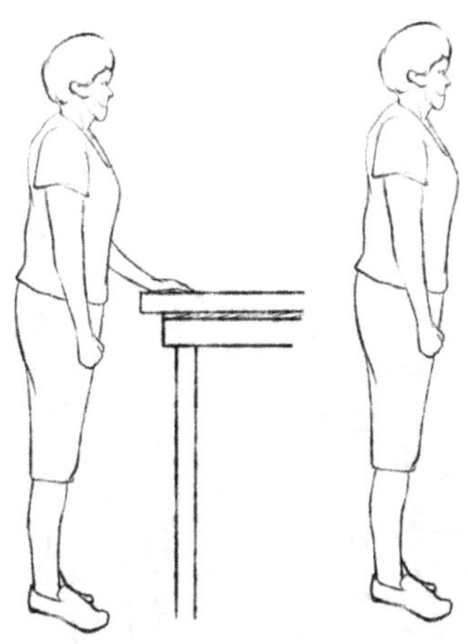

图 1-7　踮脚尖

5）踮脚跟：无辅助工具时，站立位，两眼平视前方，两脚分开与肩同宽，尽力抬起脚尖，使两脚跟点地，回归原位，记作 1 次，如此重复。有辅助工具（如扶手栏杆、桌子、稳固的椅背等）时，面向辅助工具站立，一手扶着辅助工具，其他内容要求同上（图 1-8）。

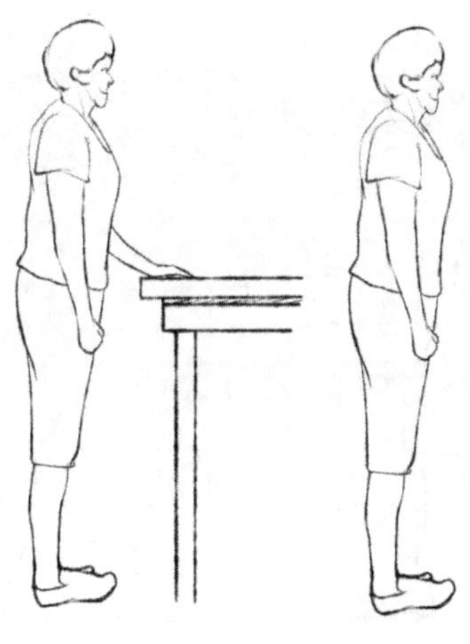

图 1-8　踮脚跟

➢ 平衡功能训练

1）屈膝身向前：无辅助工具时，两脚分开与肩同宽。身体尽力下蹲使膝关节屈曲，尽量使两膝所在水平线超过两脚尖所在水平线，当两脚跟要抬起时，回归原位，记作1次。记录重复次数。有辅助工具时，双手扶住辅助工具，其他要求同上(图1-9)。

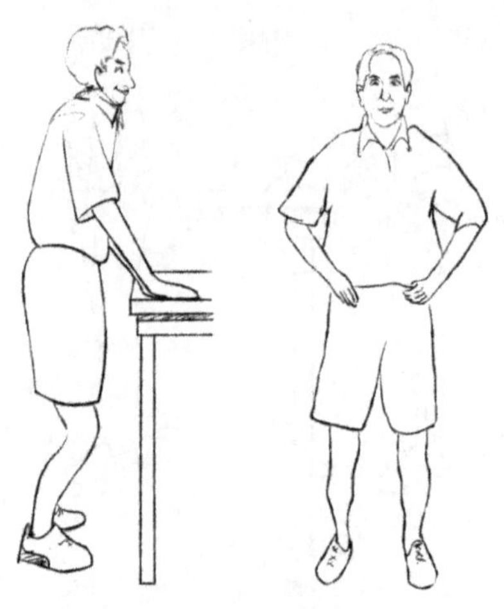

图1-9　屈膝身向前

2)倒着走：无辅助工具时，站立位，两眼平视前方，倒退走10步，转身，再倒退走10步回归原位，如此反复。有辅助工具(扶手栏杆、桌子等)时，一手扶着辅助工具，其他内容要求同上(图1-10)。

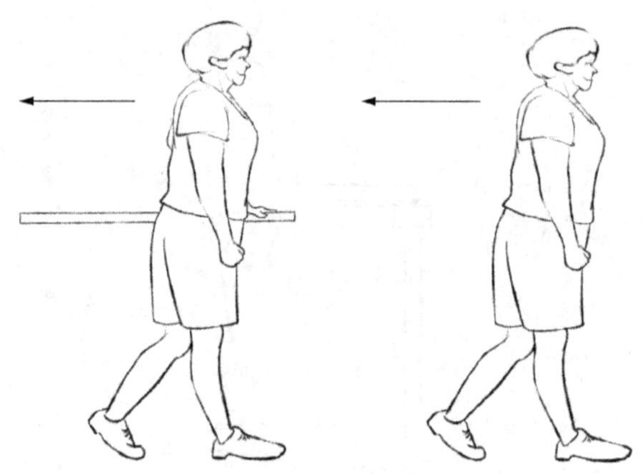

图1-10　倒着走

3)"8"字走：以个人步速，自某处出发，顺时针步行回到该处，后逆时针步行，再次回到出发点，使步行轨迹呈"8"字形，如此重复。

4)侧着走：站立位，两手自然放于腰部，向右方侧走 10 步，后向左方侧走 10 步，如此反复(图 1-11)。

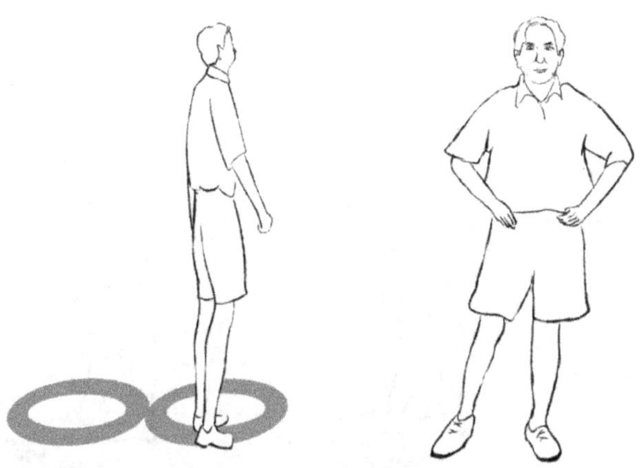

图 1-11　"8"字走和侧着走

5)"脚尖—脚跟"站立：无扶手辅助时，站立位，两眼平视前方，将一只脚的脚跟放在另一只脚的脚尖前方，使脚跟与脚尖相对并在一条直线上，想象自己站在钢丝上，保持姿势 10 s，更换两脚位置，再保持姿势 10 s。有扶手辅助时，一手扶着辅助工具，其他内容要求同上(图 1-12)。

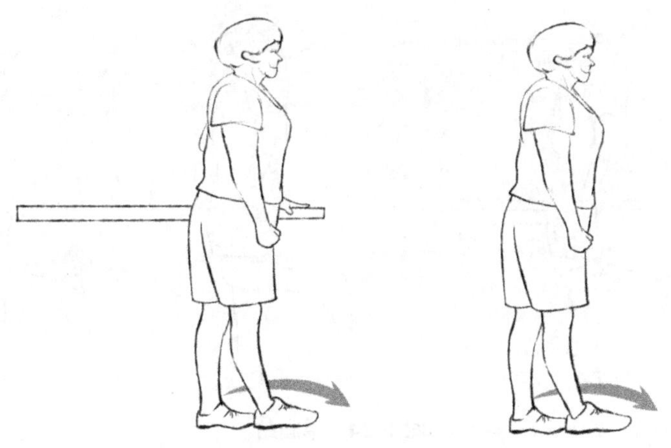

图 1-12　"脚尖—脚跟"站立

6)"脚尖—脚跟"走：无扶手辅助时，站立位，两眼平视前方，将一只脚的脚跟放在另一只脚的脚尖前方。使脚跟与脚尖相对并在一条直线上。将后面的脚向前走，保持脚跟与脚尖相对并在一条直线上，如此走 10 步，转身，重复。有扶手辅助时，一手扶着辅助工具，其他内容要求同上(图 1-13)。

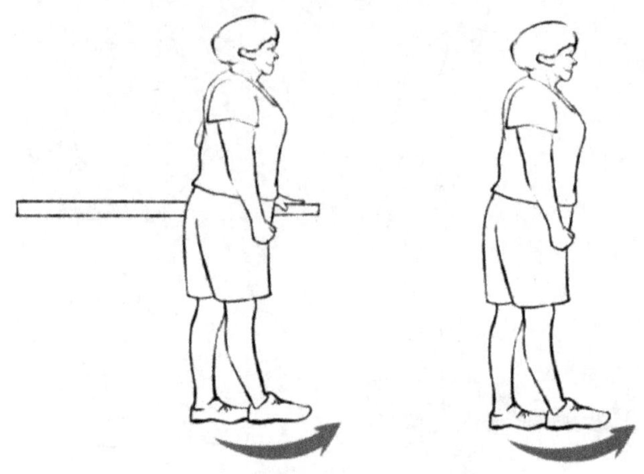

图 1-13 “脚尖—脚跟”走

7)单腿站：无扶手辅助时，单腿站立保持姿势 10 s（男士)或 30 s（女士)，换另一条跑，单腿站立，保持姿势 10 s（男士)或 30 s（女士)。有扶手辅助时，一手扶住扶手，两眼平视前方，其他内容要求同上(图 1-14)。

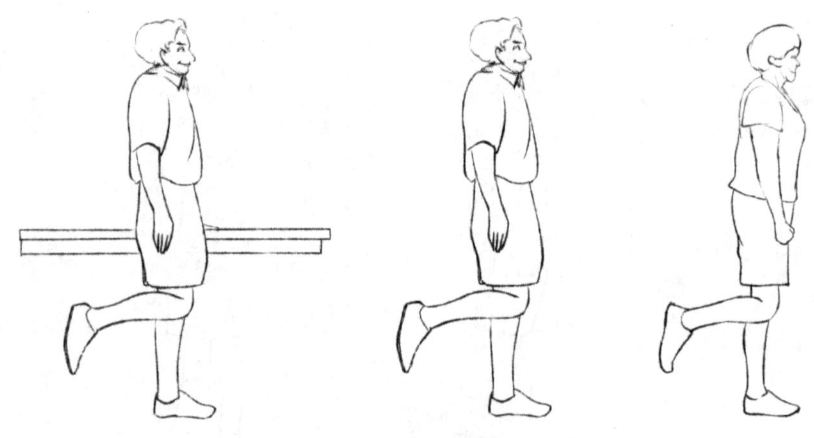

图 1-14 单腿站

8)脚跟走：无扶手辅助时，站立位，两眼平视前方，抬起脚尖，用脚跟走 10 步，放平两脚并转身，再抬起脚尖，用脚跟走 10 步回到出发地，如此反复。有扶手辅助时，一手扶着扶手，其他内容要求同上(图 1-15)。

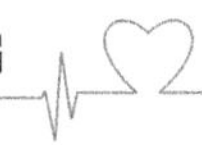

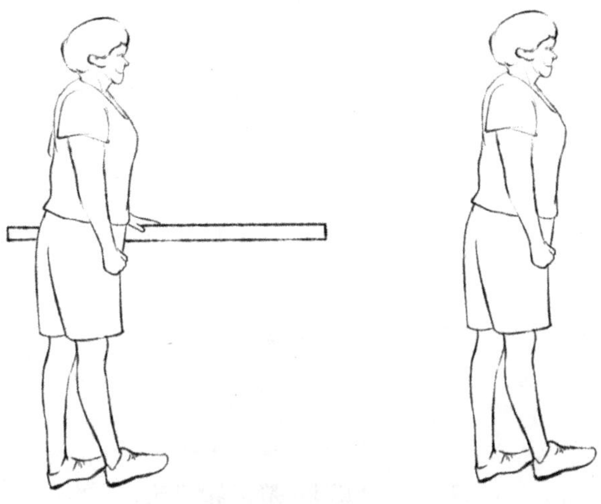

图 1-15　脚跟走

9)脚尖走：无扶手辅助时，站立位，两眼平视前方，抬起脚跟，用脚尖向前走 10 步，放平双脚并转身，再抬起脚跟，用脚尖走 10 步回到出发地，如此反复。有扶手辅助时，一手扶着扶手，其他内容要求同上(图 1-16)。

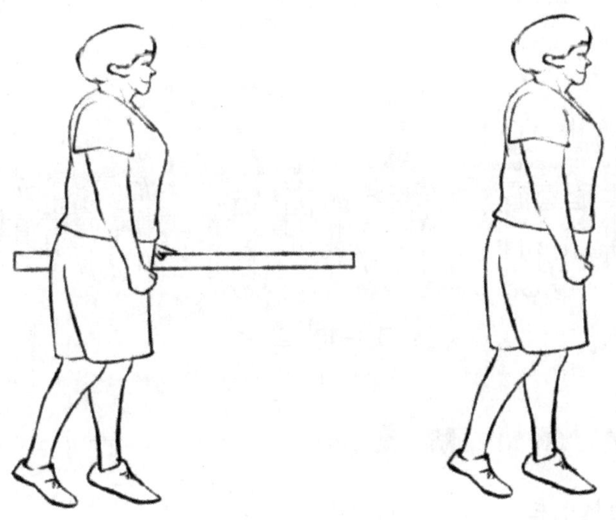

图 1-16　脚尖走

10)“脚尖—脚跟”倒着走：站立位，两眼平视前方。将一只脚放在另一只脚的后方，使脚尖跟脚跟相对并在同一直线上，倒退走至少 10 步，转身，如此重复(图 1-17)。

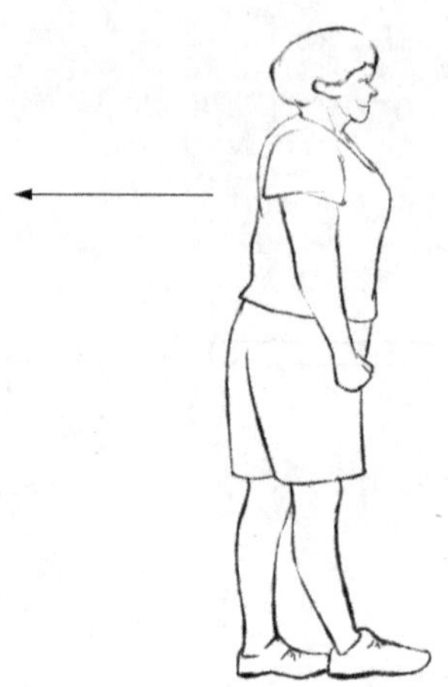

图 1-17 “脚尖—脚跟”倒着走

11)坐—立：坐在高度适中的椅子上，大腿与地面平行，小腿与地面垂直，两脚微分开并微后收，上身前倾，双手扶住扶手起立，如此反复。单手扶扶手和不扶扶手时的内容要求同上(图 1-18)。

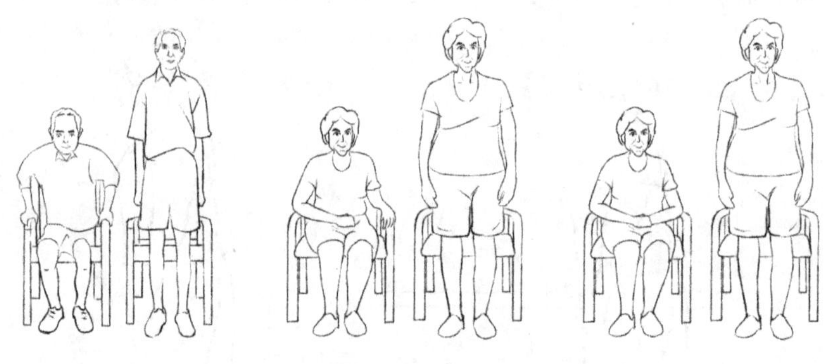

图 1-18 坐—立

百事通小贴士

防跌倒起床三步曲：
醒来在床上躺 30 秒；
起来在床上坐 30 秒；
站立 30 秒后再行走。

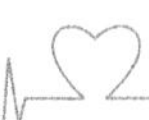

(6) 心理健康管理

多数老年人或多或少存在一些心理问题，包括轻度的焦虑、抑郁状态，以及焦虑症和抑郁症等，因此老年人的心理健康需要引起重视。鼓励老年人多参加社会活动，尤其是家人不在身边的独居老年人更要如此，可以参加社区活动，比如下棋、唱歌、跳舞、学习一门乐器，或者报名老年大学，学习新知识，扩展思维和生活圈，不要把自己禁锢在房间里，当一个人专注于做一件事情的时候，可以减少思虑，在一定程度上减少焦虑和抑郁。

(7) 用药管理

老年人因为多病共存和多药共用，各种药物之间相互影响，药物的不良反应等也会引起躯体衰弱，所以做好用药管理十分重要。

首先，建议大家在疾病出现时到正规的医院看病，将自己的诊疗记录保存好，遵医嘱服药，不可自行加减药物用量，将自己用药后的情况做好记录，比如服用降血糖的药物后，要定期在家做好血糖监测，并记录好有无不良反应，方便医生观察自己的治疗效果，并调整治疗方案；同时避免随意自我治疗，过多使用一些保健药，民间“偏方”“秘方”等。

其次，复查时尽量找同一位医生，这样可使医生熟悉病情，使药物的加减更换更准确。如果因为不同的疾病需要找不同的专科医生时，大家要将自己目前的患病情况、用药情况向医生说明，避免重复开药或发生用药配伍禁忌。

最后，在日常服药过程中，有的老年人可能会忘记自己所服用的药物名称，我们可以在服药后保留药物的外包装，或使用手机拍照记录。还有的老年人可能会忘记服药剂量，阿尔兹海默症患者甚至可能出现漏服或多服，我们可以使用小药盒将患者每餐服药的药物分装好，并做好标注，方便提示患者和照顾者。

18. 如何照顾躯体衰弱的老年人？

有很多人应该会有这样的疑问，家中有躯体衰弱的老年人，到底该怎么照顾？比如照顾摔跤后生活无法完全自理的老年人，已经让他休养了好长时间，可是还是没有恢复到以前那样，时间长了，照顾者也感觉有点力不从心。其实，照顾躯体衰弱的患者也是有方法的，不用事事亲力亲为，什么都替他/她做。

(1)照顾躯体衰弱的老人，首先要锻炼老年人的自理能力

这里给大家介绍一个护理学的专业知识——Orem 自理模式，其是基于 Orem 自理理论展开的对不同自理能力的患者开展不同护理的照护模式。Orem 自理理论设计了三种护理补偿系统。第一种，全补偿系统：指患者完全丧失自理能力，日常生活完全依赖照顾者，需要由照顾者完全代替或帮助患者完成日常生活。第二种，部分补偿系统：指患者的自理能力不能满足自理需要，日常生活部分依赖照顾者，需要照顾者部分帮助完成日常生活。第三种，支持教育系统：指患者自理能力良好，可以完成自我照顾，但需要照顾者给予指导。

在大部分人的思维中认为，照顾患者就应该什么都替患者打理好，让患者好好休息，事实上，这样做不但不能帮助患者恢复，反而会使其病情的症状越来越严重。举个例子，一位处于躯体衰弱前期的患者，经常感觉乏力，这个时候，若照顾者完全代替患者完成日常生活，比如替患者穿衣、洗漱，因为患者自我感觉乏力，便让患者长时间卧床休息，长此以往，患者就会完全丧失自理能力，日常生活完全依赖他人，这样不仅没有促进其功能恢复，反而加重了其躯体衰弱。正确的做法是，我们要判断患者的自理能力，提供适当的帮助，锻炼患者的自理能力，鼓励患者自我护理。

我们在临床中经常使用的方法是巴氏指数(Barthel Index)评定量表(表 1-5)，这个量表用于评估个人日常生活能力，比较简单方便使用。主要有以下几个内容：

表 1-5 巴氏指数评定量表

项目	0 分	5 分	10 分	15 分
进食	需极大帮助，完全依赖他人，或留置胃管	需部分帮助	可独立进食	—
洗澡	需他人帮助	可独立进行	—	—
修饰	需他人帮助	可独立进行	—	—
穿/脱衣	需极大帮助或完全依赖他人	需部分帮助	可独立完成	—

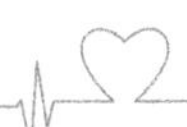

续表1-5

项目	0分	5分	10分	15分
控制大便	完全失控	偶尔失控，或需他人提示	可控制大便	—
控制小便	完全失控	偶尔失控，或需他人提示	可控制小便	—
如厕	需极大帮助或完全依赖他人	需部分帮助	可独立完成	—
床椅转移	完全依赖他人	需极大帮助	需部分帮助	可独立完成
平地行走	完全依赖他人	需极大帮助	需部分帮助	可独立在平地行走 45 m
上、下楼梯	需极大帮助或完全依赖他人	需部分帮助	可独立上、下楼梯	—

注：75~100 分为生活自理，无须依赖；20~75 分为部分自理，部分依赖；20 分以下为自理能力丧失，完全依赖。

在判断患者自理能力后，根据情况来提供照护，比如患者现阶段为部分依赖，我们需要提供部分补偿护理，在日常生活中，鼓励患者自行穿衣、洗漱、进餐，照顾者可以帮助的事情，可以将衣物放置于患者床旁，可以准备好食物及餐等。非丧失自理能力/疾病急性期的患者，应鼓励患者下床活动，可以从床旁活动开始，逐渐过渡到室内活动，再到室外活动。支持教育系统护理，比如糖尿病患者，照顾者可以跟医务人员学习好糖尿病相关知识，或前往社区慢病管理中心，与患者一起咨询糖尿病知识，如糖尿病饮食、低血糖识别及处理、糖尿病并发症的预防等，日常生活由患者自行完成，照顾者帮助患者记录血糖、选择合理饮食、督促运动锻炼等。

通过完全补偿型护理，患者生活质量得到提高，舒适度增加；部分补偿型护理，能够有效提高患者的自理能力；支持教育型护理，能够使患者感受到良好的家庭和社会氛围，鼓励患者战胜疾病，树立信心，在此过程中，患者也学习和掌握了自身疾病的相关知识，能够缓解焦虑和抑郁等不良情绪。

(2)做好疾病的自我管理

老年躯体衰弱的患者，大部分合并一些慢性疾病，如高血压、糖尿病、冠心病等，慢性疾病的长期消耗是躯体衰弱的一大危险因素，作为照顾者，我们应该协助患者共同做好疾病管理，使慢性疾病不再继续发展。而疾病的自我管理远比医务人员的口头宣教和监督有用。比如高血压老年患者，除遵医嘱长期服用降压药之外，在生活中，我们需要注意的有：患者的饮食应该以清淡为主，少盐少油，含胆固醇高的食物应减少或不食用；有抽烟、喝酒等嗜好的患者应尽早戒烟、戒酒，减少尼古丁焦油和乙醇等对血管的刺激；安排合理的运动，我们之前提到的抗阻训练、有氧训练等都可以运用到生活中。诸如此类，做好慢性疾病的管理是照护老年躯体衰弱患者的重中之重，减少慢性疾病对身体的影响，才能更好地开展其他预防躯体衰弱的活动。

第二章

不可忽视的认知衰弱

我是开心爷爷，今年78岁，身体一向顶呱呱。最近渐感没力气，东西经常找不到。
我是幸福奶奶，今年77岁，唱歌跳舞最欢喜。近期体重有下降，忘记今天星期几，哎~
开心爷爷和幸福奶奶现在的状态可能是认知衰弱前期哦。

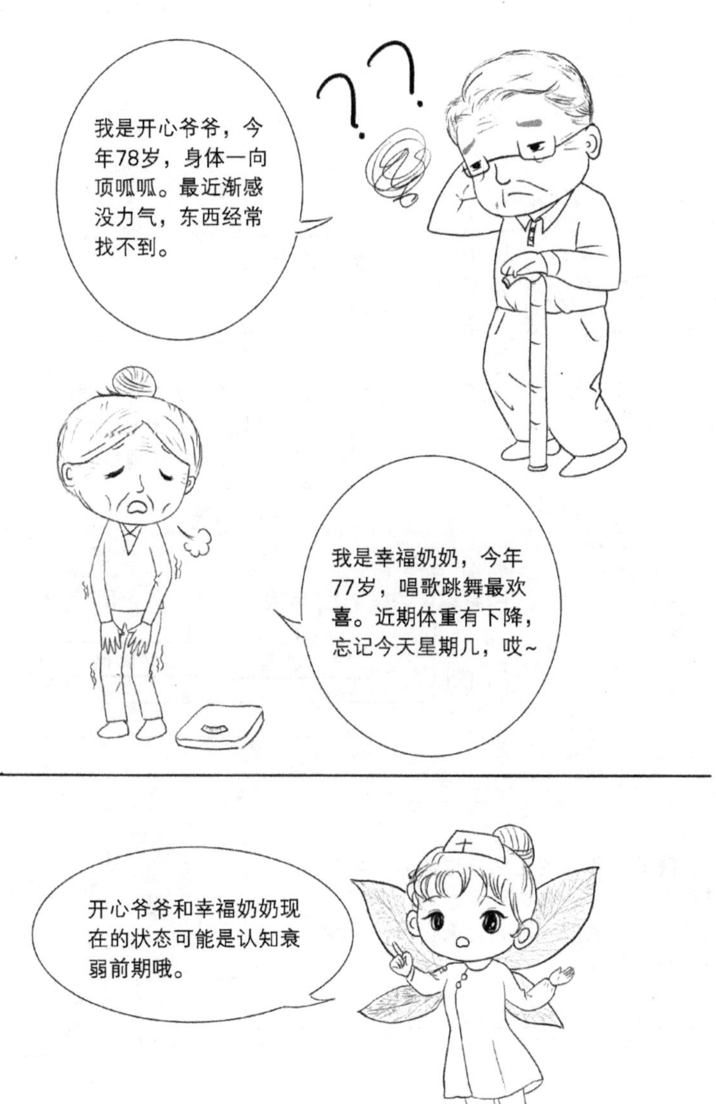

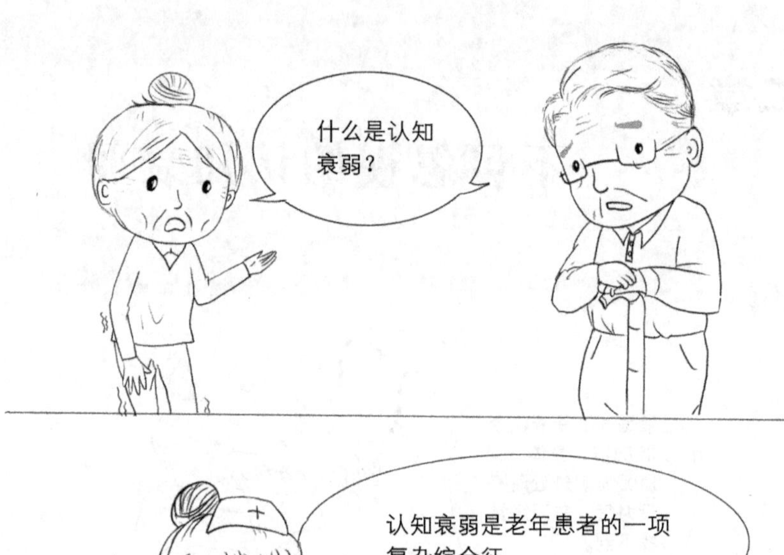

认知衰弱是老年患者的一项复杂综合征。

是指躯体衰弱和认知障碍同时发生，并排除阿尔茨海默病和其他类型痴呆，是衰弱综合征的亚型。

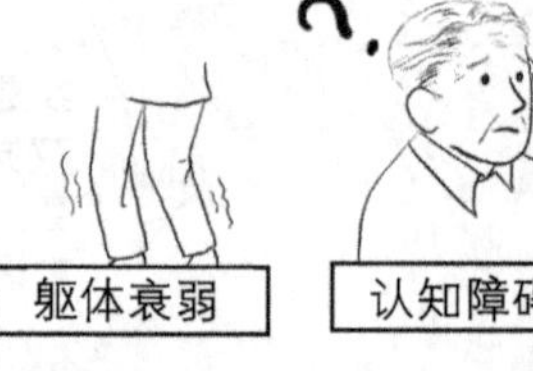

它会降低老年人的生活自理能力，增加其住院、痴呆、失能及死亡等不良事件的风险，给家庭和社会带来负担，但具有一定的可逆性。

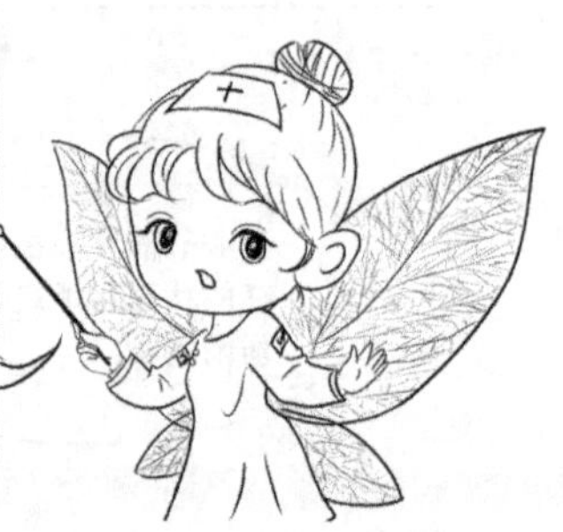

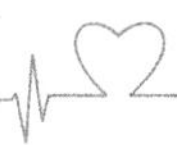

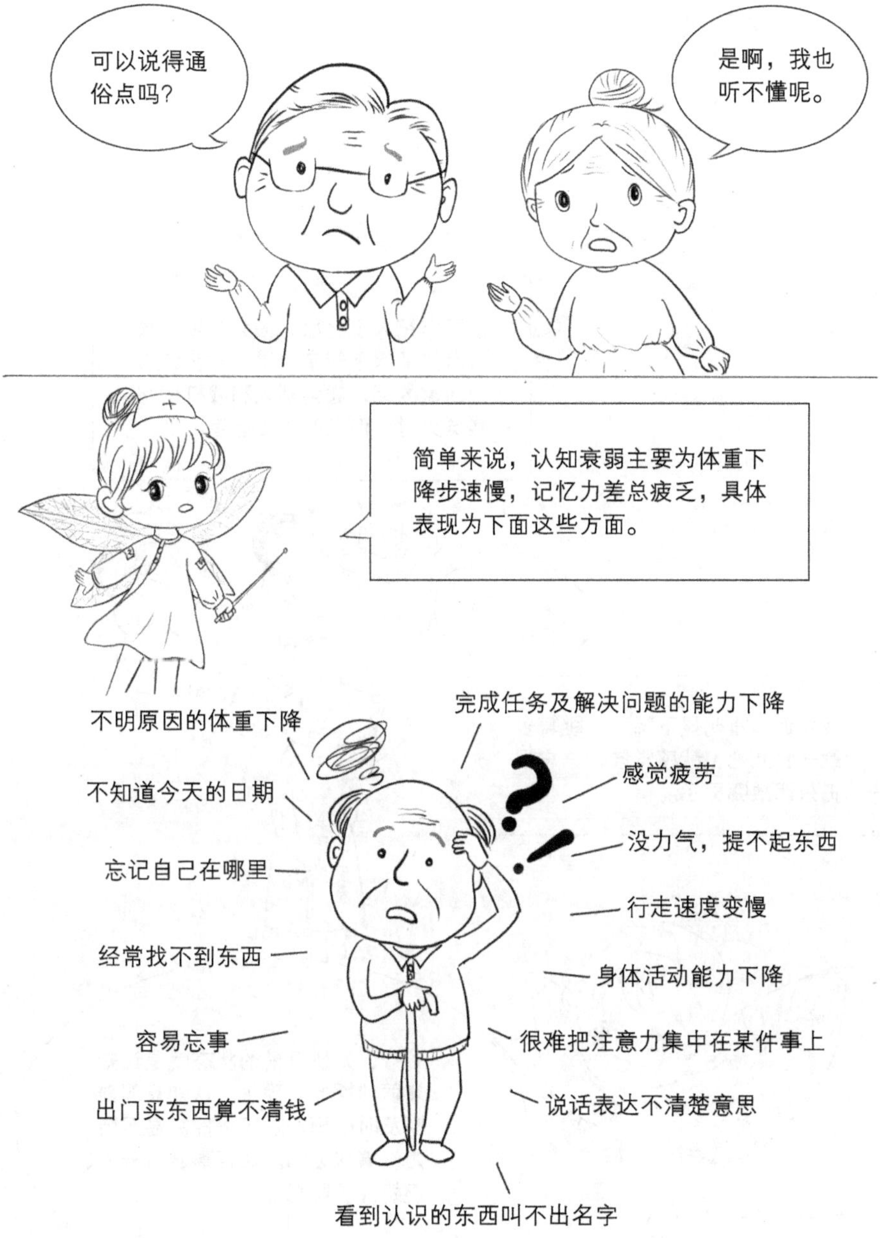

可以说得通俗点吗？

是啊，我也听不懂呢。

简单来说，认知衰弱主要为体重下降步速慢，记忆力差总疲乏，具体表现为下面这些方面。

不明原因的体重下降

完成任务及解决问题的能力下降

不知道今天的日期

感觉疲劳

忘记自己在哪里

没力气，提不起东西

行走速度变慢

经常找不到东西

身体活动能力下降

容易忘事

很难把注意力集中在某件事上

出门买东西算不清钱

说话表达不清楚意思

看到认识的东西叫不出名字

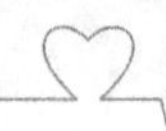

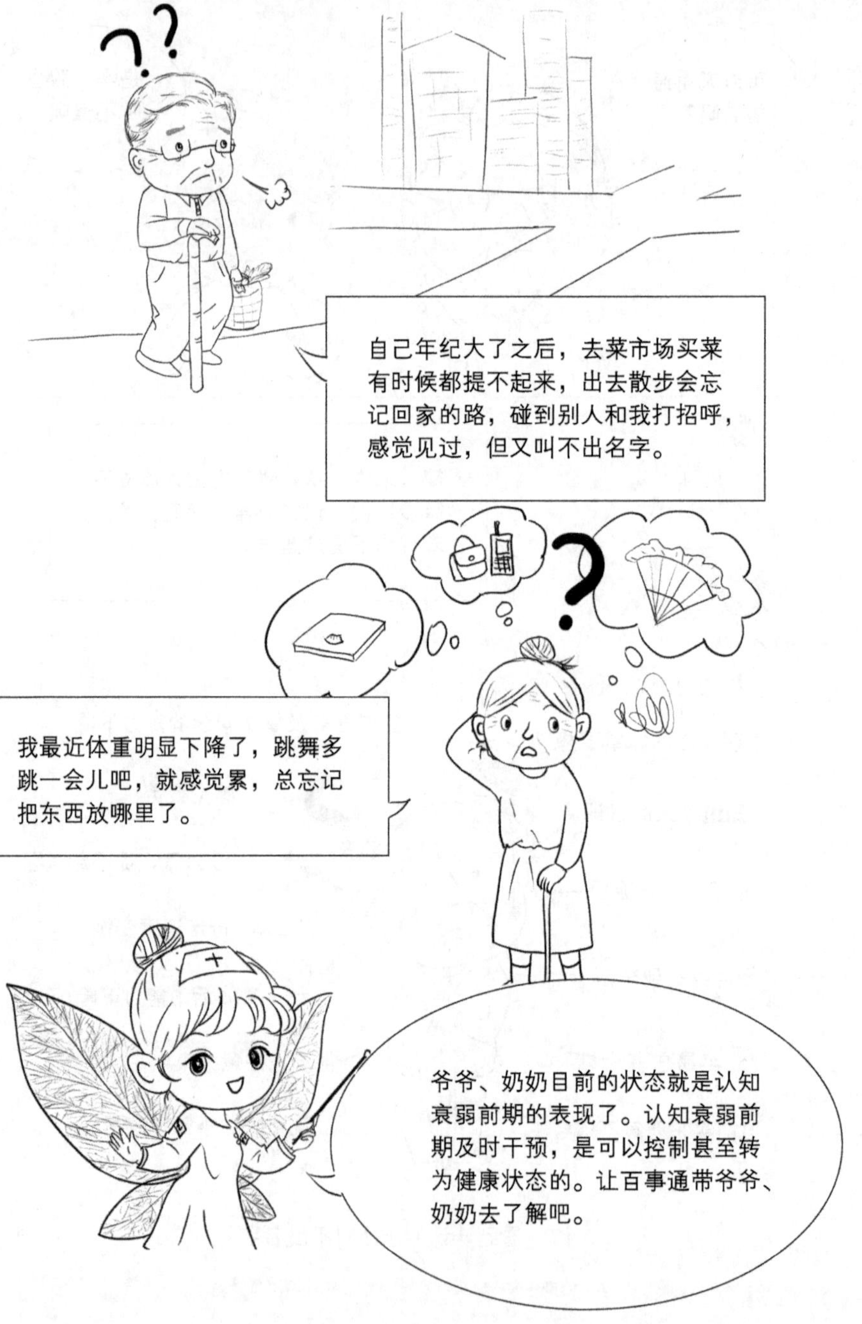

自己年纪大了之后，去菜市场买菜有时候都提不起来，出去散步会忘记回家的路，碰到别人和我打招呼，感觉见过，但又叫不出名字。

我最近体重明显下降了，跳舞多跳一会儿吧，就感觉累，总忘记把东西放哪里了。

爷爷、奶奶目前的状态就是认知衰弱前期的表现了。认知衰弱前期及时干预，是可以控制甚至转为健康状态的。让百事通带爷爷、奶奶去了解吧。

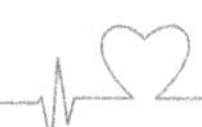

1. 什么是老年认知衰弱?

通过前面章节学习，相信大家对衰弱综合征有了初步的了解。衰弱综合征可以分为躯体衰弱(physical frailty)、认知衰弱(cognitive frailty)和社会衰弱(social frailty)，它是指与高龄相关的、由多种因素引起的肌力减弱、机体储备减少和抵御能力下降的一种临床综合征，可增加老年人不良结局发生的风险。

随着研究的不断深入，越来越多的学者关注认知障碍和躯体衰弱的关系。其中轻度认知功能障碍(mild cognitive impairment, MCI)被认为是老年性痴呆的前期阶段，处于这个阶段的老年人向痴呆发展的速度较正常老年人快 7~10 倍。研究认为，躯体衰弱是认知损伤的危险因素，同时认知损伤会诱发和加重躯体衰弱症状。两者相互影响，互为因果，经常同时存在。相对于只存在躯体衰弱或只存在 MCI 的老年人来说，两者同时存在的老年人，其痴呆、跌倒、失能、住院、死亡等不良结局的风险会大大增加。学者们由此提出了认知衰弱的概念。

那什么是认知衰弱呢? 对于认知衰弱的定义，学者们经历了一段时间的探索，2001 年，美国学者 Paganini-Hill 等在研究画钟测试和阿尔茨海默病的关系中提出"认知衰弱"一词。2006 年，意大利学者 Panza 等为探究血管性因子对阿尔茨海默病的作用，使用认知衰弱这一概念。直到 2013 年，国际营养与衰老研究所和国际老年医学和老年医学协会首次初步定义认知衰弱并提出诊断标准：排除阿尔茨海默病和其他类型痴呆且同时存在躯体衰弱和认知障碍。这也是目前较权威的对认知衰弱的定义。认知障碍用临床痴呆评分(clinical dementia rating score, CDR)等于 0.5 衡量，之后的学者也是在此定义的基础上对认知衰弱的概念进行进一步探究的。

认知衰弱(cognitive frailty, CF)，指老年人身体素质下降，并伴随意识、注意、记忆、思维、运算和解决问题能力的不正常下降。认知衰弱可能是阿尔茨海默病的早期症状，需要引起重视，尽早预防。为了对认知衰弱实施更好的分级预防，2015 年我国学者阮庆伟等根据认知损伤表现形式的不同，将认知衰弱分为潜在可逆性和可逆性两种亚型。潜在可逆性认知衰弱的认知损伤被认为是轻度认知功能障碍，其是痴呆前的状态。可逆性认知衰弱的认知损伤是由生理因素引起的，以与急性事件、临床诊断的神经退行性变和精神疾病无关的主观认知功能下降(subjective cognitive decline, SCD)和/或阳性生物标志物(如β淀粉样蛋白堆积)为表现。由于可逆性认知衰弱评估过程较为主观或多为有创性检测，目前国内外大多数研究选用潜在可逆性认知衰弱这一亚型作为认知衰弱的评估标准。

百事通小贴士

对认知衰弱概念的进一步探索

国内外学者对认知衰弱的研究还在进行中，2018年韩国学者Won等将认知衰弱概念调整为：①躯体衰弱；②根据年龄、性别和教育程度调整标准，在任意认知功能测试中评分低于诊断临界值的1.5个标准差；③工具性生活自理能力(instrumental activity of daily living, IADL)评估为不依赖。该定义通过使用标准化后的任意认知功能评估量表替代CDR，用IADL评估鉴别MCI和排除阿尔茨海默病，操作简便，方便流行病学调查和院内评估。同年，日本学者Shimada等将定义调整为同时存在dynapenia(达因流失，达因是力的单位)和认知功能障碍。达因流失用来衡量肌肉力量随增龄的减弱情况，亦将认知功能障碍的诊断标准调整为低于其截断值的1.5个标准差。然而，以上两种定义及诊断标准仅由部分研究者应用于韩国和日本等国家，且多为横断面研究，其可接受性仍需探索。荷兰学者De Roeck等对国际专家小组提出的认知衰弱定义提出质疑，认为认知衰弱是一种没有躯体衰弱的独立结构。

2. 发生认知衰弱的人多吗?

那么认知衰弱的患病率大概有多高呢？需不需要引起重视呢？认知衰弱的患病率与研究对象、评估工具、诊断标准等密切相关，此外，在不同国家、不同居住环境存在一定差异。其中住院老年人和养老机构人群认知衰弱的发生率普遍高于社区人群；且随着年龄的增加，认知衰弱患病率呈现上升趋势。在我国，认知衰弱的总体患病率为5.0%~18.0%，其中男性认知衰弱的患病率为7.0%，女性认知衰弱的患病率为9.0%；年龄<75岁人群认知衰弱的患病率为

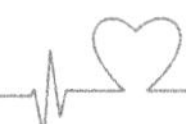

5.0%，年龄≥75岁人群认知衰弱的患病率为23.0%；南方地区人群认知衰弱的患病率为4.0%，北方地区人群认知衰弱的患病率为11.0%；医院老年患者认知衰弱的患病率为22%，社区老年人群认知衰弱的患病率为9%，养老机构老年人群认知衰弱的患病率为24%。

百事通小贴士

国外老年认知衰弱的发生率

1. 欧美地区认知衰弱发生率。欧美地区认知衰弱的研究以法国、意大利、加拿大为主，大多数研究针对社区人群，仅少数研究在临床开展。总体上，欧美地区认知衰弱的发生率为0.72%~39.70%。

2. 亚洲地区认知衰弱发生率、亚洲地区认知衰弱的研究以日本、新加坡居多。总体上，亚洲人群认知衰弱的发生率为0.76%~50.10%。

3. 我要怎么知道自己是不是发生了认知衰弱?

前面提到认知衰弱是躯体衰弱和认知障碍同时发生，并排除阿尔茨海默病和其他类型痴呆。因此，确定自己是不是认知衰弱主要从躯体衰弱和认知功能两方面进行评估。老年人的简单自测认知衰弱可以对照漫画中开心爷爷和幸福奶奶的症状，具体表现为存在躯体衰弱的症状，如不明原因的体重下降，感到疲劳，没力气、提不起东西，行走速度变慢，身体活动能力下降；同时存在认知功能受损的症状，如不知道今天的日期，忘记自己在哪里，经常找不到东西，容易忘事，出门买东西算不清钱，很难把注意力集中在某件事上，说话表达不清楚意思，看到认识的东西叫不出名字，完成任务及解决问题的能力下降。如果老年人有如上症状，则需要找专业人员进行进一步科学准确的评估，来确定是否为认知衰弱。

4. 认知衰弱的病理机制是什么?

尽管越来越多的研究者关注到了认知衰弱，但到目前为止，尚没有一个明确的结论可以阐明认知衰弱背后的病理机制。目前的主流观点认为，认知衰弱是一个由基因、环境共同作用的结果。研究表明，认知衰弱患者相关炎症标志物(如 C 反应蛋白、白介素-6 等)的水平明显升高，这表明炎症反应可能在认知衰弱的病理机制中起着重要作用。此外，已有研究表明，作为一种以进行性、广泛性的骨骼肌肌量减少和/或肌肉力量下降和/或躯体功能减退为主要特征的老年综合征，肌少症及其相关代谢变化也参与了认知衰弱的病理过程，同时，动脉粥样硬化及相关机制也可能会影响认知衰弱的病理进程。与轻度认知功能障碍的病理过程类似，相关病理蛋白的沉积也在认知衰弱的病理过程中起着重要作用。

5. 认知衰弱的评估

认知衰弱评估量表暂时没有统一，研究者多使用躯体衰弱量表联合认知功能评估量表筛查认知衰弱的老年人。躯体衰弱评估量表常用 Fried 衰弱评估量表、Frail 衰弱评估量表等；认知功能评估常用量表为 CDR、简易精神状态评价量表(mininum status examination, MMSE)、蒙特利尔认知评估量表(Montreal cognitive assessment, MoCA)、认知功能快速筛查量表(rapid cognitive screen, RCS)。每种量表的优缺点各不相同，下面我们跟着百事通一个一个来学习吧!

(1)基于 Fried 衰弱评估量表的认知衰弱评估

Fried 衰弱评估量表包括体重下降、疲乏、体力活动、行走时间、握力 5 个项目，满足任意 1~2 项为衰弱前期，3 项及以上为衰弱期。Fried 衰弱评估量表评价指标数量不多且客观定量，为评估躯体衰弱范围较广的工具，已被多个研究应用。《亚太区老年衰弱管理临床实践指南》指出，该量表对老年人死亡、失能、跌倒、住院和手术风险的预测效果较好。该量表在我国社区和住院老年人躯体衰弱评估中应用较广。

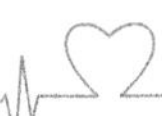

(2)准确性较强的 Fried 衰弱评估量表+CDR 组合

临床痴呆评定量表(clinical dementia rating，CDR）是由临床医生或心理学家对患者和(或)其家属进行半结构式访谈，从记忆力、定向力、判断和解决问题的能力、社会事务、家庭生活业余爱好、个人护理等 6 个方面进行评分，结果以 0 分、0.5 分、1 分、2 分、3 分进行判定，对应健康、可疑痴呆、轻度痴呆、中度痴呆、重度痴呆 5 级。研究认为，其对住院老年人认知衰弱筛查准确性较高。CDR 被广泛接受，为评估痴呆严重程度可靠和有效的工具，对失能等不良结局亦具有良好的预测效果。CDR 访谈时间没有具体要求，由访谈者灵活处理。但需要神经科医生等专业人员对老年人进行一对一访问，评估流程复杂耗时。因此，该组合对医院外的大范围人群的认知衰弱筛查可行性较低，不适合流行病学大调查。临床痴呆评定量表(CDR)见表 2-1。

表 2-1　临床痴呆评定量表(CDR)

项目	健康(0 分)	可疑痴呆(0.5 分)	轻度痴呆(1 分)	中度痴呆(2 分)	重度痴呆(3 分)
记忆力	无记忆缺损或只有轻微的、偶尔的健忘	经常性的轻度健忘；对事情能部分回忆："良性"健忘	中度记忆缺损，对近期发生的事情遗忘突出，记忆缺损妨碍日常活动	严重记忆缺损；能记住过去非常熟悉的事情，对新发生的事件很快遗忘	严重记忆丧失；仅存片段的记忆
定向力	能完全正确定向	对时间关联性有轻微的困难，其余能完全正确定向	对时间关联性有中度困难；检查时对地点仍有定向能力；但在某些场合可能有地理定向能力障碍	对时间关联性有严重困难；通常对时间不能定向，常有地点失定向	仅对人物有定向力

续表2-1

项目	健康（0分）	可疑痴呆（0.5分）	轻度痴呆（1分）	中度痴呆（2分）	重度痴呆（3分）
判断和解决问题的能力	和以往一样，能很好地解决日常问题	在解决问题、辨别事物间的异同点方面有轻微缺损	在解决问题、辨别事物间的异同点方面有中度困难；通常还能维持社交事务判断	在解决问题、辨别事物间的异同点方面有严重损害；社会判断力受损	不能作出判断，或不能解决问题
社会事务	和平常一样，能独立处理工作、购物、志愿活动及社会群体活动	在这些活动方面仅有轻微损害	已不能独立进行这些活动；可以从事其中部分活动，若不经意观察似乎为正常	不能独立进行室外活动；但可被带到家庭以外的场所参加活动	不能独立进行室外活动；病重得不能被带到家庭以外的场所参加活动
家庭生活业余爱好	家庭生活、业余爱好和需用智力的兴趣均很好保持	家庭生活、业余爱好和需用智力的兴趣有轻微损害	家庭活动有肯定的轻度障碍，放弃难度大的家务，放弃复杂的爱好和兴趣	仅能做简单家务，兴趣明显受限，而且维持得差	丧失有意义的家庭活动
个人护理	完全自理		须旁人督促或提醒	穿衣、个人卫生及个人事务料理均需要帮助	个人智力方面依赖别人给予很大帮助；经常大小便失禁
只有当损害是由认知功能缺损引起时才进行计分，由其他因素（如肢体残疾）引起的不计分。					

（3）使用率较高的 Fried 衰弱评估量表+MMSE 组合

简易精神状态评价量表（minimum mental state examination，MMSE）被认为是国内外具有影响力的认知功能评估和筛查工具，其从 5 个维度评估认知功能，包括回忆能力、注意力和计算力、语言能力、记忆力、定向力。该量表总计

30 分，分数越高，认知功能越好，一般研究认为，得分 19～26 分为 MCI，小于 19 分为痴呆。MMSE 不需要使用额外的专业工具，仅通过询问老年人固定简单的相关问题即可，对研究对象视力、读写能力等要求不高，评估较为简便，对大样本调查具有良好的可行性。Fried 衰弱评估量表和 MMSE 组合评估用时大约为 30 min。多个研究采用该组合量表进行认知衰弱评估，已经发现其可以用于预测多个领域的不良结局。该组合对跌倒、失能、生活质量下降及死亡均具有良好的预测效果。Fried 衰弱评估量表和 MMSE 组合评估用时较短，评估过程简便，在社区或医院均可使用，使用范围较广。因此，对认知衰弱的一般筛查推荐使用该组合量表。但对该组合量表准确性的随访追踪研究较少，仍然需要更多的纵向研究验证该组合量表的诊断价值。简易精神状态评价量表（MMSE）见表 2-2。

表 2-2　简易精神状态评价量表（MMSE）

项目		计分					
定向力（10 分）	1. 今年是哪一年？					1	0
	现在是什么季节？					1	0
	现在是几月？					1	0
	今天是几号？					1	0
	今天是星期几？					1	0
	2. 你住在哪个省？					1	0
	你住在哪个县（区）？					1	0
	你住在哪个乡（街道）？					1	0
	咱们现在在哪个医院？					1	0
	咱们现在在第几层楼？					1	0
记忆力（3 分）	3. 告诉你三种东西，我说完后，请你重复一遍并记住，待会还会问你（各 1 分，共 3 分）			3	2	1	0
注意力和计算力（5 分）	4. 100－7＝？连续减 5 次（答案为 93、86、79、72、65。各 1 分，共 5 分。若错了，但下一个答案正确，只记一次错误）	5	4	3	2	1	0

续表2-2

项目		计分					
回忆能力 （3分）	5. 现在请你说出我刚才告诉你并让你记住的那些东西			3	2	1	0
语言能力 （9分）	6. 命名能力 出示手表，问这个是什么东西？ 出示钢笔，问这个是什么东西					1 1	0 0
	7. 复述能力 我现在说一句话，请跟我清楚地重复一遍（四十四只石狮子）					1	0
	8. 阅读能力 （闭上你的眼睛）请你念念这句话，并按上面意思去做					1	0
	9. 三步命令 我给你一张纸请你按我说的去做，现在开始：用右手拿着这张纸，用两只手将它对折起来，放在你的左腿上（每个动作1分，共3分）			3	2	1	0
	10. 书写能力要求受试者自己写一句完整的句子					1	0
	11. 结构能力 （出示图案）请你照上面图案画下来					1	0

（4）MCI 特异性较强的 Fried 衰弱评估量表+MoCA 组合

蒙特利尔认知评估量表（Montreal cognitive assessment，MoCA）对检测 MCI 准确性较 MMSE 高。MoCA 是用于快速筛查 MCI 的工具，包括视空间与执行功能、命名、记忆、注意、语言、抽象、延迟回忆和定向 8 个认知领域，共 30 分，得分为 21～25 分为 MCI，小于 20 分为痴呆。评估用时大约 20 min，对于 MCI 筛查准确性要求较高的研究通常采用 Fried 衰弱评估量表和 MoCA 组合。该组合量表筛查的敏感度和特异度均较理想，且耗时较短、操作简单，可用于大样本调查。但 MoCA 对被调查者视力、读写功能要求较高，不适合用于文盲或有视力障碍的老年人的筛查，且该量表组合造成的漏诊率可能比

Fried 衰弱评估量表和 MMSE 组合高。因此，当研究者要求对 MCI 筛查准确性较高，研究群体的文化程度和视力等状况较好时，推荐使用该评估工具。蒙特利尔认知评估北京版如图 2-1 所示。

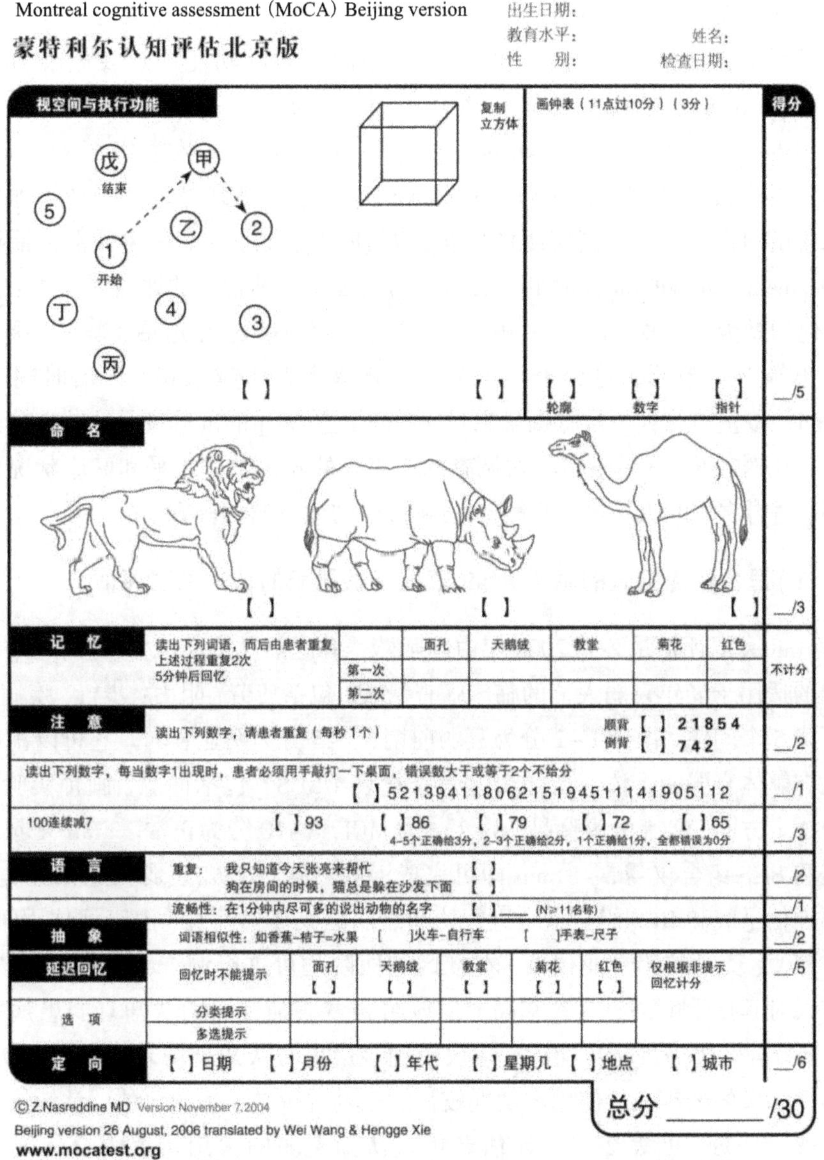

Montreal cognitive assessment (MoCA) Beijing version

蒙特利尔认知评估北京版

出生日期：
教育水平： 姓名：
性 别： 检查日期：

视空间与执行功能

[ ]

复制立方体 [ ]

画钟表（11点过10分）（3分）

[ ] 轮廓 [ ] 数字 [ ] 指针

得分 __/5

命 名

[ ] [ ] [ ] __/3

记 忆

读出下列词语，而后由患者重复上述过程重复2次 5分钟后回忆

	面孔	天鹅绒	教堂	菊花	红色
第一次					
第二次					

不计分

注 意

读出下列数字，请患者重复（每秒1个）　顺背 [ ] 21854　倒背 [ ] 742　__/2

读出下列数字，每当数字1出现时，患者必须用手敲打一下桌面，错误数大于或等于2个不给分

[ ] 52139411806215194511141905112　__/1

100连续减7　[ ] 93　[ ] 86　[ ] 79　[ ] 72　[ ] 65　__/3

4-5个正确给3分，2-3个正确给2分，1个正确给1分，全都错误为0分

语 言

重复：我只知道今天张亮来帮忙 [ ]
狗在房间的时候，猫总是躲在沙发下面 [ ]　__/2

流畅性：在1分钟内尽可多的说出动物的名字 [ ]____ (N≥11名称)　__/1

抽 象

词语相似性：如香蕉-桔子=水果 [ ]火车-自行车 [ ]手表-尺子　__/2

延迟回忆

回忆时不能提示	面孔 [ ]	天鹅绒 [ ]	教堂 [ ]	菊花 [ ]	红色 [ ]	仅根据非提示回忆计分	__/5
选项 分类提示							
多选提示							

定 向

[ ] 日期　[ ] 月份　[ ] 年代　[ ] 星期几　[ ] 地点　[ ] 城市　__/6

© Z.Nasreddine MD Version November 7,2004
Beijing version 26 August, 2006 translated by Wei Wang & Hengge Xie
www.mocatest.org

总分 ______ /30

图 2-1 蒙特利尔认知评估北京版(MoCA Beijing version)

(5)适合大样本(即大量人群研究)的 Fried 衰弱评估量表+认知快速筛查量表(RCS)+IADL 量表组合

与之前的评估方法不同的是,该组合量表对认知功能评估并没有局限于某一个量表,而是将认知功能障碍的截断值调整为低于原截断值的 1.5 个标准差。该评估方法推荐使用的工具包括但不限于额叶功能评定表量表(frontal assessment battery, FAB)、MoCA、MMSE、阿尔茨海默病评定量表-认知分量表(Alzheimer's Disease Assessment Scale, ADAS-cog)、数字广度测试(digit span)、Boston 命令测验(boston na ming test)、连线测试等。这提高了评估量表选择的自由度,对不同层级的医护人员使用均友好。工具性日常生活活动(instrumental activity of daily living, IADL)量表是一种常用的评估活动能力的工具,包括做饭菜、做日常家务、财务管理、用药管理、使用电话、购物、乘公交车外出等 7 个条目,总分 0~21 分,得分越高表明越依赖,评估时间 15~20 min。该量表有利于排除痴呆患者,提高筛查 MCI 的准确率,且较之前的工具评估用时较短、易于操作,对调查的老年人的知识文化水平和健康状况要求不高,适合多中心大样本(即大量人群研究)的流行病学调查。

(6)适合快速筛查的基于 Frail 衰弱评估量表的认知衰弱评估

Frail 衰弱评估量表是2008 年由国际营养和老龄化协会(IANA)的老年专家提出的适用于老年衰弱人群的临床筛查量表,包括疲劳、阻力、步行、疾病、体重下降 5 个问题,得分 1~2 分为衰弱前期,3~5 分为明显衰弱。它可以快速识别具有躯体衰弱的个体。认知快速筛查量表(RCS)包括回想、画钟实验、洞察力 3 个方面,0~5 分为痴呆,6~7 分为 MCI,8~10 分为正常。Frail 衰弱评估量表和 RCS 组合仅需 5~8 min 即可完成潜在可逆性认知衰弱快速筛查。Frail 衰弱评估量表和 RCS 组合适合进行认知衰弱的大样本筛查,由于评估用时短,操作简便,无须使用专业仪器,在社区和医院均可进行调查,应用范围较广,老年人对其接受度高,应答率高。但该组合量表筛查出的认知衰弱患病率较高,其特异性仍需进一步确认。建议使用该量表对认知衰弱老年人进行初筛,对阳性结果的老年人再使用准确性较强的工具进行进一步的评估。认知快速筛查量表(RCS)见表 2-3。评估老年人认知衰弱的常用量表组合优缺点见表 2-4。

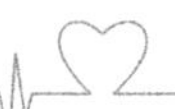

表 2-3　认知快速筛查量表(RCS)

项目	错误	正确
1. 请记住以下 5 个物品，稍后我会询问您： 苹果、钢笔、领带、房子、汽车	—	—
2. 这是一个钟面，请在里面画上代表小时的数字，并画出指针，显示 11:10		
数字	0	2
11:10	0	2
3. 我之前请您记住的 5 个物品是哪些		
苹果	0	1
钢笔	0	1
领带	0	1
房子	0	1
汽车	0	1
4. 我现在要讲一个故事，请专心听，等一下我会问您一些关于这个故事的问题： 吉尔是一位很成功的保险业务员。她工作赚了很多钱。她认识了一位名叫杰克的大帅哥。两人结婚后生了 3 个孩子。他们一家人住在芝加哥，她辞了工作专心在家带孩子。当孩子长成青少年的时候，她又回到职场上再度开始工作。她和杰克从此快乐地生活在一起。 请问：她住在哪个州呢	0	1

表 2-4　评估老年人认知衰弱的常用量表组合优缺点

量表	优点	缺点
Fried 衰弱评估量表+CDR 组合	对住院老年人认知衰弱筛查准确性较高，访谈时间没有具体要求，访谈者灵活处理	评估复杂耗时，对院外大范围人群的认知衰弱筛查可行性较低，不适合流行病学大调查

续表2-4

量表	优点	缺点
Fried 衰弱评估量表+MMSE 组合	评估过程简便，用时较短，在社区或医院均可使用，应用范围较广，认知衰弱的一般筛查推荐使用该组合量表	对该组合量表准确性的随访追踪研究较少，仍需要更多的纵向研究验证其诊断价值
Fried 衰弱评估量表+认知快速筛查量表（RCS）+IADL 量表组合	用时较短、易于操作，对老年人文化水平要求不高，适合多中心大样本的流行病学调查，且对认知功能评估并没有局限某一个量表，提高了量表选择的自由度	该组合量表对不良结局的诊断效果仍需要进一步验证
Frail 衰弱评估量表+RCS 组合	评估用时短，无须使用专业仪器，且应答率高，适合进行认知衰弱的大样本筛查	该组合量表筛查出的认知衰弱患病率较高，且特异性仍需进一步确定，建议使用该量表组合对认知衰弱老年人进行初筛，对阳性结果的老年人再使用准确性较强的工具进行进一步评估

百事通小贴士

认知衰弱其他医学评估方式

1. 影像学评估。

(1)躯体衰弱的影像学评估。

脑白质高信号是躯体衰弱的影像学预测指标，也是脑小血管病变的最常见预测指标，脑白质高信号可预示认知功能与运动功能下降、步态障碍等老年综合征，从而对躯体衰弱起到预测作用。

(2)认知功能的影像学评估。

特定脑区的影像学数据可作为认知衰弱的评估指标。运动调节相关脑区灰质的萎缩、运动准确性相关脑区基底神经节体积的变化与躯体衰弱指数显著相关，海马亚区的体积减小与认知衰弱呈显著正相关。

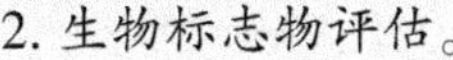

2. 生物标志物评估。

(1) 脑脊液神经颗粒蛋白。

脑脊液神经颗粒蛋白相关的突触功能与认知功能下降显著相关。突触功能障碍是年龄相关的神经退行性疾病的早期病理过程、年龄与脑脊液神经颗粒蛋白的水平显著相关，且患者年龄越大，其脑脊液 P-tau、T-tau 水平越低及海马体积越小，但脑脊液 Aβ42 水平越高，此外脑脊液神经粒蛋白水平与记忆功能显著相关，其相关性独立于 AD 的其他生物标志物，脑脊液神经颗粒蛋白水平较低患者的延迟回忆表现较好，但脑脊液 P-tau、T-tau、Aβ42 及海马体积与延迟回忆无显著的相关性。

(2) 血清外泌体。

血清外泌体可作为评估认知功能的生物标志物。主观记忆下降患者的血清外泌体水平升高，且较高水平的外泌体水平与轻度认知功能障碍相关，因此，血清外泌体可能是诊断认知衰弱的生物标志物。

6. 认知衰弱的影响因素有哪些?

认知衰弱的相关影响因素主要分为可干预因素和不可干预因素，其中可干预因素包括心理健康、运动、营养、脑血管疾病及其危险因素、睡眠和社会支持；不可干预因素包括年龄、性别和早年受教育情况。

(1) 年龄

年龄增长是认知衰弱的最大危险因素，多项研究均表明，随着年龄增长，认知衰弱的患病率会明显增加。一项荟萃分析研究显示，年龄每增长 10 岁，认知衰弱的患病率将增加 2 倍。80 岁以上老年人的认知衰弱患病率明显高于年轻群体。

(2) 性别

性别与认知衰弱的患病率存在相关性，且女性的认知衰弱患病率普遍高于

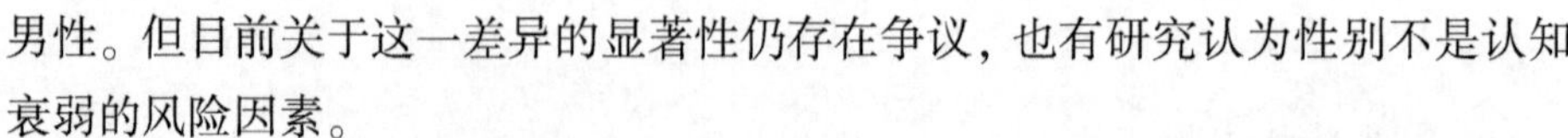

男性。但目前关于这一差异的显著性仍存在争议，也有研究认为性别不是认知衰弱的风险因素。

(3) 早年受教育情况

认知衰弱的患病率与受教育水平有一定的相关性，与未患认知衰弱的老年人相比，患认知衰弱老年人的平均受教育年限偏低。一项大样本量的横断面研究发现，受过6~12年教育群体的认知衰弱患病率低于受过少于6年教育的群体，认知衰弱的患病率在高中学历人群中较低，在受教育年限≤8年的人群中较高。

(4) 心理健康

多项研究均证实，抑郁症是导致老年人患认知衰弱的重要风险因素。且患有抑郁症的老年人发生躯体衰弱和认知功能障碍的风险是正常老年人的4倍。认知衰弱与抑郁症具有相似的病理生理影响因素，包括亚临床脑血管疾病、慢性炎症疾病和下丘脑-垂体轴应激反应功能障碍。持续的抑郁症状也可能降低老年人参与社会活动的意愿，阻碍其获得必要的社会支持，从而导致认知衰弱的患病风险明显升高。因此，筛查抑郁症状和提供可促进老年人心理健康的有效策略对诊断和辅助治疗认知衰弱至关重要。

(5) 运动

多项研究均证实，运动参与度低是老年人认知衰弱的独立危险因素。运动可以维持甚至改善多种生理功能，减缓老年人躯体衰弱的发生。此外，运动对老年人的认知能力下降亦可起到延缓作用，较少参与运动和社交活动的老年人的认知衰弱患病率明显升高。社区老年人群同时发生躯体衰弱和认知功能障碍与久坐的生活方式显著相关。

(6) 营养

氧化应激、炎症反应和细胞自噬导致的肥胖、代谢综合征和胰岛素抵抗都可能是营养不良造成认知功能下降的潜在机制。研究分析显示，老年人的营养状况越低(营养摄入总量不足或缺失特定营养成分)，认知衰弱的患病率越高。营养不良(如叶酸、维生素A、维生素B12、维生素D、维生素E、ω-3脂肪酸或能量、蛋白质摄入不足)与躯体衰弱和认知功能下降相关。

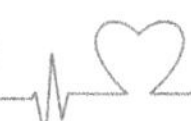

(7)脑血管疾病及其危险因素

脑血管疾病及其危险因素(如高血压、高血脂、高血糖等)可影响脑血流循环，进而影响认知功能。高血压会导致注意力、执行功能和其他认知功能下降，损害心血管系统，最终加速认知衰弱的发展。已有研究证实，高血压病程为6~10年的老年人和高血压病程为10年以上的老年人的认知衰弱患病率分别是高血压病程少于5年的老年人的8.59倍和9.02倍。

百事通小贴士

老年人怎样补充营养?

随着社会的进步、经济的发展，人们对健康的关注度越来越高，尤其是老年人的身体健康问题。补充营养要有正确的观念和方法，根据自己的体质按需补充。

①老年人每天每公斤体重需要1.0~1.5 g蛋白质。60~69岁，体重60公斤，从事中型体力劳动者，每天需要大约80 g蛋白质；70~79岁，从事轻体力工作的老年人，每天需要60~70 g蛋白质；80岁以上的老年人，每天需要大约60 g蛋白质。

②一般认为空腹血胆固醇水平在正常范围内的老年人，每日膳食胆固醇以不超过500 mg为宜。高胆固醇血症的老年人则应控制在300 mg内。

③老年人碳水化合物摄入量以占总能量的55%~65%为宜，同时应控制糖果、精致甜点摄入量，可食用一些含果糖多的食物，如各种水果、蜂蜜、果酱等。

④老年人对钙的需求量大于成年人，一般建议每日摄入钙以800~1000 mg为宜。

⑤老年人对铁的吸收利用能力下降，容易发生缺铁性贫血，应多摄入含血红素铁的食物，如动物血、瘦肉、鱼类、红枣、海带、木耳等。

⑥适量的膳食纤维可刺激肠道蠕动，有效防治老年性便秘，膳食纤维主要存在于粗粮、蔬菜、水果中。

(8)睡眠

已有研究表明，睡眠障碍是导致认知衰弱的重要风险因素之一，随着睡眠障碍的不断发展，进一步加大了认知衰弱进展为轻度认知障碍、阿尔茨海默病（Alzheimer's disease，AD）的可能。睡眠障碍患者患 AD 的风险比正常人高 1.68 倍，60%以上的轻度认知障碍患者和 AD 患者至少存在 1 种睡眠障碍。睡眠不足，如偶发性失眠或经常性失眠会增加认知衰弱的患病风险，其中经常性失眠带来的危害大于偶发性失眠。与正常 7~8 h 的睡眠时长相比，睡眠时长的缩短与认知功能的下降相关，但长时间睡眠同样也与认知功能障碍相关。此外，阻塞性睡眠呼吸暂停综合征是睡眠呼吸障碍中的最常见类型，也是 AD 患者睡眠障碍中的常见类型，已有研究报道，AD 患者发生阻塞性睡眠呼吸暂停综合征的风险增加了 5 倍。

百事通小贴士

老年人如何提高睡眠质量？

1. 建立规律的睡眠模式。每天尽量在同一时间上床睡觉和起床，即使在周末和假日也是如此。规律的作息有助于调整身体的生物钟，从而改善睡眠质量。

2. 适度的日常运动。轻度到中等强度的活动，如散步或轻柔的瑜伽，可以帮助放松身体和心灵，为夜间的休息做好准备。然而，应避免在睡前几小时内进行剧烈运动，因为这可能会使身体过于兴奋，反而难以入睡。

3. 饮食也是影响睡眠的一个重要因素。建议避免晚餐过晚或过饱，特别是应避免重油腻的食物。同时，减少咖啡因和酒精的摄入，尤其是在傍晚和晚上，因为这些物质会干扰睡眠。此外，某些食物和饮料可能有助于睡眠，如含有色氨酸的食物（如香蕉、燕麦和牛奶）可以促进睡眠。

4. 优化睡眠环境。创造一个安静、黑暗、舒适的睡眠空间，使用遮光窗帘，保持适宜的房间温度，并确保床垫和枕头的舒适度。如果环境噪声影响睡眠，可以考虑使用耳塞或白噪声机。此外，将卧室设为仅用于睡眠和放松的空间，避免在床上使用电子设备，因为屏幕的蓝光可能干扰睡眠。

5. 睡前的放松技巧。深呼吸、冥想或轻松阅读都有助于减轻紧张和焦虑，帮助身体进入睡眠状态。

通过这些方法的综合运用，老年人可以显著提升睡眠质量，改善夜间休息和日间活力。

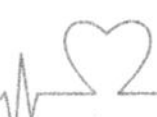

(9)社会支持

已有研究表明，缺乏社会支持是认知衰弱的风险因素之一。一项横断面研究发现，社会支持缺乏在认知衰弱患者中更为明显。良好的社会支持是躯体衰弱和认知功能障碍的独立保护因素，能为老年人的日常生活提供帮助与鼓励。

除了上述可干预因素外，独居、家庭关怀缺失、口腔健康亦与认知衰弱相关，均可能是导致认知衰弱或增加认知衰弱患病风险的独立影响因素。

7. 认知衰弱会带来哪些危害?

认知衰弱使老年人机体多系统功能失调，应对刺激的反应能力降低，增加了对不良健康结局的易感性。多项研究指出，认知衰弱对老年人跌倒、骨折、死亡、功能不全、生活质量低和入住医疗机构等不良结局有较好的预测效果。而认知损害则可以显著增加老年衰弱对不良结局的预测效果。随着认知衰弱概念的提出，越来越多的研究者开始关注认知衰弱对不良健康结局的影响。

(1)增加老年人失能的风险

失能是指由各种原因导致的生活自理能力部分或者全部丧失，即日常生活不能完全自理。失能会大大增加家庭和社会的医疗照护负担。认知衰弱老年人失能的风险较一般健康老年人高 12.2 倍；较单一认知损伤的老年人失能的风险高 2.09 倍；较单一躯体衰弱的老年人失能的风险高 2.4 倍，这提示单一存在认知障碍或躯体障碍时，认知衰弱使老年人失能的风险大大增加了。

(2)增加痴呆的风险

痴呆是一种严重的认知功能障碍，会导致语言和记忆功能的下降。研究认为，认知衰弱是痴呆非常重要的预测因子，认知衰弱前期老年人患痴呆的风险为普通老年人的 3.99 倍，认知衰弱老年人患痴呆的风险为普通老年人的 5.58 倍。对认知衰弱老年人进一步随访显示，患认知衰弱 3.5 年的老年人的痴呆患病率会增加 2.30 倍，患认知衰弱 7 年的老年人的痴呆患病率会增加 2.12 倍。同时，研究认为认知衰弱可以有效预测痴呆。

(3)增加抑郁的风险

随着人口老龄化，抑郁已经成为老年人严重的心理问题之一，据报道，全球约有7%的老年人患有抑郁症，抑郁症状是导致老年人自杀的高危因素。国内外多项研究表明，认知衰弱患者更容易出现抑郁倾向，认知衰弱水平越高的老年人，其抑郁症状越严重。一项纵向研究显示，认知衰弱老年人抑郁风险较非认知衰弱老年人高2.46倍，认知衰弱有助于预测抑郁症状的发生，可成为抑郁的独立危险因素。

(4)增加住院的风险

住院率的增加会消耗社会医疗资源，并造成照护负担的增加。多项研究表明，老年人住院率的增加与认知衰弱有关。对法国居民进行四年的随访研究，结果显示认知衰弱的老年人住院率为37.5%，躯体衰弱合并认知障碍两者的累积效应会使住院的风险增高1.9倍。此外，认知衰弱还会导致住院时长增加。对中国社区老年人的前瞻性研究表明，与健康老年人相比，认知衰弱老年人7年的累计住院时长增加了1.5倍。

(5)增加死亡的风险

死亡是最严重的不良结局，也是临床最关注的指标。研究表明，认知衰弱是死亡的重要预测指标和独立危险因素，这一发现得到了世界各国研究者的支持。对11266名韩国社区老年人进行跟踪研究发现，躯体衰弱联合认知功能损伤会使社区居民3年死亡率增加；同时，我国台湾学者也表明，认知衰弱与死亡率风险之间的相关性较强。此外，研究者发现，与一般健康老年人相比，存在认知衰弱的老年人的病死率会增加，存在认知衰弱的老年人的病死率比一般健康老年人高1.93倍。意大利学者Solfrizzi等随访调查了2150名老年人，并对随访3.5年和7年的数据进行分析，相较于非认知衰弱的一般老年人，认知衰弱老年人的3.5年病死率增加了1.74倍，7年病死率增加了1.39倍。

(6)其他危害

除上述危害外，认知衰弱还与跌倒、跌倒性骨折、营养不良、慢性疾病、生活质量降低有关。日本学者为探究认知衰弱与老年跌倒性骨折的关系，对10202名65岁以上的老年人进行了横断面研究，躯体衰弱和认知功能障碍不仅

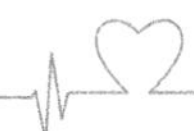

会导致跌倒的发生率增加，认知衰弱还会使老年跌倒性骨折的发生率增加1.92倍。研究表明认知衰弱与高血压、脑卒中、冠心病等慢性疾病的发生有关。另外，我国学者认为老年糖尿病与认知障碍和躯体衰弱密切相关，并提出认知衰弱可能是糖尿病的一种新型并发症。认知衰弱被认为会降低老年人生活质量，研究显示认知衰弱的存在会使低生活质量的风险增加5.34倍。

8. 认知衰弱与认知功能障碍是不是一回事?

认知衰弱和认知功能障碍不是一回事哦。但两者之间可能有共同的病理基础，并且互相影响，形成恶性循环。认知衰弱是一种躯体衰弱和认知功能障碍并存的异质性临床表现，被认为是衰弱的亚型。躯体衰弱使老年人认知功能下降的发生风险增加，而认知功能障碍的危险因素也会损害躯体功能，促进躯体衰弱的发生与发展。认知功能障碍是指机体大脑皮质结构及功能异常引起的认知功能损害，涉及定向力、记忆力、计算力、注意力、语言功能、执行功能、推理功能和视空间功能等一个或多个认知域，可以不同程度地影响患者的社会功能和生活质量，严重时甚至会导致患者死亡。认知功能障碍按其严重程度分为轻度认知障碍(MCI)和痴呆。

9. 认知衰弱是痴呆吗?

认知衰弱作为一种新的概念，其构建的目的在于探讨适应认知衰退领域的衰弱。然而，认知衰弱并不简单等同于痴呆。痴呆是一种由大脑病变引起的综合征，临床特征为记忆、理解、判断、推理、计算和抽象思维等多种认知功能的减退，可伴有幻觉、妄想、行为紊乱和人格改变。老年前期（通常指65岁以前）或老年期痴呆（65岁以后）泛指发生于这个年龄阶段的各种痴呆，而老年性或早老性痴呆则特指阿尔茨海默病。老年痴呆包括阿尔茨海默病、脑血管性痴呆和混合型痴呆等多种类型。其中阿尔茨海默病是老年痴呆的一种最常见的类型，患者约占痴呆总人数的55%。而认知衰弱是一种同时存在躯体衰弱和认知功能损害，并排除阿尔茨海默病和其他类型痴呆的临床综合征，是衰弱综合征的独立维度，由于躯体衰弱和认知障碍均与年龄的增长有关，这种共存的现

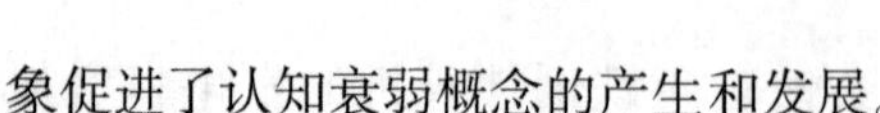

象促进了认知衰弱概念的产生和发展。

10. 我们应该怎么预防认知衰弱呢?

针对认知衰弱的危险因素，预防措施主要包括以下几点。

(1) 改善不良生活方式

保持健康的生活方式如积极社交、健康饮食、控制体重、保持良好情绪、合理午睡、戒烟、控制血压、血糖和血脂等。

(2) 保持心理健康

健康不仅是指躯体上没有疾病，还应当包括心理和社会适应能力等方面处于健全与最佳状态，在关注老年人身体健康的同时，也应对老年人的心理健康给予重视，多注意帮助调节老年人的负面情绪，并及时给予正确的心理支持和心理疏导，促进老年患者身心健康。

(3) 运动锻炼

运动干预可以增强认知衰弱老年人的肌力和平衡能力，并提高步态能力、腿部力量及握力，调节老年人的情绪和认知状态，最终达到延缓或逆转认知衰弱、减少跌倒和住院等不良事件的发生。目前，证实可有效干预的运动类型主要包括有氧运动、阻力训练、平衡训练、结构化训练等。我国传统健身运动，比如八段锦、太极拳等运动，对预防和延缓认知功能减退有一定的作用，对老年人的认知能力有积极影响。

(4) 地中海饮食

单一的饮食成分，如多种维生素、矿物质、脂肪酸、化合物等并未被明确证明可以改善老年人认知功能下降，饮食对大脑健康的益处可能来自不同饮食成分之间的协同作用。以蔬菜、豆类、水果和谷物为主；以橄榄油为脂肪主要来源；摄入少量饱和脂肪酸、乳制品、肉类，用餐时辅以适量红酒的地中海饮食被称为健康饮食的典范。研究表明，坚持地中海饮食能够在一定程度上降低轻度认知功能障碍和阿尔茨海默病的发病风险。

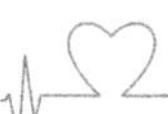

（5）预防跌倒

指导老年人预防跌倒，保障生活环境的安全。保持室内明亮、通风良好；保持地面干燥、平坦、整洁；穿合适的衣服和鞋子，尽量穿防滑鞋；日常用物放于易取之处；避免睡前饮水过多，夜间使用夜灯，防止夜间上厕所看不清等。

（6）认知训练

认知训练之所以能改善患者的认知功能，延缓病情的发展，主要是因为人的大脑具有可塑性，可进行功能重组，受损的神经细胞在外界环境刺激下能自行修复，重建神经通路，从而提高患者认知功能。认知刺激疗法（CST）能显著改善老年人的认知功能，并能提高老年人的独立性和自主性，对于健康老年人的认知训练，建议每次不低于 30 min，每周 3 次，总训练时长在 20 h 以上，可以取得较为明显的效果。认知训练可通过手工制作、主题讨论、数字迷宫等方式进行。有关认知训练的内容，在后面第十章有详细介绍。

（7）音乐疗法

音乐疗法目前已被广泛应用于医学和心理治疗领域，特别在精神系统疾病中起到了积极的治疗作用。研究结果显示，传统的民族音乐能较好地改善老年痴呆患者现状。时常听音乐的老年人，能够比较容易地在音乐中找到精神的寄托，重塑自我，客观正确地认识自己存在的意义，也可因为音乐，找到与人沟通交流的话题，平复焦虑烦躁等不良心情。音乐疗法在老年人整体认知状态、注意力、即时记忆、延迟记忆、执行功能、步态速度、步幅长度等方面有显著影响。有关音乐疗法的内容，在后面第九章有详细介绍。

（8）多模式干预

多模式干预形式即运动、营养和认知训练联合干预的方法，它能够明显改善衰弱老年人的认知表现，尤其是使老年人的执行能力得到提高，能有效逆转老年人的认知衰弱状况。针对认知衰弱的老年人，可以考虑实施体育活动、认知刺激、健康饮食习惯、戒烟、促进情绪恢复、保持最佳睡眠、维持适当体重、控制血脂和血压等预防性综合干预措施，并且在进一步明确导致认知衰弱的主要原因后，实施具有针对性的个性化多模式干预。

11. 如果已经出现了认知衰弱，我们该怎么办?

前面提到，认知衰弱具有可逆性，因此我们可以通过早期预测和干预来预防、延迟甚至逆转认知衰弱，防止更严重的不良后果产生。目前，关于认知衰弱的干预形式包括线上和(或)线下；干预措施多集中于运动干预、饮食干预、认知干预及联合认知训练的多模式综合干预。这些干预措施均被证实能有效提高认知功能和身体功能。

(1)线下干预

针对老年人认知衰弱的线下干预主要包括：饮食干预(如地中海饮食)、运动干预(如多组分运动)、认知干预、联合认知训练的多模式综合干预(如护士主导运动和认知训练相结合)等。

1)饮食干预：说到饮食干预，就不得不提到一直都在提倡的地中海饮食，即以橄榄油(含不饱和脂肪酸)为主要食用脂肪，大量消耗全谷物(糙米、全麦面包、小米等)、蔬菜、水果、豆类，适量摄食海鲜、鱼、禽肉、坚果，辅以适量乳及乳制品(主要是奶酪、脱脂乳)和红酒；少量红肉摄入的饮食模式。这种独特的食物种类及配比，配合规律的体育运动，构成了一种较为科学的地中海饮食金字塔，代表着一种绿色健康的饮食方式，现已逐渐被推崇为一种可持续性发展的饮食形式，不断在心血管疾病及代谢综合征、神经退行性疾病、癌症等慢性疾病的预防和治疗中得到潜在应用。

2)运动干预：有研究认为，多组分运动是老年衰弱患者最有益的运动类型。多项研究显示，老年衰弱前期患者应每周运动 2~3 次，每次 45~60 min，包括有氧运动、抗阻运动、平衡训练和柔韧训练，强调抗阻运动、平衡训练。在专业人士指导下进行的多组分运动对老年认知衰弱患者最有利，其是改善衰弱前期和衰弱期的有效干预措施，可使患者利用自身潜能克服障碍。对需长期照护的老年患者进行多组分运动干预后，患者功能状态改善明显，尤其是步行、平衡和有氧运动能力得到明显提升。

认知衰弱的进展与静坐模式、能量消耗及食物摄入减少、代谢细胞质量降低等有关，而消耗少、静坐模式与食物摄入少互为因果，相互关联。运动不仅对老年患者的消耗少、静坐模式存在直接有益影响，还可改善老年患者的营养

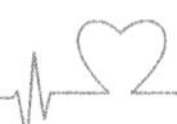

风险，改变摄入少、低能耗的生活饮食习惯。经运动干预的衰弱患者，在多个时间点的移动能力、力量、认知等均有明显提高。提倡多组分运动处方是对认知衰弱有效、合理的干预，可能有利于老年认知衰弱患者逆转病程。

3）认知干预：衰弱使老年人发生认知损害的风险增加，大脑功能发生退行性改变，研究表明，大脑具有可塑性，在外部环境及学习经验等影响下会发生大脑功能和结构的重塑。系统的认知训练（定向、记忆、计算、分析、理解、判断等方面）可以提高认知衰弱老年人的定向能力、记忆力、注意力、执行能力和语言能力，也可以提高轻度认知功能障碍患者的认知能力，提升其生活质量并延缓认知衰弱的发生。认知干预作为改善老年人认知衰弱的干预方法之一，主要用于提高特定的认知功能，针对性较强，可以根据特定的患者灵活调整干预方案，制定个性化的措施。

认知干预方法主要分为三类：策略训练、过程训练和多模式综合训练。策略训练主要通过教授受试者一些策略或方法，帮助他们更有技巧地使用认知资源，如位置法可以让受试者更好地编码和提取项目，从而提高记忆成绩。目前，策略训练主要用在记忆、推理和问题解决、目标管理等领域，有明显的训练效果和近迁移效果。基于过程的训练则通过不断练习某种认知加工过程来提高相应的认知能力，测量指标往往是使用同样加工过程的非训练任务。这类训练主要应用于工作记忆、加工速度、注意、执行控制等领域。多模式综合训练以认知干预为主，辅以其他多种干预手段和生活方式管理，干预内容包括认知成分、社会成分和运动成分等。认知成分是一些高认知负荷的活动，如棋牌活动、电子游戏、志愿者工作；社会成分包括让受试者参加摄影、茶艺、缝纫等课程；运动成分以有氧运动为主。多模式综合训练有广泛的迁移效果，训练习惯也更容易得到保持。

4）联合认知训练的多模式综合干预：认知衰弱是由多种因素共同作用的结果，与单一的干预措施相比，综合性的干预措施能够发挥更好的效果。一项干预研究显示，弹力带运动联合认知训练有助于改善社区衰弱老年人的躯体衰弱，并提高其认知功能，能够延缓或逆转认知衰弱的发展。受试者在护士或其他专业人员带领下进行弹力带运动联合认知训练，两类运动交替进行，每次 60 min，每周 2 次，共 3 个月。为了确保老年人的安全，所有的动作均设计为坐位，具体方法如下。

①弹力带运动。

用具为长 150 cm、宽 15 cm 的橡胶制品，材质轻薄，阻力弹性适中（约

8.16 kg)。设计 13 个动作，以锻炼全身大肌肉群为目的。上肢动作 7 个，包括扩胸运动(锻炼胸肌、肱三头肌)、拳击(锻炼肱三头肌、背部肌肉)、手肘弯曲(锻炼肱二头肌)、招财猫(锻炼肱桡肌)、大鹏展翅(锻炼胸肌、三角肌)、背水一战(锻炼肱三头肌、背部肌肉)、夹胸(锻炼背肌、肱三头肌)；下肢动作 6 个：坐姿抬腿(锻炼股四头肌)、坐姿外展髋关节(锻炼股内侧、股外侧肌肌群)、坐姿踢腿(锻炼股四头肌、腘绳肌)、坐姿髋后伸(锻炼腓肠肌、臀大肌)、抬腿提膝(锻炼股四头肌)、腿屈伸(锻炼股四头肌)。每个动作做 2 组，每组重复 12 次，组间休息 10~15 s，每次运动持续 25~30 min。受试者可通过改变抓握间距(即两手间弹力带长度)来调整运动强度。运动前进行 2~3 min 的热身运动，包括屈颈、耸肩、扩胸、抬腿、展髋及坐位踏步。运动后进行 1~2 min 的放松运动，包括深呼吸和全身肌肉拍打放松。

②认知训练。

以训练记忆、注意、计算、执行功能及反应力为目的，设计五大主题的认知训练，包括记忆传球、听词拍手游戏、数字游戏、手指操、反着来对着干。记忆传球：带领者指定某一类别(如职业)，老年人边接力传球边说出该类别中的特定单词(如医生)，不能重复，之后要求老年人说出大家刚才提到的所有单词；听词拍手游戏：带领者指定某一类别，然后缓慢地说出一组单词，要求老年人听到属于该类别的单词就拍手；数字游戏：带领者从数字 3~9(不包含5)中选定一个被减数，然后说出一个≥100 的 3 位数字，要求老年人接力减去选定的被减数，说出差值；手指操：带领者喊口令，老年人跟着口令做操，包括左右手的布锤互换、锤剪互换、剪布互换、六八互换、OV 互换；反着来对着干：带领者逐一说出方位词，手指指向相反方向，老年人则说出带领者手指方向，手指指向带领者说出的方位。每次训练选择 1 个或 2 个主题，持续 25~30 min。

认知功能训练基于人的大脑具有重塑性这个理论，通过外界环境的刺激使大脑中枢兴奋，促进基因重组，修复神经通路，改善患者的认知障碍。近年来，以专业人士主导运动的、基于认知训练的综合性干预措施使认知衰弱的老年人收益颇多。

(2) 线上干预

研究发现，居家环境中的认知训练可能会延缓功能衰退的发生，这与家庭环境可增强老年人自主权、控制力有关。线上干预形式的发展为更好地发挥家庭环境在认知衰弱干预中的作用提供了条件。认知衰弱的远程居家干预主要有

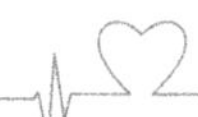

3 种方式，分别为综合信息平台、电子游戏和虚拟现实技术(VR)。

1)综合信息平台。

国外学者开发设计 My Activeand Healthy Aging(My AHA)平台，利用智能设备早期多维度监测老年人身体状态并制定相应的物理训练策略和膳食干预方案，以记忆训练难度分级、认知矫正方法和娱乐媒体平台为载体开展团体活动来提高老年人的认知。运用综合信息平台对老年人认知衰弱进行远程前期评估并实施相应的干预，为认知衰弱的健康管理提供了新思路。

2)电子游戏。

电子游戏主要通过电子游戏方式对老年人日常生活活动自主性、心理状态、认知进行干预，改善了老年人的认知功能并提高了他们的日常活动能力，降低了老年人心理焦虑、抑郁、冷漠的水平。此外，健身游戏程序的出现使老年人以虚拟角色身份来完成双重任务(运动协调和认知训练)，相比于传统的体育锻炼方式，其对衰弱老年人的整体认知功能优化更有效。电子游戏更具有趣味性，易吸引老年人的注意力并引导老年人在家坚持传统的物理治疗方法，有望成为一种受大众欢迎的认知健康管理新方式。

3)虚拟现实技术(VR)。

由于老年人与虚拟环境的人工交互可促进额顶叶皮层网络的激活，虚拟现实环境下的电子游戏锻炼方式能够显著改善老年人的认知功能。在模拟的现实环境中进行线上锻炼是一种更具有吸引力的体育锻炼策略。基于学者 Kinect 的家庭辅助积极老龄化互动系统以 34 个 VR 场景提供带有增强现实感的游戏环境，通过运动追踪、物理治疗师后台指导、游戏化锻炼方式实现老年人居家功能锻炼和个性化认知训练，有效提升了老年人身体机能和认知功能。例如以超市购物为虚拟现实背景，老年人可通过网上虚拟购物来提高对位置的感知能力和个人意识，刺激认知障碍老年人的认知并提高其日常生活能力。此外，基于家庭的认知虚拟现实康复系统(VRRS)可实现远程认知康复指导，具有与面对面治疗同样的疗效，生活在农村或行动不便的患者同样可以获得医疗保健，认知障碍患者可以居家获得连续性护理服务。

线上干预方式不断发展，已开发了多种针对认知衰弱老年人的应用程序。随着互联网技术的深入发展，如何设计一个使用成本低、改善效果好、服务个性自主化、适用于中国老年人的远程评估与干预系统，使更多的认知衰弱老年人能够及时发现并接受有效干预从而提高他们的健康老龄化水平还需要进一步研究。

(3) 线上与线下结合干预

线上与线下的结合干预主要以线下体育锻炼为基础，联合计算机认知训练，可改善50岁以上老年人的衰弱状态与认知功能，具有灵活性和居家环境可实现性，可获得较高满意度。在进行线下体育锻炼中，移动健康技术(如 Whats App)通信应用程序的开发，实现了动态轨迹跟踪与分析、教练远程指导、个性化目标设置，线上运动团体组建，用健康快走的方式促进认知功能改善。线上与线下的联合干预可改善社区老年人的衰弱状态和提高其认知功能，提示多成分干预方式可能是实现老年人认知衰弱健康管理的有效途径之一。

12. 医疗工作者采取哪些方式对认知衰弱进行康复治疗?

(1) 运动干预治疗

运动干预治疗可作为认知衰弱的最常用非药物康复治疗方法。运动干预治疗可提高认知衰弱患者的注意力、处理速度和执行功能，并提升认知衰弱患者的肌肉力量、生活质量及心理健康水平。

1) 抗阻训练。抗阻训练可提高患者的认知功能、身体功能、肌肉力量、神经肌肉功能等。

2) 太极拳。太极拳可提升躯体衰弱老年患者的体力，促进肌肉蛋白的新陈代谢，有效降低跌倒发生率。正念训练联合太极拳是老年认知衰弱患者的有效康复治疗方式之一，以正念为基础的干预措施可以提升老年人的认知储备能力，延缓衰老相关的认知衰退。

3) 八段锦。八段锦有益于老年人身体健康和认知功能的改善，其可通过增加脑血流来维持神经元的代谢，改善大脑微血管功能障碍或血流动力学障碍，进而改善认知衰弱症状。已有研究表明，60 min/次、3 次/周、持续 24 周的八段锦训练可显著改善脑血流流速，提升认知功能。

4) 其他训练。奥塔戈(Otago)运动训练(包括热身运动、抗阻训练、平衡、行走训练在内的综合训练)30 min/次、3 次/周、持续 12 周，有助于身体功能和认知功能的改善。奥塔戈运动的动作我们已经在第一章画图分解，读者朋友们可以跟着图进行运动。

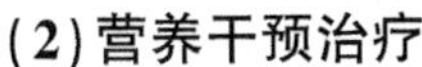

(2)营养干预治疗

营养不良是认知衰弱的重要风险因素。蛋白质和能量摄入不足会加剧躯体衰弱，营养干预治疗对躯体衰弱和认知功能的改善均具有积极影响。

(3)认知训练干预治疗

认知训练干预治疗是认知衰弱的重要康复治疗方式，可改善认知衰弱患者的灰质密度、脑白质纤维完整性、脑区功能效率、大脑功能网络连接及多巴胺受体密度等。认知训练干预治疗借助认知设计的任务，针对注意、记忆、逻辑推理等认知域进行难度训练，不仅能够提升所训练的认知域，还能够迁移到其他认知域，并可保持一段时间。同时，认知训练干预治疗既可以针对单一认知域开展，也可针对多个认知域开展，训练效果具有迁移性和时效性。

(4)双重任务训练干预治疗

认知—运动双重任务训练干预治疗是改善认知衰弱的联合干预方式之一，与单一任务训练比较，其更能显著改善认知衰弱。认知—运动双重任务训练干预治疗可产生运动训练和认知训练的协同效应，从而改善身体功能与认知功能。

(5)神经调控技术干预治疗

认知训练联合经颅磁刺激、经颅电刺激等神经调控技术对健康老年人及老年阿尔茨海默病患者的整体认知功能均有显著提升效果。认知训练联合高频重复经颅磁刺激可改善认知功能障碍患者的认知功能。认知训练联合经颅直流电刺激可显著提高脑卒中患者的执行功能和日常生活能力。

(6)高压氧干预治疗

已有研究表明，高压氧干预治疗是增强健康老年人认知功能的有效康复治疗方法之一。运用2个绝对压、60次的高压氧干预治疗可改善记忆力丧失老年患者的认知功能。

13. 对认知衰弱老年人的健康指导

(1) 饮食和营养情况的指导

开展健康指导工作应关注老年人的饮食和营养状况，鼓励老年人采取地中海饮食模式。地中海饮食是改善和治疗神经退行性疾病的有效方式。其中 DHA 可促进神经生长，改善学习、记忆等认知功能。益生菌可通过肠-脑轴调节肠道微生物群种类，逆转突触活性的下降，进而改善认知功能。此外，维生素 D 可通过降低白细胞介素-6、肿瘤坏死因子-α 等外周血炎性因子的水平，改善认知功能。根据老年人的身体状况，推荐其适当补充益生菌、维生素 D 等元素，保持老年人的肠道健康和良好营养状况。

百事通小贴士

饮茶小贴士

对于无睡眠障碍的老年人来说，适度饮茶可缓解其抑郁症状。茶中多种化学成分具有保护认知功能的作用，如茶多酚可以减少 β 淀粉样蛋白的产生、保护神经元免受神经毒性影响，延缓老年人认知衰弱的发生。在饮茶的种类方面，老年人认知功能的改善主要得益于绿茶。但目前对于饮茶的种类、频率和饮用量与认知功能之间的关系，有待进一步探究。因此，社区工作者可根据老年人的睡眠状况制定方案，如无入睡困难的老年人，可推荐其适当饮茶，以预防认知衰弱。

(2) 运动指导

应鼓励老年人根据自身状况进行适当的体育活动，以改善自身的身体和认知功能。老年人适当运动可有效改善其语言组织能力、计算力、思维能力及记忆力，进而提高自身认知功能。体育运动在保持肌肉质量、改善脑部血管功能、维持血管弹性，以及延缓神经退行性病变导致的认知和身体功能减退等方面具有重要作用。进行有氧训练的老年人认知能力改善显著，抗阻训练可以改

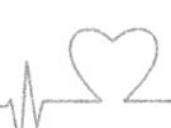

善老年人的记忆及认知功能。但受年龄、体力等因素影响，老年人的运动依从性较低，常规的有氧运动或阻力训练难以在老年人中推广。而我国传统功法作为身心结合的轻中度运动，老年人对其接受度较高、实现度较强。此外，国际上推荐奥塔戈运动作为改善认知衰弱老年人的身体功能和心理健康的运动。

(3)心理疏导及用药指导

恰当的心理疏导和用药指导对维持老年人更高水平的认知功能具有积极作用。进行心理疏导3个月可明显改善老年人的认知功能、抑郁和睡眠状况。社会支持和社会参与也被证实对改善老年人认知功能的效果较为明显。故在对老年人进行健康指导时，应关注其心理状况，鼓励老年人积极社交，促进其心理健康。此外，药物使用也会影响老年人的认知功能，如苯二氮䓬类药会损害老年人的认知。因此，社区医务工作者应重视老年人用药问题，采用规范化、智能化的管理手段，指导老年人正确用药。开展用药安全讲座，提高老年人的用药依从性，从而预防、降低其认知衰弱、住院、失能等不良结局的发生。

(4)多渠道健康指导

国际营养与衰老学会(International Academy Nutrition & Aging，IANA)和国际老年学与老年病学协会(International Association of Gerontology and Geriatrics，IAGG)组成的专家共识小组指出，应对老年人采取多渠道健康指导，且在明确导致认知衰弱的主要危险因素后，实施具有针对性的个性化干预模式。研究显示，老年人希望通过媒体及社区讲座等途径获得认知衰弱在预防、早期症状、病因等方面的相关知识；其在接受6个月的个性化健康指导后，他们对认知衰弱的重视程度明显提高。运动、营养和认知训练的多渠道指导模式可有效逆转老年人认知衰弱状况。

第三章

同样重要的社会衰弱

我是开心爷爷，今年78岁，身体一向顶呱呱。可惜年前摔骨折，过年只能住医院。
骨科
我是幸福奶奶，今年77岁，唱歌跳舞最欢喜。
自从老伴住院后，奶奶一个人在家一坐就是一天，也不喜欢和别人说话了。
开心爷爷和幸福奶奶现在的状态可能是社会衰弱前期哦~

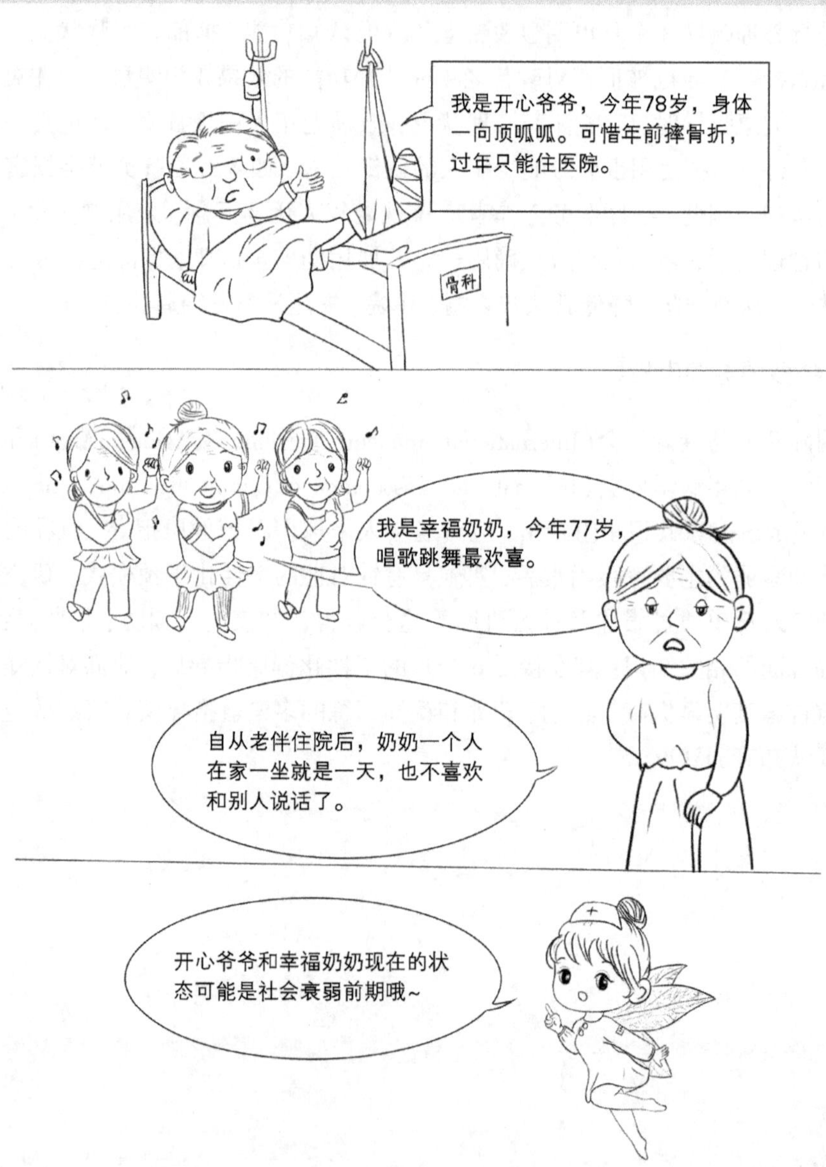

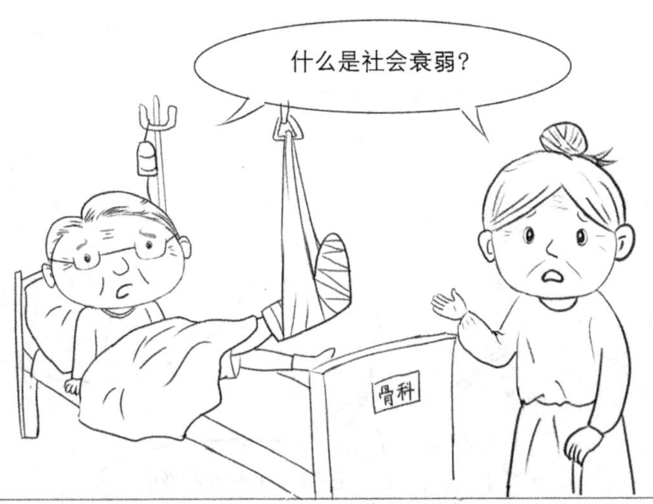

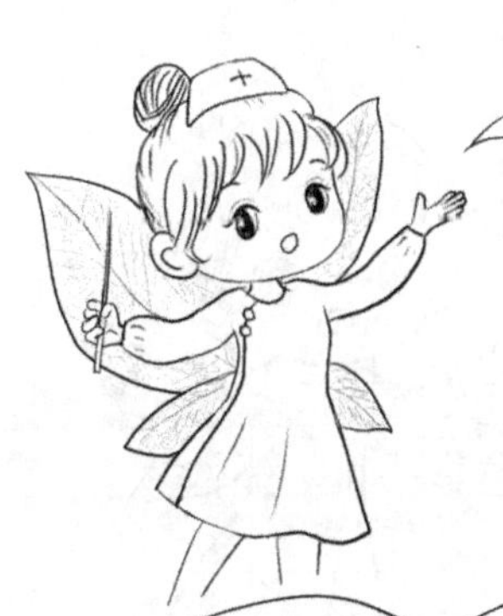

社会衰弱是指个体持续处于缺乏一种或多种满足基本社会需求的重要资源，缺乏社会行为、社会活动及缺乏自我管理能力的状态。

研究表明，社会衰弱可能对躯体功能产生负面影响，并导致不良健康结果。社会衰弱是老年衰弱的一种。

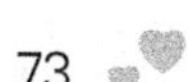

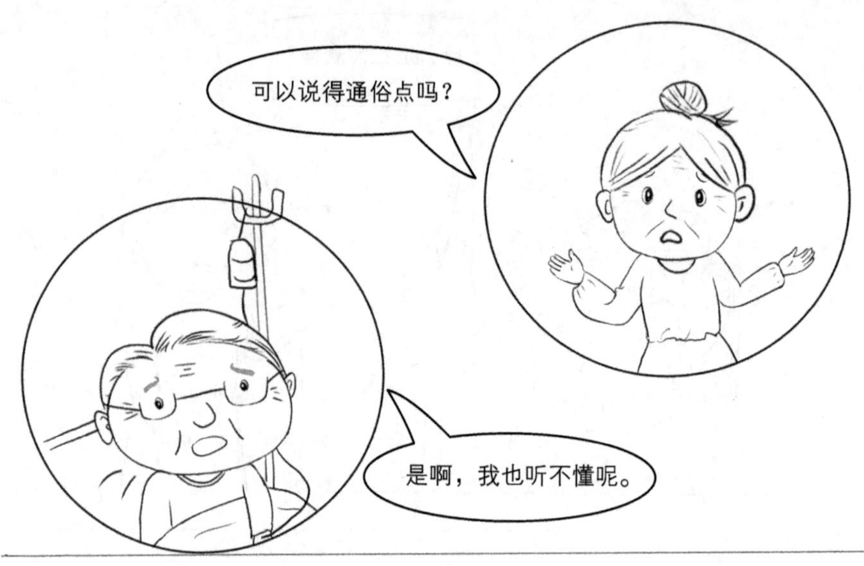

通俗来讲，社会衰弱通常表现为存在孤立感、经济困难、缺少社会支持等。

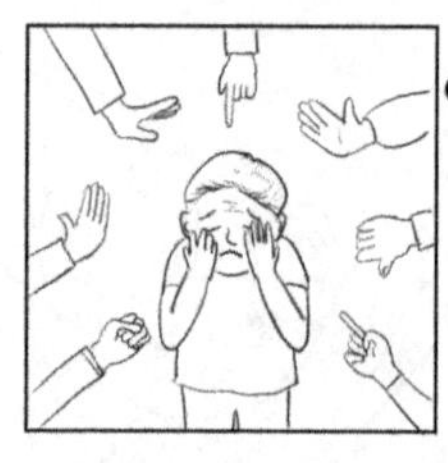

- 社会衰弱的老年人可能会面临歧视和偏见。

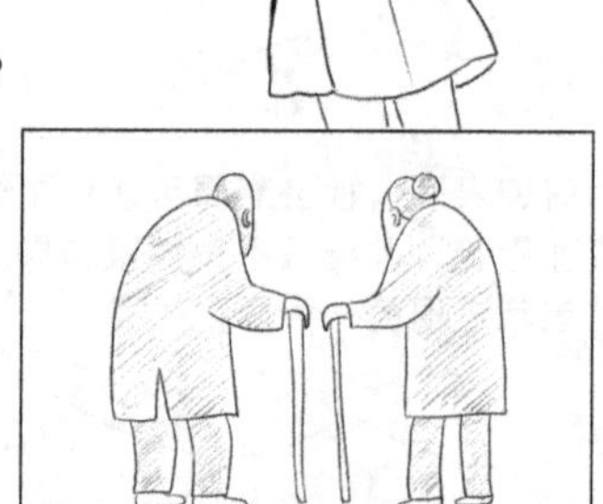

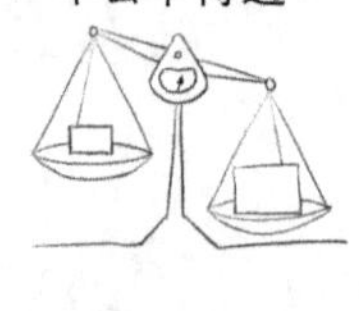

- 这可能会使他们在社会中感到不公平和不被尊重。
- 这些社会和心理因素都可能导致老年人社会衰弱，影响他们的身心健康和生活质量。

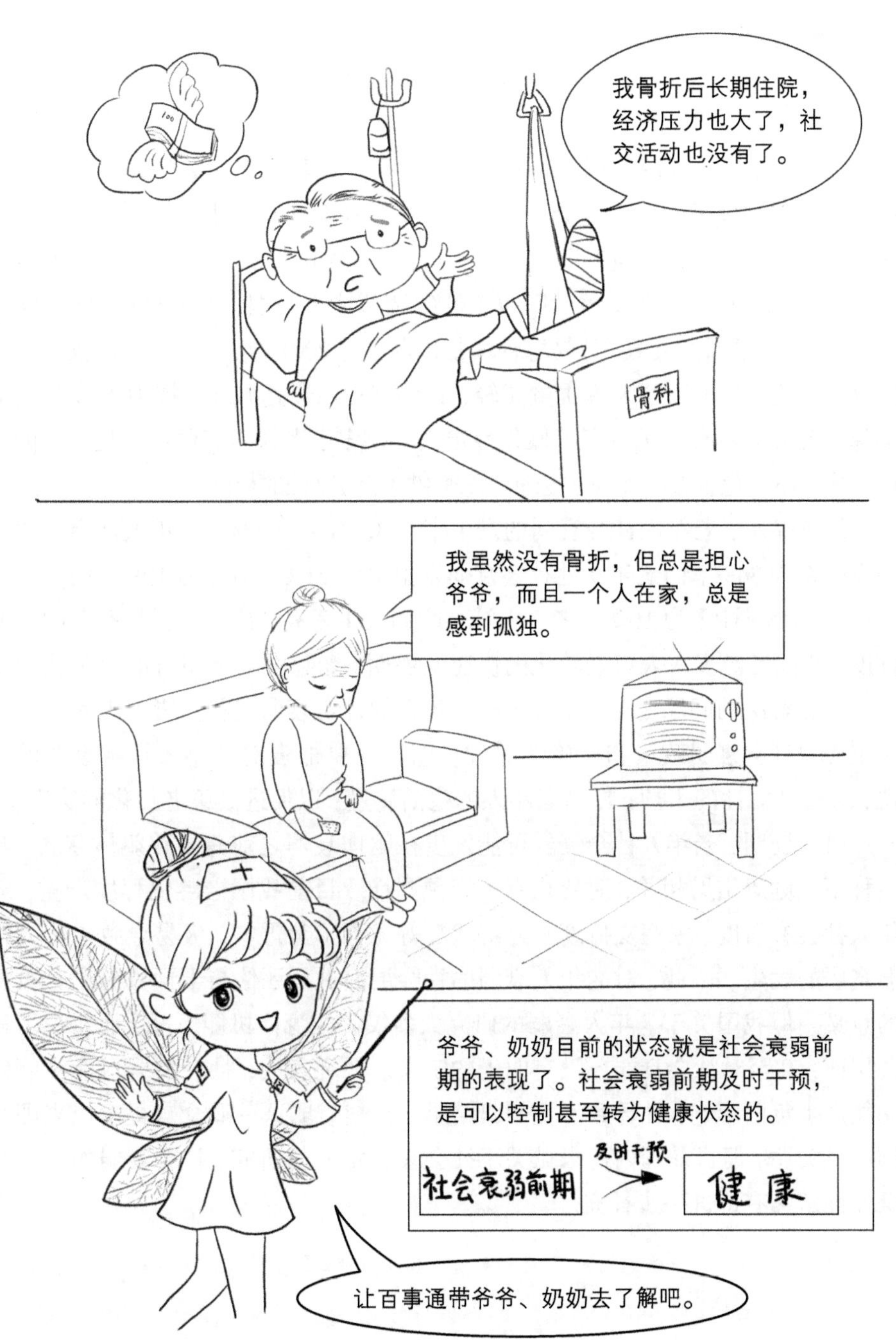
我骨折后长期住院，经济压力也大了，社交活动也没有了。
骨科
我虽然没有骨折，但总是担心爷爷，而且一个人在家，总是感到孤独。
爷爷、奶奶目前的状态就是社会衰弱前期的表现了。社会衰弱前期及时干预，是可以控制甚至转为健康状态的。
社会衰弱前期
及时干预
健康
让百事通带爷爷、奶奶去了解吧。

1. 什么是社会衰弱?

2017 年，荷兰 Bunt 教授等首次将老年社会衰弱定义为老年人持续处于失去一种或多种满足其基本社会需求资源，缺乏社会活动、社会行为及自我管理能力的状态。近年来，随着世界人口老龄化日益加剧，衰弱已成为公共卫生重点研究问题。衰弱是个体面对压力事件的调节能力减弱，对不良健康结果(如跌倒、住院、失能、死亡等)易感性增加的状态。2001 年，美国 Fried 教授等提出衰弱表型，从不明原因体质量减轻、自诉疲劳、步速减慢、握力下降及活动量降低五方面对衰弱进行了可操作性定义。很多学者认为衰弱不仅是单一的生理衰弱，还可包含多个维度(生理、心理和社会层面)的概念。

调查显示，老年人社会衰弱的发生率为 3. 5%~66. 5%，老年人社会衰弱前期发生率为 34%，而老年女性社会衰弱发生率为 21%，男性为 19%；医院的发生率为 31%，社区为 16%。老年人社会衰弱发生率高，社会衰弱是衰弱的重要维度，我国已经步入人口老龄化的快速发展期，老年社会衰弱可能成为我国亟须认识和解决的问题之一，充分了解老年人的社会衰弱现状及影响因素是统筹制定应对社会衰弱政策和措施的关键。因此需要加强对老年人社会衰弱的重视，进行针对性的干预，提高老年人的生活质量，以促进健康老龄化的实现。

研究证明，老年人社会衰弱可能发生在躯体衰弱之前并导致躯体衰弱，与多种不良健康结局相关，对死亡有一定预测性。目前我国老龄化程度严重，老年人社会参与度、家庭支持度及经济状况等方面形势严峻，极易导致老年人社会衰弱的发生。因此，对老年人衰弱的社会层面进行评估与干预具有十分重要的意义。但我国关于老年人衰弱的研究大多仅关注身体机能下降，而忽视了社会层面，甚至对社会衰弱还没有明确的定义。研究表明，社会衰弱可能对躯体功能产生负面影响，并导致不良健康结果。社会衰弱这一概念自提出以来即受到广泛关注，但目前国内还未见关于社会衰弱定义的研究，社会衰弱的概念和操作性定义有待进一步补充。

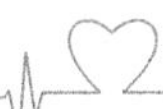

2. 为什么要关注老年社会衰弱?

老年社会衰弱不仅包括缺乏基本社会需求，还包括缺乏社会行为/活动及一般社会资源，并构建了老年社会衰弱整合模型。与其他老年人相比，处于社会衰弱的老年人发生失能、认知障碍、抑郁甚至死亡等不良结局的风险大大增高。此外，有专家共识提出老年社会衰弱被认为是老年衰弱综合征的重要组成部分，与老年躯体衰弱和老年认知衰弱相互影响。减缓老年人社会衰弱进程有利于延缓老年人生理功能下降及心理状况变差。因此，关注老年社会衰弱是非常重要的，因为老年社会衰弱对老年人的生活质量和健康状况产生严重影响。研究发现，住院老年人社会衰弱的发生率高于社区老年人，不仅如此，老年社会衰弱整合模型在“生活事件”中也强调了住院会增加老年人社会衰弱的发生风险。研究认为，新诊断或急诊住院会形成临床压力源，导致住院老年人的社会支持系统崩溃，从而导致其社会衰弱发生率增高。

因此，关注老年社会衰弱对提高老年人的生活质量和健康状况、减轻社会经济负担、促进社会的和谐与发展具有重要意义，可通过综合性的干预措施来延缓社会衰弱进程，提高老年人身体和心理功能，助力健康老龄化。

3. 哪些人容易发生社会衰弱?

社会衰弱是一个多维度的概念，涉及个体在社会层面的功能下降。虽然任何人都可能经历社会衰弱，但某些人群更容易受到影响。

年龄和 BMI 水平是老年人社会衰弱的主要影响因素。其中，年龄 80～89 岁的老年人占社会衰弱老年人比重的 56.8%，这与老年生理机能下降导致行动迟缓且无法参加体育锻炼、社区讲座及社交活动等生活方式有关，以上这些现象使老年人心理负担加重，从而出现抑郁、孤独等心理问题。身体体质指数过轻(BMI≤18.5)的社区老年人社会衰弱得分最高；其次为过重(BMI>24)。消瘦的老年人常伴随营养不良或消耗性疾病，身体机能较差，而肥胖的老年人肌肉质量流失速度过快。

婚姻状况也是容易发生社会衰弱的关键背景，配偶是晚年生活的主要交流沟通目标，丧偶或离异的老年人由于缺乏配偶、子女的相关情感支持，易产生负向情绪从而影响老年人心理、身体健康。然而，已婚老年人社会衰弱和社会衰弱前期发生率较高，可能与自身婚姻满意度、生活幸福度、家庭关怀度较低有关。

生活环境的改变。研究结果显示，与配偶一同居住的老年人发生社会衰弱的风险低于独居老年人。这可能与有配偶老年人得到的情感支持较为丰富，从中获得的幸福感较高有关。然而，独居老年人需承担家庭的所有角色，且在亚洲的餐饮文化中，共餐是社交的重要途径，而独居老年人常常独自用餐，限制了与他人的交流与社会联系。

服药、慢性病的种类与老年人发生社会衰弱呈正相关。用药种类越多，负担的医疗经济压力越重，从而无法维持正常生活开支，导致生存压力增大，发生社会衰弱的风险就越高。

此外，有研究发现，有饮酒习惯的老年人发生社会衰弱前期及社会衰弱概率较低，这可能与高度社会衰弱的患者无法饮酒和/或饮酒的方式、类别有关，但各研究的结果有偏差。每周锻炼 3 次及以上的老年人发生社会衰弱的概率较低，这可能与社会衰弱老年人的肌肉无力和骨骼肌质量损失的患病率更高有关。为了预防和减缓社会衰弱的进程，我们应该关注这些高风险人群，并提供适当的支持和干预措施。

4. 社会衰弱是不是一种病？

社会衰弱并不是一种疾病。社会衰弱描述的是老年人在社会和心理层面的一种状态，通常与身体健康状况、社会经济地位、社会支持、生活环境和心理因素等多方面因素相关。社会衰弱状态可能伴随着多种慢性疾病和失能，这些状况交叉重叠并互相影响，但它本身并不等同于某种特定的医学诊断。社会衰弱涉及多系统的生理学改变，包括神经系统、肌肉系统、代谢系统、免疫系统等。

社会衰弱状态对老年人的生活质量和健康状况有着显著的影响，可通过多种方式进行干预和管理。对于老年人来说，及时识别和管理社会衰弱状态是非常重要的。这包括评估老年人的身体健康状况、提供必要的医疗和社会支持、优化生活环境和社区环境及关注心理健康等方面的措施。综上所述，社会衰弱本身不是一种疾病，但它是一种需要关注和管理的老年人社会和心理状态。通

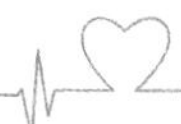

过综合干预和支持，可以帮助老年人改善社会衰弱状态，恢复或维持其社会功能，提高生活质量，并降低不良健康事件的风险。

5. 社会衰弱的影响因素有哪些？

(1) 年龄和性别

年龄和性别是社会衰弱的重要影响因素，年龄越大社会衰弱得分越高，随着年龄的增长，个体可能面临更多的健康和社会挑战，如退休、亲友离世等，这些都可能增加社会衰弱的风险。此外，在性别方面，女性在某些情况下面临更高的社会衰弱风险，这与性别角色、社会期望和在家庭和社会中的责任等因素有关。

(2) 躯体衰弱

在躯体衰弱方面，缓慢的步态速度和肌肉无力是社会衰弱的重要危险因素。退行性疾病的患病率随年龄的增长而增加，老年人骨骼肌质量、肌肉力量、各系统功能减退，易发生躯体衰弱，给老年人的日常运动带来极大挑战。低体力活动与老年人社会衰弱的发生密切相关。老年人若长期缺少运动锻炼，可导致躯体功能、心理情绪及人际关系沟通方面的不适感增强，进而导致社会支持减少，从而增加老年人发生社会衰弱的风险。适当体力活动可有效抵消与衰弱相关的肌肉和力量的下降，规律的体力活动可延缓骨骼肌的衰老，同时在活动过程中增加了与他人接触和交流的机会，能够满足老年人的社交需求、改善负性情绪。

(3) 婚姻状况

婚姻状况是社会衰弱的影响因素之一，配偶是老年人沟通的主要对象，生活中可相互照顾和影响，并获得情感支持。婚姻状况对老年人的负性情绪有显著的影响，无配偶的老年人负性情绪明显高于有配偶的老年人，离异或丧偶的老年人社会衰弱得分较高，这与缺少家人的关心或陪伴有关，他们更容易产生焦虑抑郁等消极情绪，且与外界交流减少，在人际交往方面更容易感受到孤独，同时，缺少社会支持更容易发生社会衰弱。

（4）文化程度

文化程度低的老年人社会衰弱发生率更高。老年人的工作状态通常与文化程度有关，文化程度高者在社会交流、经济支出等方面具有优势。广泛的兴趣爱好有助于缓解老年人的不良心理情绪，也可通过个性化宣传教育方式，增加老年人的社会活动，减少发生社会衰弱的风险。

（5）社会经济负担

个体的社会经济地位，包括收入、职业等，对社会衰弱有显著影响。疾病等因素造成经济负担重的老年人的社会衰弱发生率显著增高。医疗负担可以间接反映老年人的收入或健康状况，沉重的医疗负担意味着老年人无法满足日常生活、医疗等支出，无法获得良好的生活资源，也无法享受优质的医疗资源，可增加消极情绪，易引起老年人社会衰弱和孤独情绪。同时，较低的社会经济地位可导致资源获取不足，影响个体的生活质量和健康状况，进而增加社会衰弱的风险。

（6）家庭关怀度

家庭关怀度是帮助老年人采取积极生活方式，应对生活事件和疾病演变的有利因素。家庭关怀度是老年人社会衰弱的重要影响因素，包括家庭结构和关系、家庭支持和照顾、家庭经济状况、家庭成员的健康素养及心理状态等多个方面，与社会衰弱呈负相关，家庭关怀度越高，社会支持也随之增高，社会衰弱水平就越低。然而，健康促进行为的弱化在压力应对和自我实现方面最显著。家庭关怀度降低，对老年人压力应对的支持相应降低，导致老年人情绪低落，健康促进行为能力降低。

（7）社会隔离

社会隔离是个体缺乏社会归属感、缺乏与他人的社会接触和联系、缺乏高质量的社会关系的状态。老年人、残疾人、慢性病患者等群体更容易感受到孤独和社会隔离。长期的社会隔离可能引发或加重心理及身体健康问题，如抑郁、焦虑、缺乏运动等。这些问题进一步影响个体的情绪状态、社交能力和生活质量，加剧社会衰弱。加强对老年人心理状态的评估，及时发现其情绪波动，予以心理疏导，可防止社会衰弱的发生；对处于社会衰弱前期的

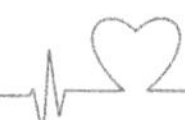

老年人进行积极干预可预防社会衰弱的发生。社会衰弱作为衰弱的一部分，其发生、发展是一个不断变化的动态过程，及时采取行动可以改变其不良结局。

6. 社会衰弱的主要测量工具有哪些?

随着老龄化的加剧，衰弱在国外逐渐被广泛地关注，而社会衰弱在国内尚处于起步阶段，其相关研究以社会衰弱影响因素、测评工具及不良结局较为多见。

(1)蒂尔堡衰弱指标(Tilbury frailty indicator，TFI)

蒂尔堡衰弱指标由荷兰学者 Gobbens 等人于 2010 年基于整合衰弱模式概念框架开发。蒂尔堡衰弱评估量表(表 3-1)是目前评估老年人社会衰弱最常用的量表，为自我报告式，包含身体功能、心理和社会3个维度，共15个条目，总分 0~15 分，5 分以上则为衰弱，分数越高衰弱程度越重。其中，社会方面包括是否独居、是否希望有人陪伴和是否能得到帮助 3 个条目。社会衰弱作为一个连续变量，评估量表的得分越高表示社会衰弱程度越高。

表 3-1　蒂尔堡衰弱评估量表

			是	有时	否
身体功能方面	1)您觉得自己身体健康吗?		0	/	1
	2)您的体重是否下降了很多(最近 6 个月下降 6 kg 以上；或最近 1 个月下降 3 kg 以上；排除刻意减轻体重)		1	/	0
	是否由于以下原因影响了您的日常生活	3)行走困难?	1	/	0
		4)保持平衡很困难?	1	/	0
		5)听力差?	1	/	0
		6)视力不好?	1	/	0
		7)双手没劲?	1	/	0
		8)身体疲乏?	1	/	0

续表3-1

		是	有时	否
心理方面	9)您记忆力有没有问题?	1	0	0
	10)您最近1个月有没有感到情绪低落?	1	1	0
	11)您最近1个月有没有感到紧张或焦虑?	1	1	0
	12)您能很好地处理遇到的问题吗?	0	/	1
社会方面	13)您是否独居?	1	/	0
	14)您是不是有时候会希望有人陪伴在您身边?	1	/	0
	15)您是否可以从他人那里得到足够的帮助?	0	/	1

(2)社会脆弱性指数(social vulnerability index)

社会脆弱性指数2008年由Andrew等人编制，用于加拿大健康与老龄化纵向研究，主要测评社区老年人的社会衰弱水平，以指数表示时，计算条目得分的总和，然后除以总条目数，理论范围为0~1，得分越高表示社会衰弱程度越高。该指数是多因素、多层次的，包含广泛的社会因素，如社会参与、社会支持、社会经济地位及对生活环境的掌控力等。应用社会脆弱性指数的目的是使老年人社会衰弱的测量尽可能合理、广泛使用，以便实现数据间的可比性。

(3)HALFT量表

HALFT量表由马丽娜等学者于2018年基于北京老龄化纵向队列研究数据而开发。该量表是一个简单自我报告式的老年人社会衰弱筛查工具，包括5个条目(表3-2)，其评分范围为0~5分，0分为无社会衰弱；1~2分为社会衰弱前期；≥3分为社会衰弱。

表3-2　HALFT量表

1.在过去的1年内能不能帮助朋友或家人?	□是	□否
2.在过去1年内有否从事社交或娱乐活动?	□是	□否
3.在过去的1周内是否感到孤独?	□是	□否
4.过去1年的收入是否足以维持1年的生活?	□是	□否
5.是否每天都有聊天的人?	□是	□否

注：每个问题答“否”得1分，总分5分。

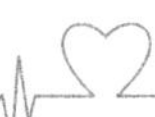

(4)其他测量工具

1)自陈式社会衰弱状态问卷。自陈式社会衰弱状态问卷由 Makizako 等在以往研究基础上开发的自陈量表，旨在探索社会衰弱的决定因素与特定衰退功能之间的关系。该量表有 5 个条目：①独居(是)；②外出频率比去年少(是)；③是否经常拜访朋友的家(否)；④是否觉得对你的家庭和朋友有用(否)；⑤是否每天与人交谈(否)。其中，满足 2 项或 2 项以上表示社会衰弱，满足 1 项表示社会衰弱前期。

2)社会支持评定量表(social support rating scale，SSRS)。社会支持评定量表在心理学、社会学、医学等领域中得到广泛应用，用于评估个体在社会中获得支持的量表，包含客观支持、主观支持和对社会支持的利用度 3 个维度，共 10 个条目(表 3-3)，总分<33 分为社会支持度较低、33~45 分为社会支持度一般、>45 分为社会支持度高。

表 3-3　社会支持评定量表(SSRS)

1. 您有多少关系密切、可以得到支持和帮助的朋友？(只选一项)

□1 个也没有　□1~2 个　□3~5 个　□6 个或 6 个以上

2. 近一年来您：(只选一项)

□远离家人，且独居一室　□住处经常变动，多数时间和陌生人住在一起

□和同学、同事或朋友住在一起　□和家人住在一起

3. 您与邻居：(只选一项)

□相互之间从不关心，只是点头之交　□遇到困难可能稍微关心

□有些邻居很关心您　□大多数邻居都很关心您

4. 您与同事：(只选一项)

□相互之间从不关心，只是点头之交　□遇到困难可能稍微关心

□有些同事很关心您　□大多数同事都很关心您

5. 从家庭成员得到的支持和照顾：(在合适的框内画“√”)

	无	极少	一般	全力支持
夫妻(恋人)	□	□	□	□
父母	□	□	□	□
儿女	□	□	□	□
兄弟姐妹	□	□	□	□
其他成员	□	□	□	□

续表3-3

6. 过去，在您遇到急难情况时，曾经得到的经济支持和解决实际问题的帮助的来源有： □无任何来源 □下列来源：(可选多项) A. 配偶　B. 其他家人　C. 朋友　D. 亲戚　E. 同事　F. 工作单位　G. 党团工会等官方或半官方组织　H. 宗教、社会团体等非官方组织　I. 其他(请列出)________
7. 过去，在您遇到急难情况时，曾经得到的安慰和关心的来源有： □无任何来源 □下列来源：(可选多项) A. 配偶　B. 其他家人　C. 朋友　D. 亲戚　E. 同事　F. 工作单位　G. 党团工会等官方或半官方组织　H. 宗教、社会团体等非官方组织　I. 其他(请列出)________
8. 您遇到烦恼时的倾诉方式：(只选一项) □从不向任何人诉述　□只向关系极为密切的1~2个人诉述 □如果朋友主动询问您会说出来　□主动诉述自己的烦恼，以获得支持和理解
9. 您遇到烦恼时的求助方式：(只选一项) □只靠自己，不接受别人帮助　□很少请求别人帮助 □有时请求别人帮助　□有困难时经常向家人、亲友、组织求援
10. 对于团体(如党团组织、宗教组织、工会、学生会等)组织活动，您：(只选一项) □从不参加　□偶尔参加　□经常参加　□主动参加并积极活动

注：量表计分方法，第1~4，8~10条，每条只选一项，选择1项、2项、3项、4项分别计1分、2分、3分、4分；第5条五项计总分，每项从“无”到“全力支持”分别计1~4分，第6、7条如回答“无任何来源”则计0分，回答“下列来源”者，有几个来源就计几分。

百事通小贴士

社会衰弱的流行现状是一个全球性的问题，其发生率随着年龄的增长而增加。在经济欠发达的地区，衰弱的发生率更高。此外，养老机构中的老年人衰弱的发生率也很高，有研究发现，多达一半的养老机构的老年人处于衰弱状态。

社会衰弱不仅影响老年人的身体健康，还与多种负性事件密切相关，如跌倒、住院和死亡风险增加等。因此，老年人社会衰弱需要引起社会各界的广泛关注，并采取有效的措施来预防和干预老年人的衰弱问题。

7. 社会衰弱有哪些不良结局?

社会衰弱可以导致一系列不良结果，这些结果不仅影响个体的生活质量，也可能对整个社会产生负面影响，主要包括以下方面。

(1)心理方面

研究表明，社会衰弱与抑郁、认知障碍等心理层面不良结局相关。存在抑郁症状和认知障碍的社区老年人社会衰弱的流行率高于不存在抑郁症状和认知正常的社区老年人；社会衰弱老年人认知功能显著低于非社会衰弱老年人，社会衰弱是老年人认知障碍的独立危险因素。另外，抑郁症状的发生率与社会衰弱显著相关，与躯体衰弱相比，社会衰弱与老年人抑郁症状发生率有更强的相关性。因此，社会衰弱的老年人出现抑郁症状和认知障碍的概率增加，而国内对老年人社会衰弱与心理层面不良结局的研究较为缺乏，有待进一步研究。

(2)生理方面

社会衰弱与其躯体衰弱、失能、残疾有关。与非社会衰弱的老年人相比，社会衰弱前期的老年人中，失能人数增加 1.32 倍、严重残疾人数增加 1.3 倍；社会衰弱的老年人中，失能人数增加 2.3 倍、严重残疾人数增加 6.27 倍。由此可见，社会衰弱可导致老年人生理功能下降及失能的风险增加，如果早期对社会衰弱老年人进行干预，可降低或延缓其功能不全的发生，提高晚年生活质量。

社会衰弱老年人可能面临身体机能下降、慢性疾病增多等问题。研究显示，社会衰弱及社会衰弱前期的老年人死亡风险显著增加。在 65 岁以上的日本社区老年人中，48.5%社会衰弱者经历意外伤残甚至死亡。此外，与单纯患有社会衰弱或躯体衰弱的老年人相比，同时患有社会衰弱和躯体衰弱的老年人更有可能发生死亡事件。因此，医护人员应帮助提高社会衰弱老年人的生活质量，预防意外的发生，以便采取针对性措施延长老年人的生命。

8. 社会衰弱与认知衰弱有什么关系?

随着人口老龄化问题的日益严峻，老年人认知衰弱的问题也越来越普遍。认知衰弱是一种介于正常脑老化和痴呆之间的认知功能损伤状态，可同时存在躯体衰弱和认知功能障碍。日本一项研究结果显示，23%的患者具有认知衰弱。据报道，中国 60 岁以上人群中认知衰弱的患病率为 4.4%~9.8%，而在临床调查中，患病率则高达 22%，认知衰弱可降低患者的生活质量，增加住院、死亡、认知功能障碍甚至痴呆的风险，但具有一定的可逆性。

国外学者 BASSUK 等人认为，老年人社会隔离是认知能力下降的一个风险因素，缺乏社会活动与老年人认知能力下降的风险增加有关，社会衰弱可能会影响认知功能的减退。有研究表明，激素因子和压力负荷可能是认知功能和社会衰弱之间的潜在机制；社会支持和认知衰弱有显著关系，社会衰弱可增加认知衰弱的发生风险，社会支持调查表得分每下降 1 分，出现认知衰弱的风险增加 2%；采用社会衰弱量表评估社会衰弱情况，MMSE 评估认知功能，社会衰弱的患病率为 7.7%；社会衰弱和身体功能、认知障碍密切相关，与拥有广泛的社交网络的人相比，缺乏社会关系的人认知功能下降的风险更大，社会网络的支持可减缓认知功能的下降；高质量的社会参与可能会通过减少炎症应激反应、改善免疫系统功能以延缓认知功能下降的进程。因此，加强老年人社会衰弱的管理，增加其社会参与度，鼓励丰富其社交网络，及早预防社会衰弱，可能会预防或延缓认知功能衰退的发生。

百事通小贴士

自我感知老化与社会衰弱

个体在进入老年阶段之前就已经形成了对年龄的刻板印象，虽然不会对自身造成危害，但随着年龄的增长，这种观念不断内化，当个体被他人或者社会界定为老年人时，年龄刻板印象就会变成对个体本身的老化刻板印象，并影响老年人的身心健康，这种现象被称作自我感知老化(self-perception of aging，SPA)，即社会年龄刻板印象和老年人在老化过程中的自我评价的统合。自我感知老化与老年人的身心健康息息相关，负面的自我感知老化会增加死亡率、残疾及疾病的发生率等，而积极的自我感知老化则有利于维护身心健康，降低老年人罹患重大疾病的风险和预测老年人更好的生存状态。

随着老龄化程度的加深，老年人数量不断增加，其身心健康状况备受社会关注。自我感知老化与老年人晚年的身心健康紧密关联，抑郁、年龄、体重指数、婚姻状况、居住情况、文化程度、失眠、用药种类、慢性病数量、社会支持、自尊等是自我感知老化的影响因素，也是发生社会衰弱的影响因素。

自我感知老化作为一个可以改变的心理变量，如果一开始能够帮助老年人树立正确的老化观念，就能够引导老年人采取有效的应对策略，使其获得良好的生活品质。我们可以采取相应的干预措施，激发老年人积极的老龄化观念，及时识别和筛查老年人异常心理状态，对老年人进行针对性的心理疏导和治疗；举办老化相关的主题讲座等健康教育活动，帮助老年人树立正确的老化观念，指导老年人进行正确的归因；鼓励老年人积极参与社会活动，培养兴趣爱好，增强自尊水平，更好地应对老化所带来的负面影响，促进身心健康。

9. 社会衰弱和躯体衰弱有什么关系?

躯体衰弱是社会衰弱的独立影响因素，这两者之间存在一定的相关性。户外活动可维持肌肉功能，与预防和干预社会衰弱及生理衰弱呈正相关；步速、握力与社会衰弱呈负相关，而 Fried 衰弱评估量表总得分与社会衰弱呈正相关。

有研究提出，在调整了年龄、吸烟、多重用药及脑血管病等影响因素后，躯体衰弱与社会衰弱呈独立相关性。社会衰弱患者发生躯体衰弱的可能性更大，并可早于躯体衰弱出现，导致其进一步发展。然而，两者均可引起住院、残疾、失能、甚至死亡等不良结果。所以，尽早发现与干预社会衰弱尤为重要。在躯体衰弱的指标中，步速和握力的差异提示社会衰弱患者存在肌肉力量的下

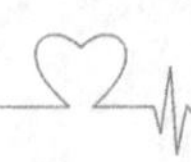

降。户外活动可对衰弱产生重要作用，活动的强度和时间可对肌肉功能存在影响，维持肌肉力量可减缓社会衰弱和躯体衰弱的出现及进展。

社会衰弱可加重躯体衰弱的程度。当老年人面临社会支持的下降、心理脆弱和情绪不稳定等社会衰弱的问题时，生理健康也会受到影响，导致老年人缺乏社会交往、锻炼和健康的生活方式，从而增加患病的风险并使其生理功能下降。躯体衰弱也可对社会衰弱产生影响。当老年人出现身体功能下降、慢性疾病或其他健康问题时，身体的不适和功能障碍可使老年人无法积极参与社会活动，导致社会支持的减少和心理上的孤立。

10. 老年社会衰弱和老年社会衰弱整合模型有什么关系?

老年社会衰弱整合模型是一个综合性的理论框架，用于理解和评估老年社会衰弱的程度和原因。老年社会衰弱整合模型认为，老年人的一般资源、老年人的社会资源和老年人的社会行为/活动可以相互影响，以上三种需求的缺乏会导致老年人基本社会需要得不到满足，从而导致老年人社会衰弱。

首先，老年社会衰弱是老年社会衰弱整合模型的研究对象。老年社会衰弱整合模型通过对老年社会衰弱的深入研究，提出关键要素和影响因素，包括身体功能下降、认知能力减退、情感问题增多、社会支持不足等。这些要素和影响因素共同构成了老年社会衰弱的多维度特征。

其次，老年社会衰弱整合模型为老年社会衰弱提供了理论支持。该模型通过综合考虑多个层面的因素，揭示了老年社会衰弱的复杂性和多样性。它强调了身体、心理和社会等多个方面相互关联、相互影响的关系，为理解老年社会衰弱提供了更加广阔的视角。

最后，老年社会衰弱整合模型还为老年社会衰弱的干预和治疗提供了指导。基于模型提出的关键要素和影响因素，可以帮助制定针对性的干预措施，以改善老年人的身体状况、提高认知能力、缓解情感问题并增强社会支持。这些干预措施的实施，有助于延缓老年社会衰弱的进程，提高老年人的生活质量和健康状况。

因此，老年社会衰弱整合模型和老年社会衰弱之间存在密切的联系。老年社会衰弱整合模型通过对老年社会衰弱的深入研究，为我们提供了更广阔的视角和更全面的理论支持，为干预和治疗老年社会衰弱提供了指导，为老年人提

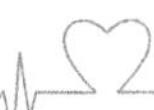

供更加有效的支持和帮助。

11. 社会衰弱与整体衰弱有什么关系?

整体衰弱是一种体力下降和生理机能障碍，使个体依赖性、脆弱性和死亡的易感性随着身体、心理和社会缺陷的累积导致一系列的综合征，包含躯体衰弱、心理衰弱、社会衰弱、环境衰弱、认知衰弱等方面。社会衰弱指连续丧失或缺乏对满足基本社会需求至关重要的社会资源、社会活动和自我管理能力。

社会衰弱与整体衰弱之间存在密切的相关性，社会衰弱程度越严重，整体衰弱程度也越严重，主要体现在以下几个方面：

1）多维度影响：社会衰弱主要涉及个体在社会参与、社交关系、社会角色等方面的功能下降，而整体衰弱则涵盖了个体的生理、心理、认知和社会功能等多个方面。

2）相互加剧：社会衰弱和整体衰弱之间存在相互加剧的关系。当个体在社会参与和社交关系方面出现功能下降时，可导致其整体健康状况的恶化。同时，整体衰弱的出现也会进一步影响个体的社会参与和社交能力，从而加剧社会衰弱。

3）共同风险因素：社会衰弱和整体衰弱之间存在共同的风险因素。例如，年龄增长、慢性疾病、不良生活方式、社会支持不足、心理健康问题等，都可同时增加社会衰弱和整体衰弱的风险。

4）相互影响机制：社会衰弱和整体衰弱之间的相关性还体现在相互影响机制上。社会衰弱可导致个体的社交活动减少、社会角色丧失等，进而影响其心理健康和生活质量，进一步影响整体衰弱。同时，整体衰弱的出现也可导致个体在社会参与和社交能力方面的下降，加剧社会衰弱。

综上所述，社会衰弱与整体衰弱之间存在密切的相关性，二者在多维度上相互影响、相互加剧，并存在共同的风险因素和相互影响机制。因此，在预防和干预社会衰弱和整体衰弱时，需综合考虑多个方面的因素，重视老年人社会衰弱，早期识别、干预及预防社会衰弱的发生。建议评估老年人衰弱时从生物-心理-社会医学模式出发，进行全面评估和资料收集，采取综合性的措施，实施个性化护理，提高老年人的自我照护能力，延缓其社会衰弱的进程。

12. 睡眠障碍患者会导致社会衰弱吗?

睡眠障碍是老年人的常见问题，我国 60 岁以上老年人睡眠障碍的患病率为 30.6%~41.2%。长期睡眠障碍会导致糖尿病、高血压、认知损伤、抑郁等疾病，给老年人造成很大的身心压力。研究证明，身体状况越差的老年人睡眠障碍风险越高，老年人睡眠大多浅，睡眠过程中觉醒次数多，导致主观睡眠质量较差。美国国家睡眠基金会建议，≥65 岁老年人每天睡眠时间为 7~8 h，研究发现，每天睡眠时间为 6~9 h 的老年人有更好的认知功能、身心健康及生活质量。

匹兹堡睡眠质量指数(PSQI)是评估睡眠质量的常用工具。匹兹堡睡眠质量指数量表包括睡眠质量、睡眠时间、入睡时间、睡眠效率、睡眠障碍、催眠药物及日间功能障碍 7 个维度，总共 18 个条目。每个维度计分为 0~3 分，总分是 7 个维度得分相加，得分为 0~21 分。若总分>7 分表示存在睡眠障碍，若维度单项得分>1 分，提示该维度存在障碍。研究证明，处于睡眠障碍的老年人发生社会衰弱的可能性更大。睡眠障碍是社会衰弱的独立影响因素，两者存在正相关关系。首先，睡眠障碍会破坏情绪调节功能，影响神经正常活动，使 IL-6、CRP 等炎症因子升高，导致抑郁发生，而抑郁会促使社交减退，不利于社会交往。其次，睡眠质量与代谢、免疫功能、呼吸系统和心血管功能紧密相关，睡眠障碍极易增加多病共存的风险，从而限制老年人进行社会活动。最后，睡眠障碍可通过神经变性和神经递质改变导致认知障碍，从而进一步导致社会衰弱。因此，医护人员要加强对老年人睡眠障碍的关注，可进行重点评估和筛查，针对原因从多维度进行预防和干预，提高睡眠质量，改善社会衰弱状况。

百事通小贴士

睡眠与社会衰弱

睡眠是人体的一种主动过程，可以恢复精神和解除疲劳。充足的睡眠、均衡的饮食和适当的运动，是国际社会公认的三项健康标准。

为唤起全民对睡眠重要性的认识，国际精神卫生和神经科学基金会主

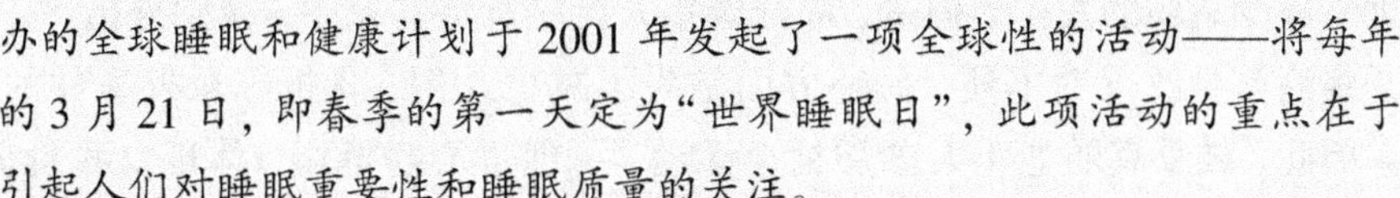

办的全球睡眠和健康计划于2001年发起了一项全球性的活动——将每年的3月21日，即春季的第一天定为“世界睡眠日”，此项活动的重点在于引起人们对睡眠重要性和睡眠质量的关注。

随着年龄的增加，老年人的入睡时间长、睡眠时间短、睡眠质量差等引发老年人一系列的健康问题，如心脑血管疾病、焦虑、抑郁等，进而再次增加老年人社会衰弱的发生风险。老年人睡眠质量差等可以导致老年人免疫力下降，老年人机体疲劳，步态不稳及活动减少，神经衰弱、胃肠道疾病、心血管疾病、老年痴呆、抑郁等疾病的发生，产生焦虑、烦躁、抑郁等负面情绪，进而导致衰弱的发生。老年人日间睡眠时间长，外出减少，社交网络和社会参与减少，导致老年人社会衰弱的发生。因此，应从多角度、多学科出发，加强对老年人睡眠质量和社会衰弱的关注，从环境、日常锻炼、慢性病、饮食等方面进行干预，进一步提高老年人的睡眠质量，减缓社会衰弱的发生，进而促进健康老龄化社会的发展。

13. 社会衰弱的干预措施有哪些?

社会衰弱是在不同影响因素作用下增加了其发生率，最终导致社会衰弱状况，通过采取针对性的干预措施可有效减少老年人社会衰弱的发生。

(1)社会支持

社会支持是指国家、集体(社会、社区)、家庭及个体运用一定的物质和精神手段对弱势群体进行各种无偿帮助的行为，良好的社会支持为老年人社会衰弱的治疗康复提供了物质保证，提高了患者康复的信心，促进患者主动接受疾病管理等行为，改善其自身状况。社会支持是老年人生活满意度的重要组成部分，社会支持度高的老年人面对生活的压力较小，生活态度也更加积极，发生社会衰弱的风险低于社会支持度低的老年人。社会支持主要包括主观社会支持和客观社会支持。

1)主观社会支持。老年人应经常主动参与社会活动，如打太极、下棋等，增加活动量，丰富业余生活，提高身体素质，提高社会交往情感体验的满意度，有助于减少衰弱的发生。但是，部分老年人更愿意待在家中，减少外出，一方面是疾病等导致行动不便，另一方面是为了减少跌倒、骨折等意外事件的发生。因此，鼓励衰弱老年人参加社会活动，可促进心身健康，体现自我价值，增强自我效能感，可更加积极、乐观地面对疾病。

2）客观社会支持。客观社会支持包括家庭支持、社区医疗团队支持和社会团体支持。

①家庭支持。家庭支持对社会衰弱方面的保护性影响较强，家庭内部与外部支持可提高老年人的主观幸福感，减少孤独情绪的产生，另外家属也可及时纠正老年人的不良生活习惯，监督其按时按规定服药，锻炼身体，为其提供精神上和物质上的支持，从而缓解其衰弱进程。

②社区医疗团队支持。以患者为中心的医疗家庭模式（PCHM）在美国被广泛采用，指以患者为中心、以获得安全和高质量生活为原则的护理模式，使其受益最大化。医务人员通过家访、自我管理小组、咨询小组和讨论小组等形式帮助衰弱老年人增强抗病的积极性，提高治疗的依从性。社区工作者应着重关注独居老年人，进行志愿者随访，宣教健康知识，鼓励其参加社会活动，促进老年人身心健康，缓解并减轻其社会衰弱程度。

③社会团体支持。老年人社会支持还可以来自志愿者、社工等社会团体。有研究结果表明，丰富老年人的社会关系，增加社会活动项目，提高社会活动参与能力，加强沟通和交流，有助于改善其心理孤独感与生活规律，从而延缓社会衰弱的发生。

（2）关注睡眠健康

不同睡眠质量的老年人在社会角色缺失、社会参与度、孤独感及与人交流等方面存在显著差异。睡眠质量差的老年人更容易出现社会角色缺失、社会参与度降低、孤独感增加等现象，可引起机体抵抗力下降、日常功能活动降低，同时引起心理疾病，如焦虑、抑郁等，从而进一步促进社会衰弱的发生。医务人员应对老年人社会衰弱与睡眠障碍积极进行早筛查、早发现、早干预，同时进行健康宣教，提高睡眠质量，减少睡眠障碍发生的风险，主要包括以下内容。

1）规律作息：规律的作息有助于调整生物钟，使身体逐渐适应一种稳定的睡眠模式。建立规律的作息时间表，每天保持固定的睡眠时间和起床时间，尽量避免熬夜和不规则的作息，以免影响睡眠质量和健康。

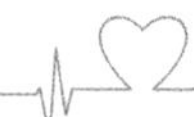

2) 创造舒适的睡眠环境：确保睡眠环境安静、黑暗和舒适。减少噪声和干扰，可以使用耳塞或白噪声来帮助入睡。调整房间温度，使其适宜休息。使用舒适的床垫、枕头和被子，以确保身体能够得到充分的支撑和舒适感。

3) 养成良好的睡眠习惯：避免在睡前进行刺激性的活动，如饮用咖啡因含量高的饮料或进行剧烈的运动。相反，可以尝试一些放松的活动，如泡热水澡、听轻音乐或进行深呼吸练习。在睡前保持放松和平静的状态，有助于入睡和提高睡眠质量。

4) 寻求专业指导：如果社会衰弱导致的睡眠问题持续存在或严重影响日常生活，可咨询心理医生或睡眠专家，提供个性化的建议和治疗方案，帮助解决睡眠问题并改善整体健康状况。

(3) 运动疗法

运动锻炼是改善躯体衰弱的常规干预措施之一。运动疗法可以改善肌肉的数量和强度，改善躯体状态，从而预防和延缓衰弱的发生，主要包括以下几个方面。

1) 抗阻力训练：抗阻力训练可以帮助增强老年人的肌肉力量和耐力，提高身体的功能性。常见的抗阻力训练包括举重、使用健身器械、做力量训练等。老年人可以在专业人员的指导下进行适度的抗阻力训练，但要注意避免过度训练导致的伤害。

2) 有氧运动：有氧运动可以提高老年人的心肺功能，增强身体的耐力和代谢能力。常见的有氧运动包括散步、慢跑、游泳、骑自行车等。老年人可以选择适合自己的有氧运动方式，并根据身体状况逐渐增加运动强度和时间。

3) 平衡训练：平衡训练可以帮助老年人提高身体的平衡能力，预防跌倒等意外事件的发生。常见的平衡训练包括太极拳、瑜伽、舞蹈等。这些活动不仅可以提高平衡能力，还可以增加身体的柔韧性和协调性。

4) 功能性训练：功能性训练是一种针对日常生活活动的训练方式，可以帮助老年人提高自理能力和生活质量。例如，通过训练老年人进行上下楼梯、坐立转换、搬运物品等动作，可以增强他们的身体功能和独立性。

(4) 营养干预

营养干预的措施应根据老年人身体状况和营养需求进行个性化调整，主要包括以下几个方面。

1)确保充足的能量供应：饮食应保证充足的能量供给，以满足其基本生活需求和身体活动消耗。可通过合理搭配食物确保充足的能量供应，如选择富含优质蛋白质、维生素和矿物质的食物。

2)补充优质蛋白质：蛋白质是维持生命活动不可或缺的营养素，对老年人尤为重要。建议每日摄入适量的优质蛋白质，如鱼、肉、蛋、奶、豆制品等。

3)增加膳食纤维摄入：膳食纤维有助于促进肠道蠕动，预防便秘，对老年人的健康非常有益。建议每日摄入25~30 g膳食纤维，多吃蔬菜、水果和全谷类食物。

4)合理补充营养素：根据老年人的身体状况和营养需求，可以合理补充营养素，如维生素D、钙、铁等。

(5)认知训练

对老年人认知行为进行干预，可有效改善老年人跌倒恐惧，增加其与外界的社交，促进其认知功能的维持和改善，降低其社会衰弱的发生。认知训练应根据老年人的认知能力和兴趣爱好进行。同时，在训练过程中应注意老年人的身体和心理状况，避免过度疲劳和不良情绪的产生。认知训练主要包括以下几个方面。

1)记忆力训练：可通过复述故事、记忆数字、背诵诗歌等方式进行训练，帮助老年人提高记忆力和注意力；也可进行记忆游戏，如扑克牌游戏、记忆卡片等，以提高记忆力。

2)注意力训练：让老年人进行集中注意力的活动，如读书、写作、绘画等，来提高注意力水平；此外，也可进行一些认知游戏，如找茬游戏、拼图游戏等，以提高注意力。

3)逻辑思维训练：让老年人进行一些需要逻辑思维的活动及训练，如解谜游戏、棋类游戏、做数学题目等，从而增加思维训练，提高逻辑思维能力。

4)社交技能训练：鼓励参加社交活动，如茶话会、聚餐、社区活动等，来提高他们的社交技能；此外，还可进行一些角色扮演、模拟对话等活动，以增加社交技能。

第四章

最新提出的口腔衰弱

我是开心爷爷，今年78岁了，身体一向顶呱呱！
可惜牙口不太好，想吃东西吃不了。
哎呀—牙疼
我是幸福奶奶。最近总是口干，喝水还呛咳，牙齿没剩几颗，牙痛总来烦我。现在连咬苹果都困难了。
咳咳~
开心爷爷和幸福奶奶现在的状态可能是老年口腔衰弱前期哦！

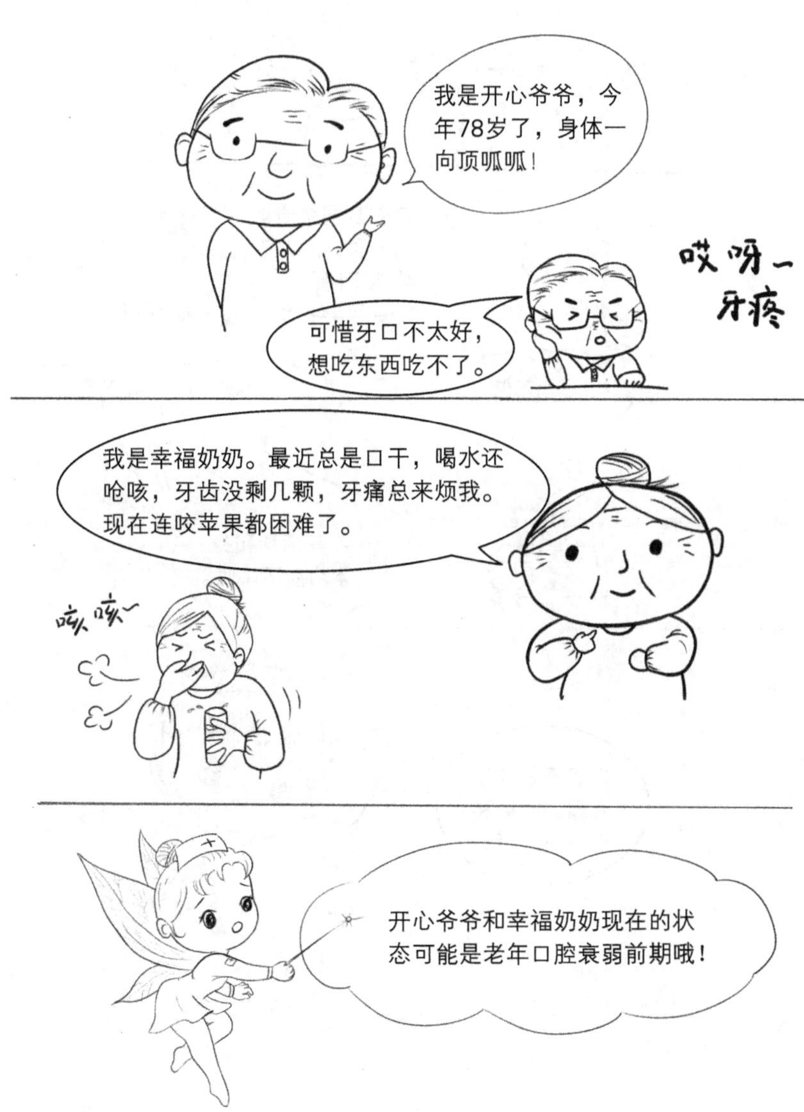

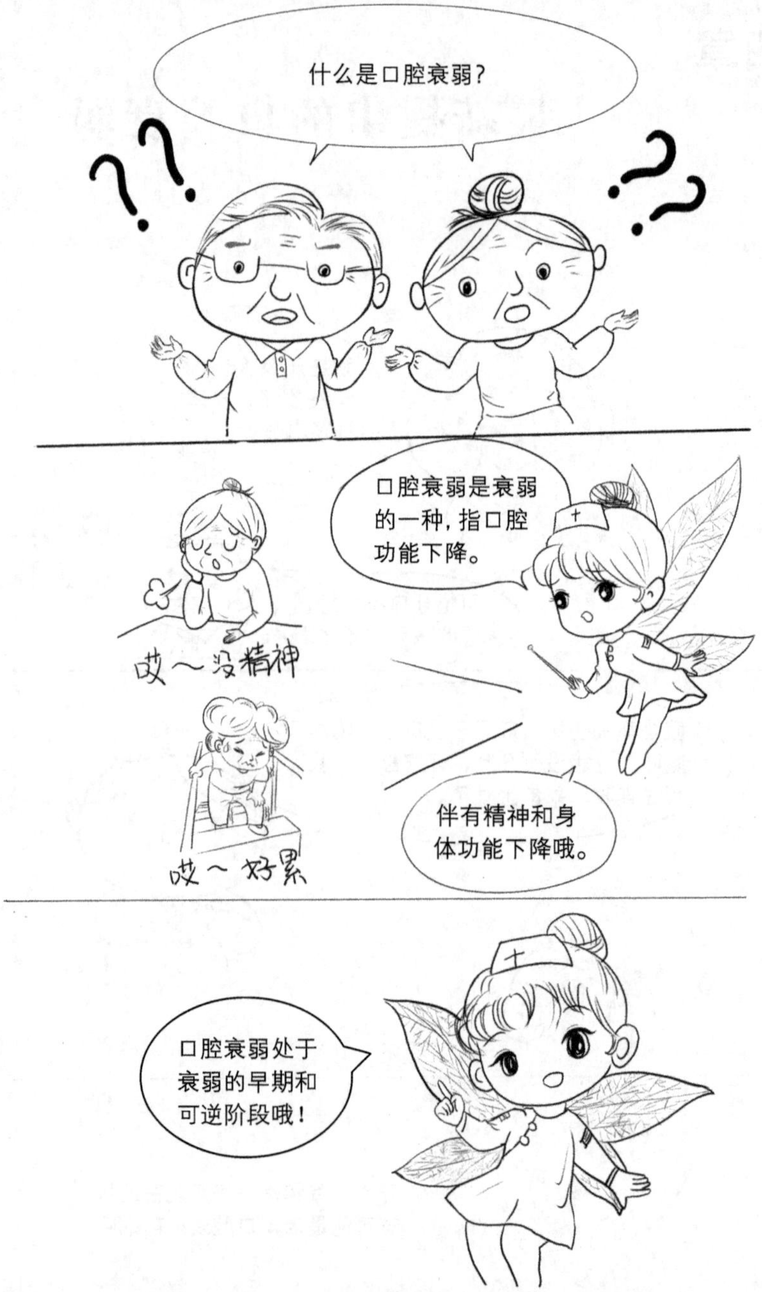

什么是口腔衰弱？

口腔衰弱是衰弱的一种，指口腔功能下降。

哎～没精神

哎～好累

伴有精神和身体功能下降哦。

口腔衰弱处于衰弱的早期和可逆阶段哦！

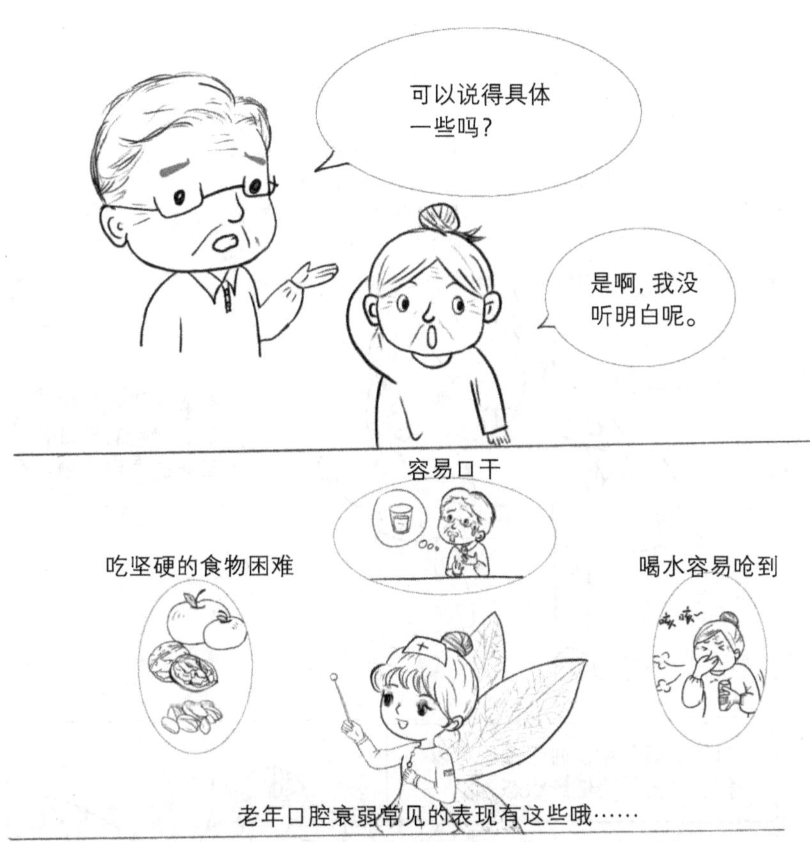
可以说得具体一些吗？
是啊，我没听明白呢。
容易口干
吃坚硬的食物困难
喝水容易呛到
老年口腔衰弱常见的表现有这些哦……

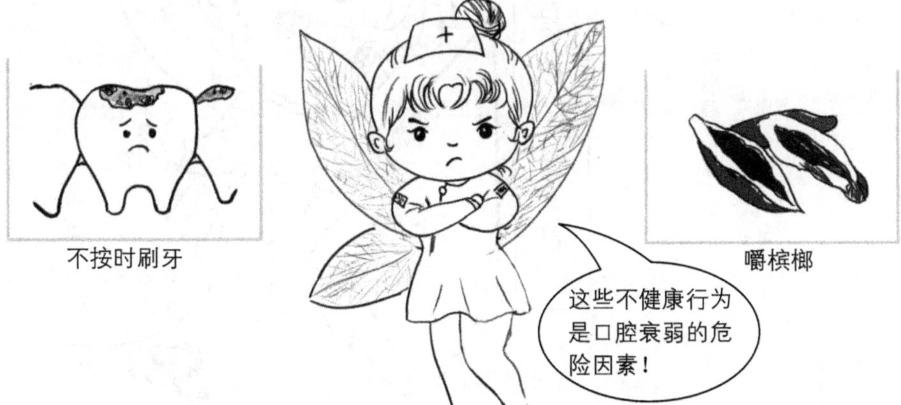
不按时刷牙
嚼槟榔
这些不健康行为是口腔衰弱的危险因素！

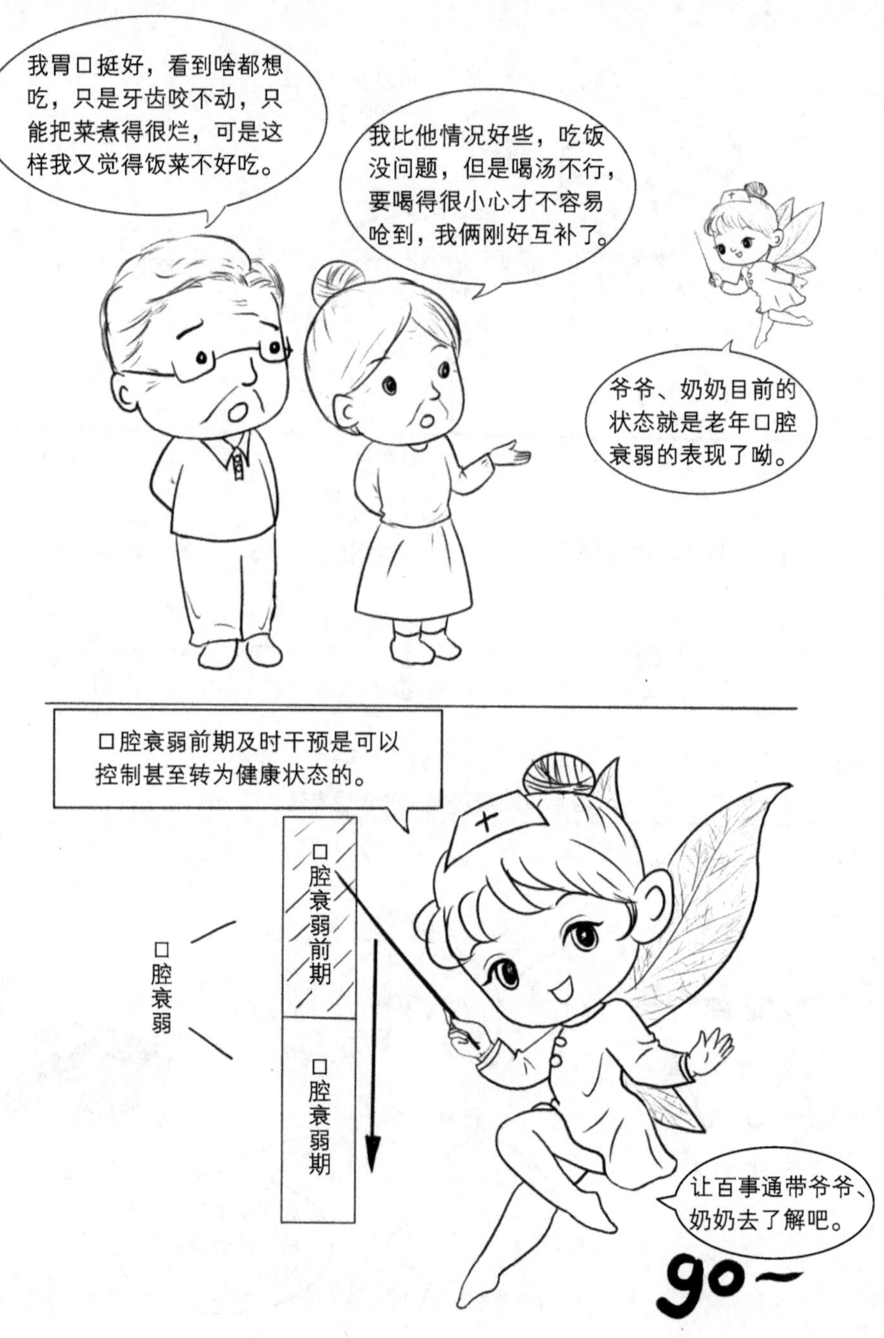
我胃口挺好，看到啥都想吃，只是牙齿咬不动，只能把菜煮得很烂，可是这样我又觉得饭菜不好吃。
我比他情况好些，吃饭没问题，但是喝汤不行，要喝得很小心才不容易呛到，我俩刚好互补了。
爷爷、奶奶目前的状态就是老年口腔衰弱的表现了呦。
口腔衰弱前期及时干预是可以控制甚至转为健康状态的。
口腔衰弱
口腔衰弱前期
口腔衰弱期
让百事通带爷爷、奶奶去了解吧。
go~

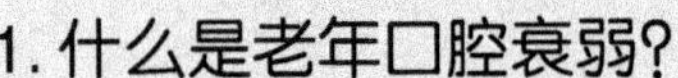

1. 什么是老年口腔衰弱?

通过前面几章的学习，相信大家已经了解了衰弱的定义及衰弱的分类。既往大家的关注点都聚焦在躯体衰弱(PF)、认知衰弱(CF)和社会衰弱(SF)上，而随着社会的发展，口腔衰弱(oral frailty，OF)作为一个新的关注焦点被提出，它是一个衡量口腔功能的新概念，也是最容易被人们忽略的衰弱类型。它是于2013年最先由日本学者提出来的。

那么，什么是口腔衰弱呢？2020年，日本牙科协会将口腔衰弱定义为一系列与衰老相关的、导致口腔状况(牙齿数量、口腔卫生、口腔功能等)发生改变的现象或过程，并伴随着对口腔健康兴趣减退、身心储备下降及口腔功能下降，总体影响是身心功能的恶化。这个定义目前被大多数学者认可。口腔衰弱是指仅表现在口腔上的衰弱，其症状或体征具体为说话发声的音量下降，进食时有轻微的窒息感或者溢出，以及不可咀嚼的食物数量增加。口腔衰弱不是一种疾病，而是一种状况。因此，要恢复口腔健康，不仅要保持口腔卫生以预防牙周炎和龋齿，而且要通过放置适当的假牙来恢复牙齿的功能。

由于口腔衰弱是一个新概念，因此容易与一些其他口腔相关概念混淆，比如口腔功能下降、口腔功能减退、口腔健康状况不佳等。接下来我们将以上概念做一下区分。

首先，口腔衰弱是累积的口腔健康状况不佳，但并不等同于口腔健康状况不佳。世界卫生组织(WHO)于1981年提出口腔健康的5项标准，包括牙齿清洁、无龋洞、无疼痛感、牙龈颜色正常和无出血现象。我国学者刘洪臣结合WHO的5项口腔健康标准并根据临床老年人口腔卫生保健的实际状况，提出老年人口腔健康的10项指标，即牙齿清洁、无龋洞、无疼痛感、牙齿和牙龈颜色正常、无出血现象、牙齿排列整齐、不塞牙、无缺牙、咬合舒适、无口臭。

其次，口腔衰弱是一个区别于口腔功能减退的独立概念。口腔功能减退涉及7种口腔体征或症状：口腔卫生不良、口腔干燥、咬合力下降、舌和唇的运动功能减退、舌压下降、咀嚼功能下降、吞咽功能下降。口腔功能减退定义为满足上述3种或3种以上诊断标准的状态。口腔情况概念图(图4-1)，将口腔情况分为健康状态、口腔衰弱、口腔功能减退和口腔功能障碍4个阶段。图 4-1 表明，口腔衰弱阶段和口腔功能减退阶段是口腔情况的两个不同的阶段，而正确的干预和及时的训练可以使老年人从口腔功能减退阶段恢复到口腔衰弱阶段。

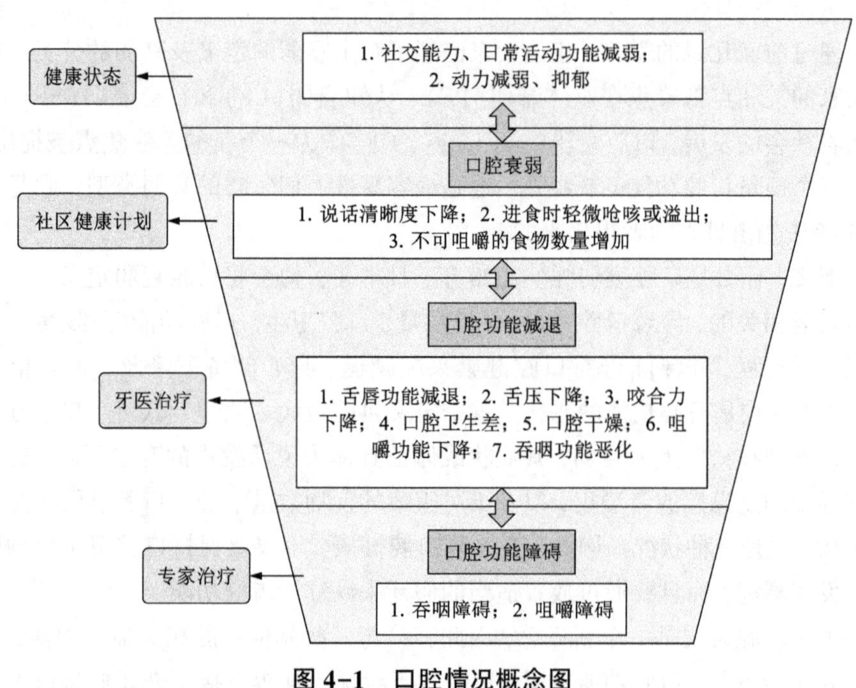

图 4-1　口腔情况概念图

此外，还有人会把口腔衰弱的一些具体表现形式归为口腔衰弱，比如吞咽困难、咀嚼困难、口腔干燥等。这些都是不全面的，口腔衰弱是一个综合概念，只有对口腔衰弱的各个部分都进行评估，才能确定一个人是否存在口腔衰弱，或者处于口腔衰弱前期。

那么，口腔衰弱的评估具体包括哪些方面的指标呢？国外的一项纵向研究认为，口腔衰弱的评估应该包括以下 6 个方面：天然牙齿（就是自然生长的牙齿，不包括假牙）的数量，咀嚼食物的能力，发“ta”音的口腔运动能力，舌压，主观咀嚼困难，主观吞咽困难。其中，3 项及 3 项以上指标不合格即被认为存在口腔衰弱。

我国学者根据国内外文献总结出口腔衰弱的临床表现主要有以下几点：①存在口腔衰弱的老年人步速减慢、步幅长度和步距较短、支撑时间变长、步幅长度及步距差异性较高；②饮食上表现为食量减少、进食速度减慢、食欲不

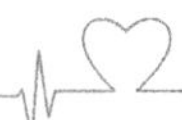

振、肉类摄入减少、对食物丧失兴趣、更倾向于单独进餐等；③舌功能减退、食物从口角漏出、轻度呛咳等；④随着口腔衰弱症状的不断加重，老年人可能存在疼痛。

2. 为什么要关注老年口腔衰弱?

世界卫生组织(WHO)的数据显示，2050 年全球总人口中 65 岁以上的老年人口比例将达到 16.7%。而截至 2050 年，我国 65 岁以上的老年人将达 4 亿人口，成为全球人口老龄化程度最高的国家。社会人口老龄化问题不断加剧，同时老年人的生活质量问题受到更多关注。老年口腔衰弱是老年综合征的一种，是老年人生活质量下降的原因之一。随着年龄的增长，口腔结构和功能都有不同程度的衰退，且老年人身体功能减退和基础病的共同作用导致口腔衰弱的易感性增加。因此，医疗工作者开始关注老年口腔衰弱，增强对老年人口腔衰弱的筛查和评估，探讨最优的口腔衰弱干预方案，尽可能提升老年人口腔健康状况，维持良好的口腔功能，从而阻止或延缓口腔衰弱的发展，减少不良事件的发生和提高老年人的晚年生活质量，以促进健康老龄化的实现。

3. 发生口腔衰弱的人多吗?

这个问题问的是口腔衰弱的发病率。根据近几年学者的研究，我们计算其发病率为 31.9%，而口腔衰弱前期的发病率高达 44.0%。目前，国外研究多数为日本学者进行的研究，他们往往采用口腔衰弱检查表；而国内研究多采用口腔衰弱指数-8。采用口腔衰弱检查表研究得出的口腔衰弱发病率为 9.5%~22.5%，口腔衰弱前期的发病率为 50%~57.2%。采用口腔衰弱指数-8 的研究得出的口腔衰弱发病率为 33.8%~60.4%。采用口腔衰弱检查表作为调查工具的研究得出的口腔衰弱发病率低于采用口腔衰弱指数-8 的研究，说明不同的研究工具对研究结果有影响。下面我们会列举一些调查数据，看起来可能会有点深奥，大家只需要关注调查工具、调查对象的年龄、调查场所和口腔衰弱发病率即可。我们会对这些数据进行分析归纳，帮助大家理解，具体见表 4-1、

表4-2。

表4-1 老年人口腔衰弱发病率统计表1

研究	调查人数	调查对象特征	地点	调查工具	口腔衰弱发病率/%	口腔衰弱前期发病率/%
1	2011	65岁及以上	日本社区	口腔衰弱检查表	16.0	50.0
2	1410	65岁及以上	日本社区	口腔衰弱检查表	16.9	51.7
3	1082	70岁及以上	日本社区	口腔衰弱检查表	21.0	未统计
4	1054	70岁及以上	日本社区	口腔衰弱检查表	20.4	未统计
5	679	65岁及以上	日本农村社区	口腔衰弱检查表	22.5	未统计

以上研究均采用口腔衰弱检查表作为调查工具。对比研究1、研究2与研究3、研究4，我们可以发现，与65岁及以上的老年人群相比，70岁及以上的老年人群口腔衰弱的发病率更高，于是我们据此推测口腔衰弱是与年龄有关的，年龄越大，口腔衰弱的发病率越高。不过这仅仅是猜测，要想证明口腔衰弱的发病率与年龄有关，还需要更严谨的科学分析，我们会在后续内容向大家介绍。研究5是使用口腔衰弱检查表调查日本农村社区老年人口腔衰弱发病率最高的数据，这可能是因为调查对象来自农村，农村老年人家庭不富裕，读书较少，观念较传统，对口腔健康的关注较少。

表4-2 老年人口腔衰弱发病率统计表2

研究	调查人数	调查对象特征	地点	调查工具	口腔衰弱发生病率/%	口腔衰弱前期发病率/%
6	204	60岁及以上	中国社区	口腔衰弱指数-8	33.8	未统计
7	1298	60岁及以上	中国贵州农村地区	口腔衰弱指数-8	44.7	未统计
8	308	75~84岁认知能力下降老年人	中国农村社区	口腔衰弱指数-8	60.4	17.9

以上研究均采用口腔衰弱指数-8作为调查工具。研究7得出的口腔衰弱发病率高于研究6的结果，这可能是因为后者的调查对象为农村老年人。研究8是使用口腔衰弱指数-8筛查口腔衰弱所得到的最高发病率，说明认知功能和

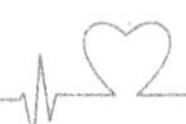

年龄可能会对口腔衰弱产生影响。

以上列举了部分关于口腔衰弱发病率的研究。这些研究的调查工具均采用了 Tanaka 等研制的口腔衰弱检查表或口腔衰弱指数-8(这两个筛查工具我们在之后会进行详细介绍)，而且调查对象均为社区老年人。目前，大多数报道口腔衰弱发病率的研究都是用这两个工具中的其中一个对是否存在口腔衰弱进行筛查，且研究关注的对象主要为社区老年人。因此，对于调查其他人群(如牙科诊所、内科门诊)、采用其他调查工具的研究我们在这里未进行列举。

4. 我要怎么知道自己是不是属于老年口腔衰弱呢?

老年口腔衰弱有一些评估方法。其中最权威的是日本学者 Tanaka 等研制的口腔衰弱检查表。这个量表共 6 项指标，由 4 项客观指标和 2 项主观指标组成。其中，客观指标包括：①现存牙齿数量下降(<20 颗)；②咀嚼能力低下(通过让老年人咀嚼变色口香糖进行测试，使用口香糖吸光度计测量咀嚼 60 s 吐出的口香糖吸光度，男性小于 14.2，女性小于 10.8 表明咀嚼能力下降)；③舌运动能力低下(男性舌压小于 23.7 kPa，女性舌压小于 23.6 kPa 就说明舌运动能力低下)；④口腔运动技能下降(让老年人发“ta”的音，男性每秒小于 5.2 次，女性每秒小于 5.4 次为口腔运动技能下降)。主观指标由“与 6 个月前相比，你在进食硬的食物时是否比较困难?”“你是否被茶或汤呛到过?”两个主观问题来评估。每项指标回答“是”计 1 分，回答“否”计 0 分，总分为 6 分，其中得分在 3 分及 3 分以上表明存在口腔衰弱，1~2 分为口腔衰弱前期，0 分表明没有口腔衰弱。该检查表虽然权威，但它的客观指标需要专业的人员用专业仪器测量，评估成本较大，评估时间较长，不适合大规模的筛查。

因此，Tanaka 团队又编制了一个更为方便的评估工具——口腔衰弱指数-8(oral frailty index-8，OFI-8)。该量表评估了 6 项指标，共 8 个条目，均为主观问题。其中评估指标包括咀嚼能力、吞咽能力、假牙、口干、社交和健康行为。具体条目为“您是否比半年前更难吃硬的食物?”“您是否能咀嚼腌萝卜或鱿鱼丝等硬食物?”“您是否有时被茶或汤呛到?”“您用假牙吗?”“您是否经常口干?”“您外出次数比半年前少吗?”“您是否每天至少刷牙 2 次?”“您是否每年至少看 1 次牙医?”不同的指标回答“是”或“否”对应着相应的分数，总分为

8 分，其中得分 0~2 分为低风险，相当于无口腔衰弱；3 分为中风险，相当于口腔衰弱前期；≥4 分为高风险，即存在口腔衰弱。

为了更简洁直观地了解以上两个评估工具，我们将它们用表格的形式进行了呈现，见表 4-3 和表 4-4。

表 4-3　口腔衰弱检查表

指标类型	指标内容	评判结果	
		是	否
客观指标	现存牙齿数量下降(<20 颗)	1	0
	咀嚼能力低下：使用口香糖吸光度计测量咀嚼 60 s 吐出的口香糖吸光度，男性<14. 2，女性<10. 8	1	0
	舌运动能力低下：男性舌压<27. 4 kPa，女性舌压<26. 5 kPa	1	0
	口腔运动技能下降：发"ta"的音，男性<5. 2 次/s，女性<5. 4 次/s	1	0
主观指标	与 6 个月前相比，你在进食硬的食物时是否比较困难？	1	0
	你是否被茶或汤呛到过？	1	0

表 4-4　口腔衰弱指数-8

指标类型	指标内容	评判结果	
		是	否
咀嚼能力	您是否比半年前更难吃硬的食物？	2	0
	您是否能咀嚼腌萝卜或鱿鱼丝等硬食物？	0	1
吞咽能力	您是否有时被茶或汤呛到？	2	0
假牙	您用假牙吗？	2	0
口干	您是否经常口干？	1	0
社交	您外出次数比半年前少吗？	1	0
健康行为	您是否每天至少刷牙 2 次？	0	1
	您是否每年至少看 1 次牙医？	0	1

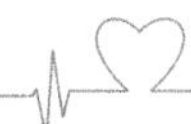

此外，还有一些其他的评估工具：

① D-E-N-T-A-L 问卷。

D-E-N-T-A-L 问卷是国外学者 Bush 等在 1996 年编制的，这个问卷由 6 个条目组成：口干、进食困难、近两年内没有进行牙齿护理、牙齿或口腔疼痛和口腔发生病变、食物选择发生变化、溃疡或肿块。其中口干、牙齿或口腔疼痛和口腔发生病变、溃疡或肿块这 3 个条目回答"是"计 2 分，其余条目回答"是"计 1 分，总分为 9 分。得分越高表示口腔状况越差，≥3 分即认为存在口腔衰弱。

② 进食评估问卷调查工具-10(Eating Assessment Tool-10，EAT-10)。

EAT-10 由 Belafsky 等于 2008 年研制，包括 10 个条目，每个条目计 0～4 分，采用 5 级评分，0 分表示没有问题，4 分表示存在严重问题，总分为 40 分。得分越高表示吞咽困难越严重，总分≥3 分则认为存在吞咽功能异常。这个量表的评估方法相对较简单，且已得到广泛使用，被证实可信度较高，但其内容更侧重于吞咽困难，评估项目不够全面。

③ Kihon 老年衰弱筛查量表(Kihon Checklist，KCL)。

KCL 是日本厚生劳动省在 2009 年为 65 岁以上的老年人研制的，包括功能性日常生活能力、体力活动状况、营养状态、口腔功能、社交状况、认知能力及情绪状态 7 个维度。该量表共 25 个条目，每个条目计 1 分，总分为 25 分，分数越高表示衰弱程度越高。该量表目前已被国内学者翻译成中文并使用，具有良好的可信度。但口腔衰弱仅作为这个量表的其中一个部分，口腔衰弱评估项目不够具体。

④ 口腔衰弱问卷。

Hihara 等在 2017 年开发了这个问卷，问卷共 7 个条目，包括牙齿疾病是否比以前严重、是否比以前更关注唾液分泌情况、是否比以前更易咬到舌头和脸颊的肌肉、进食量是否比以前少、咀嚼食物是否比以前困难、舌头是否不如以前灵活、是否比以前更能感受到吞咽动作。问卷条目采用 4 级评分，1 分到 4 分分别代表不适用、部分适用、大部分适用和适用，总分越高表示发生口腔衰弱的风险越高。该问卷的评估内容较详细，且接近口腔衰弱的定义，但该问卷暂未见信效度报道，也就是说，我们不能保证这个问卷测出来的结果可信。

⑤ 口腔颌面衰弱指数(oral and maxill of acial frailty index，OMFA)。

OMFA 由 Choi 等在 2020 年开发，该量表共 5 个条目，分别为咀嚼困难、进食干硬食物时需饮水、下颌及舌运动困难、语音障碍和不能做面部表情。每个条目计分为 1~4 分，1 分表示从不，4 分表示经常。分数越高表明口腔及颌面衰弱情况越严重。该量表尚处于初步开发阶段，暂未得到广泛应用。

以上五种工具都是口腔衰弱的相关评价工具，对老年人口腔功能的评估具有一定的辅助作用。其中一些工具在口腔衰弱的概念首次提出之前就已被开发，因此，其评估结果不能代替口腔衰弱的评估结果。

百事通小贴士

良好的健康素养是老年人身体健康的前提和基础。而国内外多项调查显示，大多数老年人不了解牙周疾病及其危险因素、正确的刷牙方式、牙刷的更换时间、牙线的作用及使用等；对于牙疼问题，极少有老年人及时就诊，老年人往往自行处理甚至不处理，阿尔茨海默病合并衰弱患者牙科护理利用率低。还有研究发现，与非衰弱的老年人相比，衰弱老年人更习惯于久坐不动，很少达到指南建议的每周中度至高强度的体育运动水平。由此可见，老年人对口腔保健与衰弱相关知识缺乏了解，原因可能是疾病知识普及率不高、老年人接受度不高等。“健康老龄化”过程中老年人积极的健康促进行为，对降低口腔疾病与衰弱的发生率至关重要，也是《健康中国行动(2019—2030 年)》的主要目标之一。

5. 什么样的人更容易发生口腔衰弱呢?

这个问题就涉及口腔衰弱发生原因当中的人口社会学因素了。人口社会学因素是指我们人本身的一些特质，比如年龄、性别、文化程度、有没有老伴、家庭收入等。

首先是年龄。大量研究表明，年龄越大，口腔衰弱越严重。美国学者 Morley 认为，口腔衰弱可以被定义为与年龄相关的咀嚼吞咽困难。年龄越大的老年人越会感到咀嚼和吞咽食物吃力，有报道称吞咽所需要的时间和咀嚼次数随着年龄的增长而增加。Hironaka 等的研究显示，高龄是社区老年人口腔衰弱的独立影响因素，社区老年人口腔衰弱的患病率随着年龄的增大呈现不断上升的趋势，65~69 岁为 11.4%，70~74 岁为 13.0%，75~79 岁为 26.6%，80~

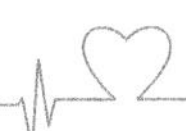

84 岁为 31.4%，85 岁及以上为 43.9%。随着年龄的增长，老年人口腔结构及功能发生增龄性改变，口腔生理储备功能逐渐下降，导致口腔衰弱发生发展。不知道大家还记不记得，前面我们在介绍口腔衰弱的发病率时，就提出过年龄可能是口腔衰弱的影响因素的猜想，在这里，我们用文献进行了证实。

其次，有研究表明女性口腔衰弱与男性相比会更严重，这可能与女性平均寿命较长有关。此外，家庭收入水平越低、文化程度越低的老年人口腔衰弱越严重，这类人群通常能够得到的医疗和保健条件较差，他们对口腔衰弱的认知也较浅。比如，他们常常不认为吸烟、嚼槟榔对口腔功能有损害，他们可能每天最多刷一次牙，也不会在饭后漱口，更加不会定期去看牙医，除非牙齿痛得吃不了东西。而这些不健康的行为是加重口腔衰弱的直接原因。

研究显示，有伴侣的男性与无伴侣(包括丧偶、离异和未婚)的男性相比，舌压更高，可能是因为有伴侣的男性平时的社交与休闲活动更丰富，与他人交谈和沟通更多，这有利于舌唇运动功能的维持。此外，有伴侣的男性社会支持水平更高，平时有伴侣的陪伴，生活行为更健康，心情也更愉悦。但婚姻状况与女性的舌压之间没有明显关联。舌压是口腔衰弱评估标准中的一项重要指标，因此可以认为男性的婚姻状况与口腔衰弱具有相关性。

6. 是不是身体本身就不健康的人更容易发生口腔衰弱呢?

这个问题的答案是肯定的，疾病是老年人口腔衰弱的诱发和加重因素。

首当其冲的是口腔疾病。口腔疾病常会导致炎症因子增加，而以炎症因子水平增高为特点的炎症状态与口腔衰弱的病理生理机制密切相关。牙周疾病是我国老年人失牙的原因之一，在牙周炎患者的龈沟液成分中可检测到高水平致病菌和炎症介质。牙周炎致使牙周支持组织被破坏，可导致牙齿松动、脱落、咀嚼能力下降，从而导致口腔衰弱。此外，口腔疾病引起疼痛，造成偏侧咀嚼习惯，久之便造成面部不对称。口腔是一个有机的整体，一种口腔疾病治疗不及时或不得当，往往可以继发其他口腔疾病。

本身慢性病越多的老年人通常口腔衰弱会越严重。常见的慢性病包括脑卒中、糖尿病、高血压、阿尔茨海默病、糖尿病、骨质疏松和类风湿关节炎等。患有糖尿病的老年人通常容易口干，而脑卒中会影响老年人的运动和感觉功能，相当多的脑卒中老年人伴随着身体残疾，而身体残疾可能会通过多种途径影响老年人的口腔功能。

此外，慢性病越多的老年人用药种类和数量通常也越多，这也会影响老年人的口腔功能。口干症是多重用药老年人常见的不良反应之一，与龋齿、咀嚼功能恶化和吞咽困难有关。

有研究发现，老年人口腔衰弱与唾液中白假丝酵母菌和光滑念珠菌的存在有关，这会使老年人牙齿数量减少及咀嚼功能降低。

7. 常见口腔疾病有哪些?

前面我们说到，口腔相关疾病是口腔衰弱的直接且重要的影响因素。说起口腔疾病，我们最常联想到的就是牙疼，牙疼可以说是口腔疾病中常见的症状之一了。俗话说，牙疼不是病，疼起来真要命。我们都知道牙疼不是一种病，而是一种得病后的症状。那么，大家知道哪些口腔疾病可以导致牙疼吗？又是怎么个疼法呢？针对这些问题，我们将向大家介绍一下常见的口腔疾病有哪些，以及它们分别有什么症状。在这里，我们主要介绍内科疾病。需要提醒大家的是，以下介绍是为了让大家对口腔疾病有一个了解，能够早期察觉到自身是否有口腔疾病的存在。若真的生病了，还是要到医院及时就诊，切不可自行处理哦。

(1) 牙周病

牙周病是指发生在牙支持组织(牙周组织)上的疾病，这类疾病可以对牙龈及牙周膜、牙槽骨、牙骨质等深层组织造成影响。常见的牙周病包括牙龈病及牙周炎。牙周病发生的原因往往与牙菌斑、牙石、创伤性咬合、食物塞牙等因素有关，与老年人的口腔卫生有着密切联系。此外，内分泌、饮食营养、血液病及药物因素也能够引起这类疾病的发生。

①菌斑性龈炎(慢性龈炎)。

菌斑性龈炎表现为牙龈颜色红或暗红，边缘变厚，龈乳头圆钝肥大，质地松软，表面光亮；探诊出血是最客观的牙龈炎症表现。龈缘处牙面有菌斑、牙石等局部刺激物，炎症表现与刺激物的量相一致。无牙槽骨吸收，无附着丧失。

②牙周炎。

牙周炎包括慢性牙周炎和侵袭性牙周炎。慢性牙周炎的牙面有菌斑、牙石

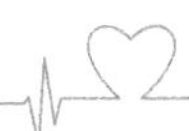

等局部刺激物，牙龈红、肿、溢脓等，探诊出血；存在附着丧失和牙槽骨吸收。晚期病变可出现牙齿移位、松动、脓肿等症状。

侵袭性牙周炎有快速的附着丧失和骨吸收，牙周组织破坏程度与年龄和局部刺激物的量不一致。早期牙龈炎症不明显，菌斑、牙石等局部刺激物的量可能不多，但组织的破坏程度重；晚期可见较多菌斑、牙石，牙龈炎症表现较重。

③牙周脓肿。

牙周脓肿表现为牙龈红肿呈半球状突起。脓肿早期，老年人会感到明显的疼痛，脓肿后期，牙龈摸起来有波动感，可有脓液溢出。患牙有深牙周袋、牙松动、牙槽骨破坏，脓肿时间长，表面可有小洞。

(2)牙髓病

牙髓病指发生于牙体硬组织内部的牙髓组织上的一类疾病，常见的有牙髓炎、牙髓坏死、牙髓退变等。由于牙髓组织与外界的联系依靠根尖孔、复根管，当这类病发生时，血管充血、渗出物聚集往往会造成牙髓腔内压力大幅增加，进而压迫神经造成剧烈疼痛并进一步刺激炎性渗出物分泌，形成恶性循环。其进一步发展会出现牙髓化脓或坏死。该病发生的原因主要为微生物感染，其可以经牙齿缺损感染牙髓，也可经牙周感染、血源感染导致继发感染。此外，物理、药物等因素对牙髓组织造成刺激也可以诱发该病。

①龋病：包括浅龋、中龋和深龋。

浅龋时，龋坏位于牙釉质内，老年人一般没有主观症状，即使受到冷、热、酸、甜刺激也没有明显反应。此外，牙齿表面可以看到黑色龋坏部位，一般很小、很浅。龋病发展为中龋时，对酸、甜的刺激会比较敏感，对过冷、过热的食物也容易产生牙龈酸痛感，尤其是对冷刺激的反应更为强烈，但在刺激因素去除后，症状会立即消失，同时会在牙齿表面看到明显龋洞。深龋通常会在牙齿表面看到较大龋洞，此时牙龈在遇到冷、热、酸、甜的刺激时都会产生明显疼痛，如果食物嵌塞在龋洞中，也会产生疼痛，而且比中龋时的痛感要更加剧烈。

②牙髓炎：包括可复性牙髓炎和不可复性牙髓炎。

可复性牙髓炎主要症状是牙齿遇到冷、热刺激或遇到酸、甜刺激时，会立即出现瞬间的疼痛反应，尤其是对冷刺激特别敏感，但是刺激去除后，疼痛可随即消失，此时并没有自发性疼痛。不可复性牙髓炎又分为急性和慢性情况，急性不可复性牙髓炎的主要临床表现就是剧烈疼痛，而且属于自发的阵发性剧烈疼痛，夜间比白天明显加重。冷、热、酸、甜刺激也可能会引起疼痛，早期冷刺激可使疼痛减轻，热刺激可使疼痛加重，而晚期患者冷、热刺激均会引起疼痛加重，这类疼痛发生时，通常患者并不知道具体是哪颗牙齿出现的疼痛。如果是慢性不可复性牙髓炎，患者一般不会发生剧烈的自发性疼痛，有时可出现轻微的阵发性隐痛，或每天出现定位性钝痛，这类患者通常知道是哪颗牙齿发生疼痛。

③根尖周病：包括急性浆液性根尖周病和慢性根尖周病。

急性浆液性根尖周病的老年人患牙会有明显的咬合痛，在进行叩诊时会有明显疼痛，如果是急性根尖周脓肿，患牙会出现自发性的剧烈持续跳痛，老年人会觉得患牙有明显伸长感；而慢性根尖周病一般没有明显的自觉症状，部分患病的老年人会在咀嚼时有牙齿不适的感觉，还有部分老年人会有患牙牙龈处的脓包、瘘孔，甚至流脓等症状。

(3) 口腔黏膜病

口腔黏膜病发生于口腔内黏膜上，是导致口腔黏膜色泽、外形、完整性、功能发生改变的一类疾病，常见的有口腔溃疡、疱疹、白斑等。根据不同的疾病类型，其临床表现也存在着一定的差异，多数疾病会出现口舌溃烂、舌体干裂、声音嘶哑、口干口苦等症状。这类疾病容易反复发作，想要根治比较难。

①复发性阿弗他溃疡。

复发性阿弗他溃疡表现为反复发作的、孤立的、圆形或椭圆形的浅表溃疡，发作时溃疡有“红、黄、凹、痛”的特征，即溃疡周围环为红晕，溃疡表面覆盖黄白色假膜，中央凹陷，灼痛感明显。该溃疡的发作周期长短不一，和轻重程度有关，短时 5 d 左右，长时可达数月，80%为轻型患者。

②口腔单纯疱疹。

口腔单纯疱疹的原发性感染多见于婴幼儿，急性发作；复发性感染多见于成人，全身反应轻，常于唇红、口周出现典型的成簇小水疱，水疱同样很快破溃形成糜烂，唇红和口周处的糜烂表面覆盖有痂屑。病程 10~14 d，可自愈。

③口腔念珠菌病。

口腔念珠菌病主要表现为口干、发黏、口腔黏膜烧灼感、疼痛、味觉减退等，体检可发现口腔黏膜任何部位的白色凝乳状假膜、舌背乳头萎缩、口腔黏膜发红、口角湿白潮红等。

④寻常型天疱疮。

寻常型天疱疮为慢性起病，以口腔黏膜出现鲜红色、表面干净的糜烂为临

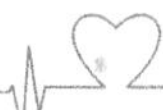

床特征，常于数月后在胸腹部皮肤、头皮等处出现水疱和糜烂。

⑤口腔白斑病。

口腔白斑病表现为口腔黏膜上的白色斑块，高出正常黏膜表面，不能擦去。患者常自觉局部粗糙、木涩，较周围黏膜硬，伴有溃疡时可出现刺激痛、自发痛。

(4)龋齿

龋齿是指细菌因素等导致的牙体硬组织破坏的一类疾病，又被称为“虫牙”“蛀牙”。龋齿一旦发生不会自行愈合，如果治疗不及时则会进一步发展形成龋洞，最终导致牙冠全部损坏，牙齿丧失，严重影响老年人口腔功能和生活质量。同时该病还可能会导致继发牙髓炎、根尖周炎及牙槽骨、颌骨炎症。该病的病因较为复杂，是由多种因素复合导致的，包括细菌、宿主、口腔环境、时间等因素，主要症状如下。

①初期症状：牙齿表面开始有无光泽的白色斑块或因着色而呈现黄褐色，一般无明显龋洞。

②中期症状：龋病若没有及时治疗，则会慢慢形成龋洞，此时会对外界刺激(如冷、热、甜、酸和食物嵌塞等)比较敏感，遭受刺激容易感到酸痛，刺激去除后症状即消失。

③后期症状：一般龋洞比较大，龋损已达到牙本质深层，用探针或牙签等物体触碰有明显疼痛感，对外界刺激可出现比中期更明显的疼痛反应。

百事通小贴士

口腔疾病与全身性疾病

口腔疾病会危害全身健康，导致和加剧全身疾病，其中与老年人关系较大的如下。

1)心脏疾病。

口腔疾病的致病菌及其产生的毒素可侵入血液，加重或引起亚急性感染性心内膜炎、冠心病等心脏疾病。大量研究证实，牙周炎是冠心病急性发作的一个独立的危险因素，与急性发作或总的死亡率均显著相关。

(2)呼吸道疾病

口腔疾病与因各种原因导致的吸入性肺炎相关性较强。据有关资料统计，肺炎80%的诱因是吸入口腔、咽部含有细菌的分泌物，而这些分泌物大多来自口腔。

(3)糖尿病

大量研究显示出糖尿病与牙周病发病存在共同危险因素，且互为高危因素。研究表明，糖尿病患者常常并发不同程度的口腔病变，在糖尿病人群中，牙周病的发病率高，病变损害严重且进展更迅速。同时，伴有重度牙周炎的1型糖尿病患者血糖控制明显差于无牙周疾病的患者。

(4)胃肠道疾病

消化性溃疡是由幽门螺杆菌引起的，而口腔中存在大量的幽门螺杆菌，药物很容易清除肠胃中的幽门螺杆菌，而牙菌斑中的幽门螺杆菌难以清除，故可能形成细菌库。

(5)脑血管疾病

牙周病与颈动脉斑块增厚之间存在相关性，颈动脉斑块增厚是动脉粥样硬化的一个测定指标，这表明两种疾病之间的相关性机制实际上是一种对动脉粥样硬化的影响。牙周炎作为脑卒中的危险因子大于吸烟，而且独立于其他已知的危险因子。有报道表明，25%的脑卒中患者有口腔感染，而对照组中只有2.5%。

8. 我们日常的生活习惯会对口腔衰弱有影响吗?

答案是肯定的。老年人的饮食习惯与口腔衰弱有着非常密切的关系。日本一项研究表明独自吃饭的老年人口腔衰弱通常更严重，可能是单独吃饭时，老年人交谈、咀嚼行为会减少，使得口腔功能有所下降。

此外，糖类摄入越多出现龋齿的概率越大，而龋齿的出现会增加拔牙的可能性。脂肪酸、维生素C、维生素E、β-胡萝卜素、纤维、钙等的摄入可以降低患牙周炎的风险。这说明增加水果蔬菜和乳制品的摄入、减少过甜食物

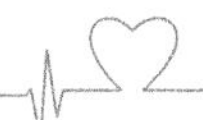

（比如蛋糕、饮料等）的摄入可以延迟口腔衰弱的发生和缓解口腔衰弱的严重程度。

研究显示，“我不好好地咀嚼食物”这一行为与老年人口腔衰弱的主观症状相关。老年人如果吃饭速度过快，食物没有经充分咀嚼就往肚子里咽，会产生吞咽困难的感觉，同时也不利于消化。喝汤如果过快，则容易发生呛咳，因此，老年人应该养成细嚼慢咽的好习惯。

9. 口腔衰弱对我们的身体会有什么危害呢？

口腔衰弱通常与营养状况下降有关，这很好理解。口腔衰弱通常伴随着牙齿的脱落、咀嚼和吞咽功能下降，因此，当一个人出现口腔衰弱，他能够吃的食物种类和数量也会减少。日本一项研究表明，与没有口腔衰弱的老年人相比，有口腔衰弱的老年人对饮食的满意度更低。口腔衰弱严重程度与饮食多样性显著相关。口腔衰弱的老年人体重指数（身高和体重的相对比例，是一个衡量人胖瘦的指标）及血清白蛋白水平（是一个衡量营养水平的抽血检查指标）均低于没有口腔衰弱的老年人。

有咀嚼困难的人会减少进食新鲜的水果、蔬菜而更愿意进食柔软的、易咀嚼的食物（如稀饭、馒头），从而导致饮食结构发生改变，碳水化合物类食物摄入过多，而蛋白质和富含微量营养素的食物摄入过少。年龄越大，肉类摄入频率越低，这也是由于年龄增加导致老年人的咀嚼能力下降，然而，适当地摄入肉类能够为老年人提供必需的营养物质，增强抵抗力。通过摄入肉类里富含的蛋白质、矿物质和必需脂肪酸，可以有效预防肌肉萎缩、骨质疏松症，并有助于维持神经系统和视觉系统的运作。若是肉类摄入过少，可能会导致老年人过于消瘦，容易生病。

舌肌运动在吞咽过程中起着重要的作用，舌头先将咀嚼后的食物与唾液充分混合形成可吞咽的食团，再将食团从口腔推动至咽部，同时参与保护气道。舌压降低会导致不能完成将食团从口腔推入咽部和保护气道的动作，引起吞咽困难，从而影响食物的摄入。

食物摄入不足会导致营养状况变差，而营养状况变差会导致老年人的身心功能受到损害，是老年人中最常见的健康问题。营养状况不良又使老年人容易感到疲惫，继而诱发跌倒、残疾和失能（生活不能自理）等一系列不良后果，严重者可导致死亡。这绝不是危言耸听哦。

10. 口腔衰弱对我们的心理和社会有什么危害呢?

(1)心理方面

与健康老年人相比，有口腔衰弱的老年人社交退缩行为的发生率更高。社交退缩症是一种社交障碍，它的具体表现是一个人在别人面前感到不自在和受抑制、有避免与他人接触的倾向。此外，有口腔衰弱的老年人更易出现抑郁症状，其中老年人口干与抑郁情绪有明显的相关性。前面我们提到，口腔衰弱会带来多种严重的后果，这些后果对老年人的身体伤害极大，使老年人的生活质量下降，继而出现各种心理问题。首先，牙齿的脱落使老年人的形象发生改变和语言功能出现障碍，咀嚼吞咽功能下降又使老年人进食受到限制，老年人可能会因此产生自卑心理而不愿出门，拒绝与他人交往。随着口腔衰弱的进展，老年人的身体也会变差，伴随慢性病的老年患者病情可能会加重，老年人一方面要承受孤独的失落感，另一方面又要承受疾病带来的痛苦和各种不方便，继而出现抑郁的心理。一些生活不能自理的老年人可能会产生“我是家里人的累赘”“我活着好像没有意义”的想法。

(2)社会方面

老年人口腔衰弱所产生的以上不良后果也给照顾者带来了沉重的照顾负担和心理压力，增加了家庭经济开支，也增加了护理工作者的工作量。因此，降低口腔衰弱的发病率，无论是对老人、对其照顾者还是对医疗护理工作者都十分重要。口腔功能的维持和恢复有助于延缓疾病的发作，促进老年人的身心健康，从而有助于延长预期寿命。

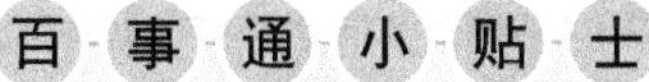

口腔衰弱与营养评估

评估老年人营养状况，最常用的评估工具是微型营养评定简表(mini nutrition assessment-short form，MNA-SF)。MNA-SF 是由 Rubenstein 等在传统微型营养评价(mini nutrition assessment，MNA)量表的基础上进行简化而来，具有较高的敏感性及特异度。简表评估内容包括食欲减退、体重减轻、活动情况、应激、神经精神因素及体重指数 6 个方面，总分为 14 分，分数越高表明营养状况越好。其中 0~7 分为营养不良，8~11 分为存在营养不良的风险，12~14 分为正常营养状况。目前 ES-PEN 和中华医学会肠外肠内营养学分会(CSPEN)均建议将 MNA-SF 作为社区、家庭和养老机构老年人营养筛查的首选工具。

11. 口腔衰弱相关生活质量要怎么评估呢?

前面我们说到，口腔衰弱会影响老年人的生活质量。我们用一个专门的指标来衡量口腔衰弱老年人的生活质量，即口腔健康相关生活质量(oral health-related quality of life，OHRQoL)，它是指口腔健康对生活质量的影响，包括对个体身体机能、心理功能、社会活动方面的影响。口腔健康相关生活质量是一个老年人自评的、具有多维度内涵的口腔健康综合指标，它反映了个体对自我总体口腔健康状态、口腔生理功能状态、口腔相关心理状态的主观感受和对口腔保健的满意度及期望。口腔健康相关生活质量与口腔健康临床检查指标均能反映个体或群体口腔健康的水平，区别在于前者是主观指标，后者是客观指标。口腔健康相关生活质量会对身心健康、社会关系、幸福感和满意度产生一系列影响。提高老年人的口腔健康生活质量，不仅可以改善老年人的活动能力和提高社会参与度，使其拥有一个好心情，预防焦虑和抑郁，还可以反作用于口腔健康状况与疾病，促进身体的健康。

那么口腔健康相关生活质量要怎么评估呢？主要有以下几种方法。

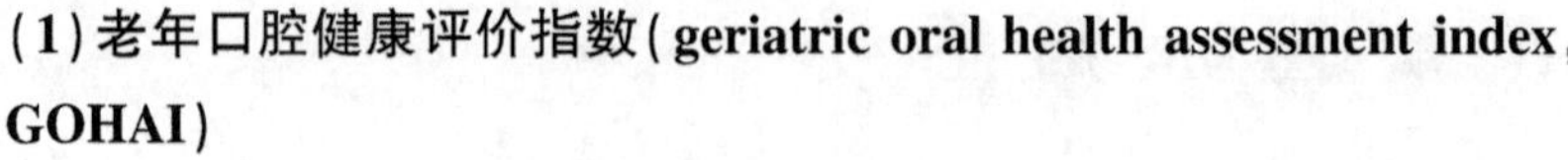

(1)老年口腔健康评价指数(geriatric oral health assessment index，GOHAI)

该量表(表4-5)共3个维度，12个条目，包括生理功能限制4个条目、心理社会功能5个条目、疼痛不适3个条目，量表采用Likert 5级评分法，“很经常”“经常”“有时”“很少”“无”分别计1分、2分、3分、4分、5分。总分为12~60分，得分越高，说明生活质量越好。我国学者将其翻译成中文并进行了广泛使用，证实可信度较高。

表4-5　老年口腔健康评价指数量表

条目类型	条目	分数/分				
		很经常	经常	有时	很少	无
生理功能限制	1. 您经常因为牙齿或假牙的原因而限制所吃食物的种类或数量吗?	1	2	3	4	5
	2. 您在咬或咀嚼食物时有困难吗?	1	2	3	4	5
	3. 您在吞咽食物时经常会感到不舒服或有困难吗?	1	2	3	4	5
	4. 您的牙齿或假牙妨碍您说话吗?	1	2	3	4	5
心理社会功能	5. 您经常因为牙齿或假牙的原因而限制自己与他人交往吗?	1	2	3	4	5
	6. 您经常对牙齿、牙龈或假牙的外观感到不满意或不愉快吗?	1	2	3	4	5
	7. 您经常担心或关注牙齿、牙龈或假牙问题吗?	1	2	3	4	5
	8. 您经常因为牙齿、牙龈或假牙的问题而在别人面前感到紧张或不自在吗?	1	2	3	4	5
	9. 您在别人面前吃东西时，经常因为牙齿或假牙的原因而感到不舒服吗?	1	2	3	4	5
疼痛不适	10. 您吃东西时经常会感到口腔内不舒服吗?	1	2	3	4	5
	11. 您经常用药物缓解口腔的疼痛或不适吗?	1	2	3	4	5
	12. 您的牙齿或牙龈对冷、热、甜刺激过敏吗?	1	2	3	4	5

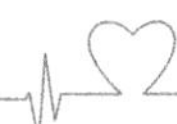

（2）口腔健康影响程度量表（oral health impact profile，OHIP）

该量表包括由口腔疾病引起的身体机能不适、心理不适和疼痛不适 3 个方面，共 14 个条目。量表采用 Likert 5 级评分法，“很经常”“经常”“有时”“很少”“无”分别计 0 分、1 分、2 分、3 分、4 分。总分范围 0～56 分，得分越高，说明生活质量越好。

表 4-6　口腔健康影响程度量表

条目类型	条目	分数/分				
		很经常	经常	有时	很少	无
身体机能不适	1. 您是否曾因为牙齿或口腔的问题而影响发音？	0	1	2	3	4
	2. 您是否曾因为牙齿或口腔的问题而感到自己的味觉变差？	0	1	2	3	4
	3. 您是否曾因为牙齿或口腔的问题而不得不在进餐时中途停下来？	0	1	2	3	4
	4. 您是否曾因为牙齿或口腔的问题而不能很好地休息？	0	1	2	3	4
	5. 您是否曾因为牙齿或口腔的问题而难以完成日常的工作？	0	1	2	3	4
	6. 您是否曾因为牙齿或口腔的问题而什么事都干不了？	0	1	2	3	4
心理不适	7. 您是否曾因为牙齿或口腔的问题而在其他人面前觉得不自在？	0	1	2	3	4
	8. 您是否曾因为牙齿或口腔的问题而感到紧张不安？	0	1	2	3	4
	9. 您是否曾因为牙齿或口腔的问题而对自己的饮食很不满意？	0	1	2	3	4
	10. 您是否曾因为牙齿或口腔的问题而有过尴尬的时候？	0	1	2	3	4
	11. 您是否曾因为牙齿或口腔的问题而变得容易对其他人发脾气？	0	1	2	3	4
	12. 您是否曾因为牙齿或口腔的问题而觉得生活不是那么令人满意？	0	1	2	3	4

续表4-6

条目类型	条目	分数/分				
		很经常	经常	有时	很少	无
疼痛不适	13. 您口腔内是否曾出现过明显疼痛?	0	1	2	3	4
	14. 您是否曾因为牙齿或口腔的问题而觉得吃什么东西都不舒服?	0	1	2	3	4

(3) 日常生活口腔影响量表 (oral impacts on daily performances, OIDP)

OIDP 包括进食(咬/嚼/吞咽)、发音、漱口刷牙、轻体力劳动、出门锻炼、休息、笑、情绪、社交 9 个方面的问题。总分在 0~100 分之间, 分值越大说明口腔健康相关生活质量越低。

以上为三种常用的口腔健康相关生活质量评估工具。此外, 还有口腔健康对日常生活影响问卷(oral health impact on daily life questionnaire, OHIDL)、日常生活口腔影响量表(oral impacts on daily performances, OIDP)、主观口腔健康状况指数(subjective oral health state index, SOHSI)、日常生活牙齿影响指数(dental impact of daily living, DIDL)和牙科影响程度量表(dental impact profile, DIP)等。

12. 口腔衰弱与躯体衰弱有什么关系吗?

躯体衰弱简称衰弱, 是一种临床综合征, 是指老年人生理储备能力下降的一种状态, 引起机体易感性增加, 抗应激能力减退。机体对应激事件的易感性增加, 也就是说较小的应激(如小伤口或轻度感染等)就可能增加老年人出现跌倒、失能、非计划性入院甚至死亡等不良健康结局的风险。

口腔衰弱与躯体衰弱之间的影响是双向的, 也就是说口腔衰弱会影响躯体衰弱, 躯体衰弱也会影响口腔衰弱。

一方面, 有研究显示, 有口腔衰弱的老年人发生躯体衰弱的风险是没有口腔衰弱老年人的 2.4 倍, 口腔衰弱引起的体重下降、营养不良、肌少症及残疾等后果会加重躯体的衰弱。多项研究表明, 炎症因素、社会因素、受教育水平是口腔衰弱导致躯体衰弱的中介因素。那么, 口腔衰弱对躯体衰弱的影响具体

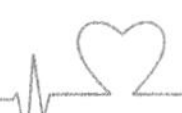

表现在哪些方面呢？

①牙齿数量与躯体衰弱：研究显示，自然牙齿数量是农村老年人躯体衰弱的危险因素。每增加一颗牙齿，发生躯体衰弱的可能性就会降低 5%。拥有 20 颗以上牙齿的老年人比无牙的老年人躯体衰弱的概率更低。一项对我国全国范围的横断面研究调查显示，牙齿数量少于 11 颗的老年人发生衰弱的风险更高；另一项关于我国西部 4037 名老年社区居民的调查结果显示，牙齿少于 20 颗的老年人有较高的躯体衰弱概率，而对于牙齿较少的老年人使用假牙并不能降低其躯体衰弱的概率。

②口腔功能与躯体衰弱：随着年龄的增长，老年人的口腔功能也逐渐衰退，这严重影响着老年人的晚年生活。日本一项前瞻性队列研究表明，口腔最大咬合力较差会增加老年人发生躯体衰弱的风险。另有研究发现，老年人的口腔最大咬合力、混合能力和自我报告的咀嚼能力与躯体衰弱前期或躯体衰弱存在显著相关，口腔功能越差越易发生躯体衰弱，可能是口腔功能差会限制食物的选择，导致老年人营养不良，从而出现躯体衰弱。另有研究显示，在测量口腔功能的指标中发现吞咽功能指标与躯体衰弱状态密切相关，而咀嚼困难是发生口腔衰弱的危险因素。

③口腔疼痛与躯体衰弱：口腔疼痛使老年人热量摄入不足，导致体重下降，同时口腔疼痛影响上肢的肌力，导致握力下降，从而增加躯体衰弱的发生风险。

另一方面，躯体的衰弱也会进一步加重口腔衰弱。研究表明，口腔衰弱越严重的老年人走路的速度越慢、每一步的幅度越小且差异性越大，支撑时间越长。另一项研究也表明走路速度慢与口腔衰弱相关，走路慢的老年人因平时与人交流的机会少，口咽部肌肉群的使用减少而影响口腔功能。

13. 口腔衰弱与社会衰弱有什么关系吗？

前面我们说到，走路速度慢的老年人平时社交机会少，从而导致口腔衰弱。

而与人社交正是社会功能的一种表现，这说明社会功能与口腔衰弱也有一定的关系。一方面，有研究表明，社会衰弱是口腔衰弱的独立影响因素，而且社会衰弱对口腔衰弱有直接作用。也就是说在排除年龄、性别等其他因素的干扰之后，还能证明社会衰弱对口腔衰弱有影响，而且社会衰弱对口腔衰弱的影响不需要通过别的指标作为媒介。社会功能下降与主观咀嚼能力、现存牙齿数量之间存在关联。有自己的社交圈和经常参加休闲娱乐活动的老年人舌压更大，可能是经常与人交谈使得口咽部肌肉群活动量更大，这有助于减慢口腔功能下降的速度，这提示经常与他人互动交流和参加社会活动对于老年人口腔功能的保持和维护具有积极作用。另一方面，口腔衰弱是社会衰弱的影响因素。口腔发音技能减退会成为老年人与他人沟通的阻碍，牙齿缺失、口腔干燥和口腔异味等也会使老年人不愿意与他人近距离接触，从而加重老年人的社会衰弱。

14. 口腔衰弱与认知衰弱有什么关系吗?

研究表明，口腔衰弱可以预测社区居住老年人新发轻度认知损伤的风险，口腔衰弱会增加认知损害的风险。牙齿的脱落会降低咀嚼能力，这反过来又会减少大脑内的血流量，并伴随着大脑神经活动的减少，从而导致认知功能下降。此外，牙齿脱落限制了食物选择，从而导致营养不良，而营养不良是新发轻度认知障碍的一个众所周知的风险因素。牙周病是牙齿脱落的原因之一，牙周病的病原体分泌的脂多糖可以通过慢性炎症诱导阿尔茨海默病的发生和发展。此外，舌压降低可能影响吞咽功能，导致食量减少、饮食多样性减少，这与认知能力下降直接相关。舌头运动减少也有可能与认知能力下降有关，因为说话困难会削弱社交能力，使老年人的反应能力变慢，从而容易出现认知功能下降。因此，评估整体口腔功能和确定口腔衰弱状态可能对早期预防认知障碍很重要。

口腔衰弱和躯体衰弱共存对认知能力下降有加剧作用。前面我们已经分析过口腔衰弱与躯体衰弱的关系，口腔衰弱可能通过加重躯体衰弱来影响老年人的认知功能，存在躯体衰弱的老年人往往行动不便，他们长期待在家中，与外界交流较少，导致社交和学习能力下降，进而出现认知衰弱。而认知衰弱的老年人往往生活不能自理，他们意识不到维持口腔健康的重要性，因此也不会采取相应的措施(比如刷牙、看牙医等等)，他们甚至可能都无法独立完成这些日常事情，因此容易发生口腔衰弱。

通过前面的分析，我们可以发现，不仅仅是口腔衰弱分别与躯体衰弱、社会衰弱和认知衰弱有关系，事实上，口腔衰弱、躯体衰弱、社会衰弱和认知衰弱四者之间均有关联。其实也很好理解，因为它们都属于衰弱的类型。因此，当老年人出现其中一种衰弱的症状时，就应该及时干预，以免产生破窗效应，导致其他衰弱接踵而至。

15. 我们要怎么预防口腔衰弱?

衰弱是一个与年龄有关的慢性过程，口腔衰弱也是如此。随着年龄的增长，口腔衰弱很难避免，但我们仍然可以通过一些方式延缓口腔衰弱的发生和发展。前面我们提到，不良的健康行为会加快口腔衰弱的进展，而良好的生活方式可以延缓口腔衰弱。那么，什么是好的生活方式呢?

首先是饮食方面。营养搭配合理的食物可以预防相关口腔疾病，进而减少口腔衰弱的发生。老年人应进食营养丰富、富含优质蛋白、高维生素高钙的食物，例如新鲜的蔬菜水果、肉、蛋、奶，同时要减少甜食的摄入。此外，老年人应尽量饮食清淡，避免过酸过辣、过冷过热的食物对牙龈产生刺激，同时，少油少盐少糖的清淡饮食还可以预防心血管疾病、糖尿病等，进而延迟口腔衰弱的发生。

其次是卫生习惯方面，每天早晚刷牙，饭后及时剔除牙齿间残留食物并漱口，有助于保持口腔清洁，减少细菌增生，有效预防一些口腔疾病。关于牙膏，我们应该选择适合老年人的牙膏。目前市场上的牙膏，基本上分为两类：一类是普通型，一类是疗效型。疗效型牙膏含有具治疗作用的中草药、西药、活性酶、氟化钠等。不同的牙膏分别针对容易感冒者、口腔发炎者、牙龈经常出血者、口臭者等，老年人应根据自己的实际情况在咨询牙医之后进行使用。值得注意的是，疗效型牙膏在抑制病菌的同时，也抑制了部分口腔正常菌群生长，打乱了口腔菌群的生态平衡，导致菌群失调，因此不宜长期使用。为了保证口腔健康，口腔医学专家建议经常更换牙膏类型，更换时间以 1 个月为宜。一般无口腔疾病者，可将含氟牙膏与普通牙膏每月交替使用，也可偶尔穿插使用数周药物牙膏。关于剔牙工具，我们应该尽量选择牙线而不是牙签。我们知道，牙签为了能够使用，就必须有一定的硬度和直径，且一般情况下都是木质的。牙签的硬度使老年人在使用牙签剔牙的时候很容易造成口腔损伤，而且牙签较粗，这就造成很多牙签没有办法真正清理到牙齿和牙齿之间的缝隙内部，只能在浅表处进行清理。

此外，老年人应该定期去牙科对口腔情况进行专业的检查、清洁和护理。这样能够早期识别口腔衰弱的前期症状，及时对口腔衰弱的危险因素(如相关疾病、不良生活方式等)进行干预。当老年人出现口腔疾病时，要及时治疗，以免病情延误使治疗复杂化。拔除不能保留的患牙后，缺失牙齿处要进行义齿修复，以减轻剩余牙齿的负担，恢复口腔功能。

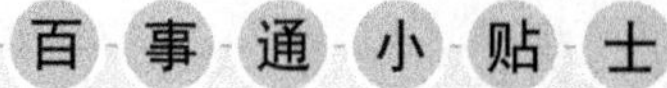

一起来学习正确的刷牙方法

名称：巴氏刷牙法，即水平短距离颤动刷牙法。

原理：巴氏刷牙法又称龈沟清扫法或水平颤动法，是美国牙科协会推荐的一种有效去除龈缘附近及龈沟内菌斑的方法。选择软毛牙刷，将牙刷与牙长轴呈45°角指向根尖方向(上颌牙向上，下颌牙向下)。

具体操作方法：

(1)拇指前伸比“赞”的手势。

(2)将牙刷对准牙齿与牙龈交接的地方，刷上颚牙齿时刷毛朝上(刷上排牙齿时刷毛朝上，涵盖一点牙龈，牙刷作水平短距离的运动)；刷下排牙齿时刷毛朝下(依同样的要领刷)。

(3)刷毛与牙齿呈45°角，同时将刷毛向牙齿轻压，使刷毛略呈圆弧形，刷毛的侧边也与牙齿有相当大的接触(牙刷与牙齿呈45°角，并轻压向牙齿，使刷毛的侧边也与牙齿接触，但刷毛不可被牙齿分岔)。

(4)牙刷定位后，开始作短距离的水平运动，两颗、三颗牙前后来回刷约十次。

(5)刷牙时张大嘴，看到上排右边最后一颗牙。然后由右后方颊侧开始，刷到左边；然后左边咬合面、左边舌侧再回到右边舌侧，然后右边咬合面。如此循序的刷便不会有遗漏(刷牙的顺序有一口诀：右边开始，右边结束)。

(6)刷咬合面时，也是两颗两颗牙，来回地刷。

(7)上颚后牙的舌侧是较不易刷的地方，刷毛仍对准牙齿与牙龈的交接处，刷柄要贴近大门牙。

刷右边舌侧时刷柄自然会朝向左边，此时我们建议用左手刷右边的后牙舌侧，就顺手多了。

(8)此外，刷后牙的颊侧用同侧手，即刷右边颊侧用右手。左边颊侧用左手。同时刷柄可将脸颊撑开，以利观察。

(9)刷完上面的牙齿，再用同样的原则与方法，刷下面的牙齿。

注意事项：①刷牙时间最好不要少于3 min。②刷牙前牙刷不要沾水，不漱口才会刷得更干净。因为牙膏是利用摩擦力达到清洁牙齿的目的的。③要选择柔软、毛细的牙刷，至少3个月更换一次，以免细菌繁殖。④如刷牙不能彻底清洁口腔，尤其是牙缝时，可使用牙线或冲牙器，以免牙缝内细菌累积，导致牙齿发生病变。

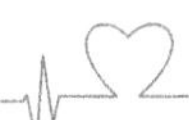

16. 如果已经出现了口腔衰弱，我们该怎么办?

如果已经出现了口腔衰弱，我们应该尽量减少口腔衰弱的症状对生活质量的影响。缺哪补哪，对症下“药”。

因牙齿松动和脱落而影响进食的老年人，可通过安装义齿来维持口腔咀嚼功能。义齿又叫假牙，通常分为以下三类：

①活动义齿：活动义齿是一种患者可以自行摘戴的义齿，方便于摘下清洁，但是这种活动义齿咀嚼效率较低，适用于缺失牙较多的情况。睡觉时尽量取下活动义齿，取下的义齿应浸泡在冷水中。②固定义齿：固定义齿是一种固定在口腔内的义齿，咀嚼效率比较高，但是损坏后不易修复，适用于缺失牙较少的情况。③种植牙：种植牙是一种在牙槽骨内植入种植体，再在种植体上镶入的义齿，这种义齿舒适美观，但是价格比较贵。

吞咽困难是口腔衰弱的常见表现之一，也是老年人的常见症状。主要表现为喝水易呛咳。为了避免呛咳，老年人在喝水喝汤的时候应该尽量缓慢吞咽，不要说话。平时可通过口腔吞咽功能训练来改善吞咽功能。与其他部位肌肉一样，吞咽肌群也可通过训练来提高功能。以下训练每天需要进行 5~10 次。

①颈部训练：身体坐正，下颌偏向颈部，左右转动头部重复 10 次，仰头、低头动作重复 10 次。②唇部训练：发出 a、e、i、u、o 的声音并做出口型，重复 10 次；紧闭嘴唇坚持 10 s；用吸管吹气，重复 30 次。③舌部训练：向前伸舌头重复 20 次；用舌头抵住脸颊重复 20 次；用舌抵住门牙重复 20 次。④咽部提升训练：第一声发出“啊”，重复 10 次；然后再次发出“啊”的声音，进一步降低声调，重复 10 次。⑤呼吸肌强化训练：采用腹式呼吸，深吸一口气后缓慢吐出，重复 20 次；发出声音唱一首歌。⑥声带收缩运动：双手掌心相对并用力，发出短促的声音，重复 10 次；向下按住床发出“啊”的声音，坚持 5 s，重复 10 次。

除了生理因素外，疾病也可导致老年人吞咽困难，例如脑血管疾病影响到中枢神经系统的调节功能，或甲状腺手术误伤了喉返神经等，此时应在进行相应的内外科治疗的基础上再进行吞咽功能锻炼。

此外，老年人应该经常与他人互动交流，积极参加社会活动，来减少口腔衰弱的发生。

17. 目前我们医疗工作者可以采取哪些措施干预口腔衰弱呢?

(1) 知识普及

要想维持老年人的口腔健康，延缓口腔衰弱，首先应该增强自我口腔保健意识，这一点很重要也是基础，只有具备了自我口腔保健意识的老年人才会关注口腔健康。因此，医疗工作者可以通过网络、书籍等方法，对老年人进行健康宣教和知识普及。此外，医疗机构经常在全国爱牙日等时间组织口腔义诊和口腔知识宣讲活动。

(2) 多学科合作

传统的牙科治疗往往局限于制作假牙，并没有提供关于新牙列咀嚼能力的指导，也没有提供关于现有口腔功能可以吃什么食物的针对性指导。老年人要想较长时间独立生活，就必须关注口腔的一般功能，保持口腔健康，支持咀嚼和良好饮食习惯的维持。要做到这一点，有必要促进预防口腔衰弱，不仅涉及牙科专业人员，而且涉及其他医疗专业人员。因此，医疗工作者建立了多学科团队合作。在营养师给老年人制定合理膳食计划后，由护理人员指导老年人调整食物的质地，可增强肌肉活动，锻炼咀嚼肌功能，从而改变老年人的饮食结构，改善口腔功能。有学者将护理人员、营养师、康复师、口腔专科医生等组成团队，让其合作给社区老年人提供相应的功能锻炼、口腔健康指导和营养指导，进行了为期 3 个月的干预。结果显示，干预有助于改善和维持老年人的口腔和身体机能。

(3) 指导老年人进行口腔训练

有效的口腔训练对口腔功能具有维持和改善作用。护理人员作为口腔管理的第一执行人，指导老年人进行有效的口腔训练对维持老年人口腔健康有一定的意义。口腔训练内容尚未统一。目前已有学者根据深呼吸、颈部运动、肩部运动、舌头运动、脸颊运动、发声练习、唾液腺按摩的顺序指导老年人进行口腔训练，老年人可以在饭前自行训练一次或多次。通过口腔训练，与口腔相关的肌肉群得到充分地活动，以改善老年人的口腔功能状态。不过

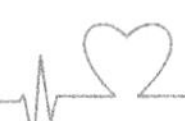

这种口腔功能训练应该长期进行。有研究人员在口腔医院运用口腔训练的方式指导患者，训练内容包括口语训练、张嘴训练、舌压训练、韵律训练和咀嚼训练，研究结果表明，口腔训练在一定程度上缓解了老年人的口腔衰弱，并且对老年人具有深远影响。

那么，口腔训练具体该怎么做呢？

① 深呼吸：一边慢慢地用鼻子吸一口气，然后稍微停顿一下，从嘴巴把气体呼出来，再重复一次。

② 颈部运动：

第一步：将脸转向左边，转向前方，转向右边，回来转向前方，再重复一次。

第二步：先将脖子往左边倾，回来，再往右边倾，回来，接下来向下，向上，向下，向上，回来之后转动脖子向左转一圈，慢慢地换右边，再重复一次。

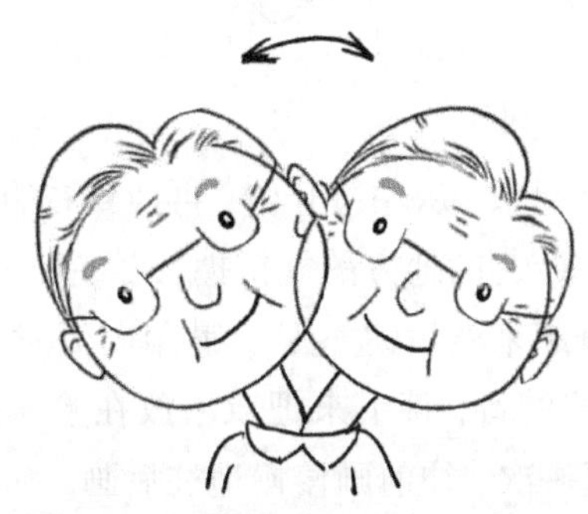

③ 肩部运动：慢慢地抬起肩膀然后瞬间降下，再重复一次。

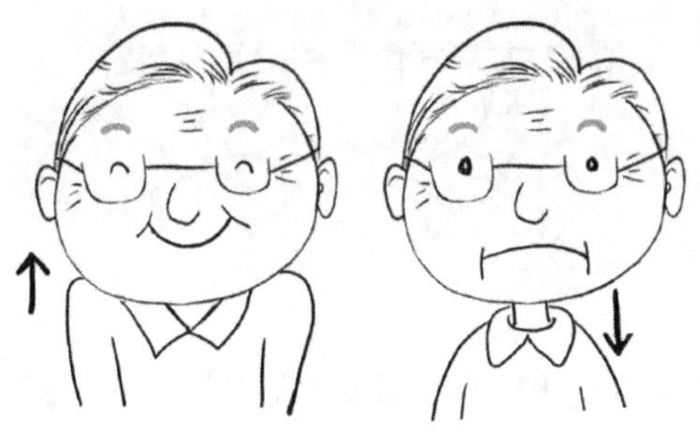

④ 舌头运动：

第一步：先把舌头向前伸出来、缩回去，再向左伸出来、缩回去，最后再向右伸出、来缩回去。

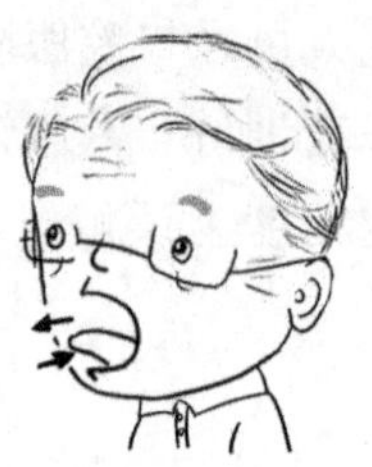
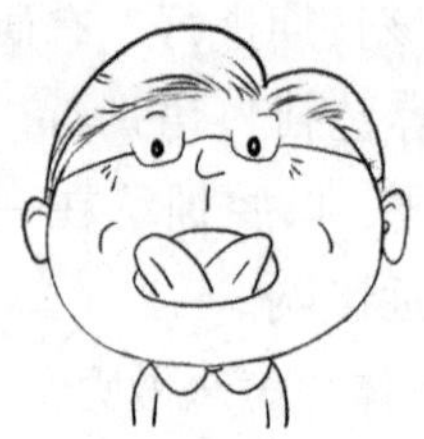

第二步：用舌头慢慢地舔嘴唇一圈，从左边开始再来是右边，再一次左边、右边。

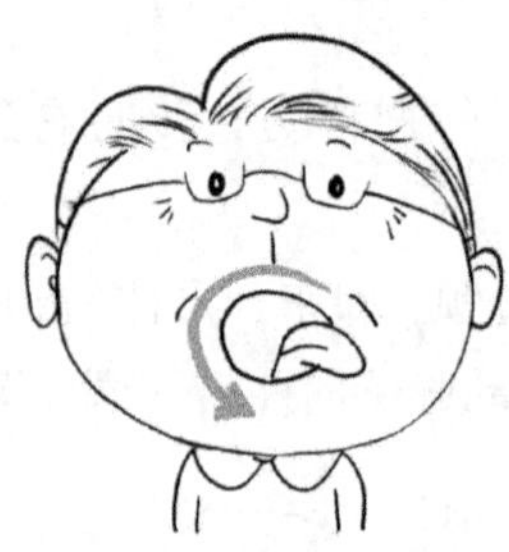

⑤ 脸颊运动：

第一步：两颊轮流鼓起来，从左边开始，再换到右边，左边，右边。接下来把两颊都鼓起，用双手把鼓起的地方的气挤掉，再重复一次。

第二步：嘴巴用力嘟起来然后说"呜"，嘴角向旁发出"一"的音，脸朝上、嘴角向旁再发出一次"一"的音，接下来把双手放在脸颊旁慢慢地画圆圈按摩，往前画、往后画，再重复一次，往前画慢慢地往后画。

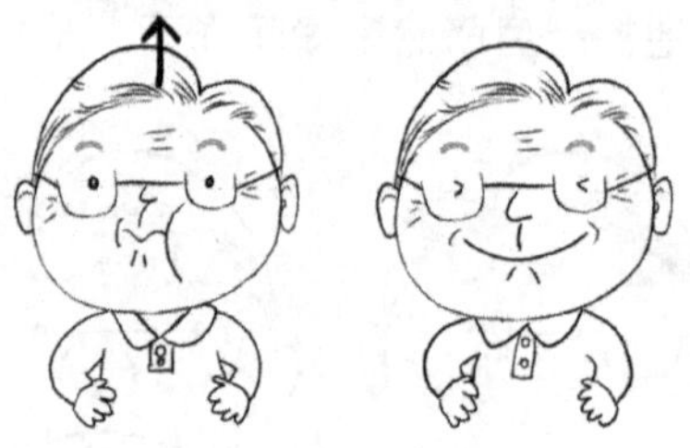

⑥ 发声练习：

发"PA PA PA / TA TA TA /KA KA KA / LA LA LA"的音，最后念三次"pan da no ta ka la mo no"。

⑦ 按摩唾液腺：

唾液腺的位置如图所示。

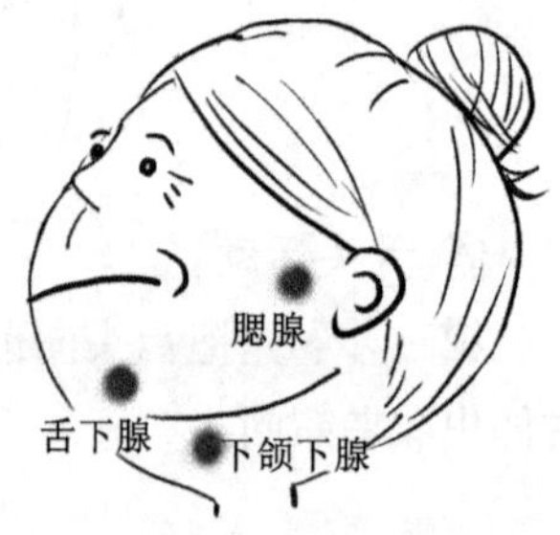

第一步：腮腺的刺激。利用食指到小指这 4 根手指头，在脸颊的上颚后牙部位往前、往后绕圈(约 10 次)。

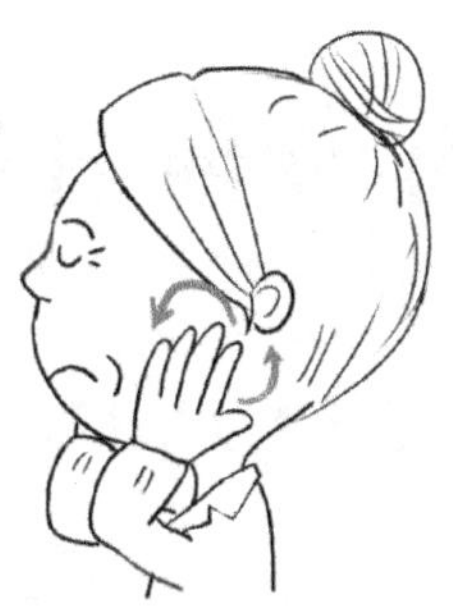

第二步：下颌下腺的刺激。用大拇指轻压下颌骨内侧柔软的部分，从耳下到下颌骨前端约 5 个部位，按照顺序轻压(约 5 次)。

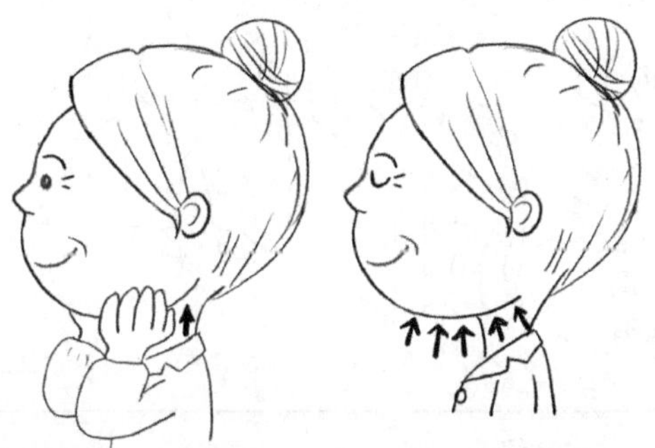

第三步：舌下腺的刺激。同时用两手的大拇指，从颌骨的内侧最下面往上像是要把舌头抬起来一样慢慢地压下去(约 10 次)。

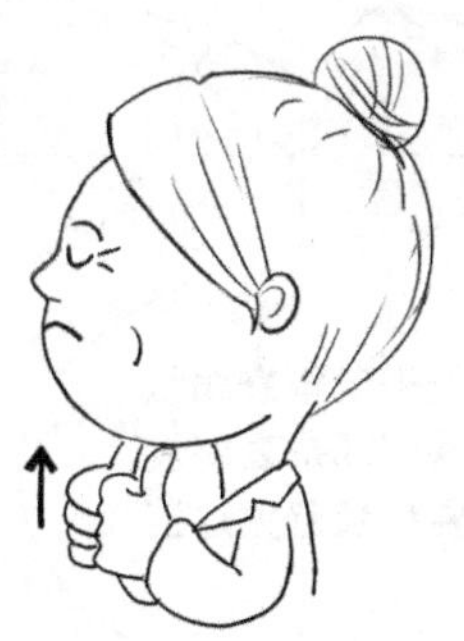

第五章 老年衰弱的危险因素

我是开心爷爷
今年78岁，
平常不爱运动，
身材偏瘦。
咳咳……
他的体质一直都
不太好，每次天
气稍微一变，就
很容易感冒。
最近我感觉全身
乏力，连上厕所
的力气都没有。

开心爷爷这样子，好担心他
会跌倒呢。

开心爷爷现可能处于老年衰弱状
态，不爱运动、跌倒都是衰弱发
生的影响因素，要尽量避免这些
危险因素哦。

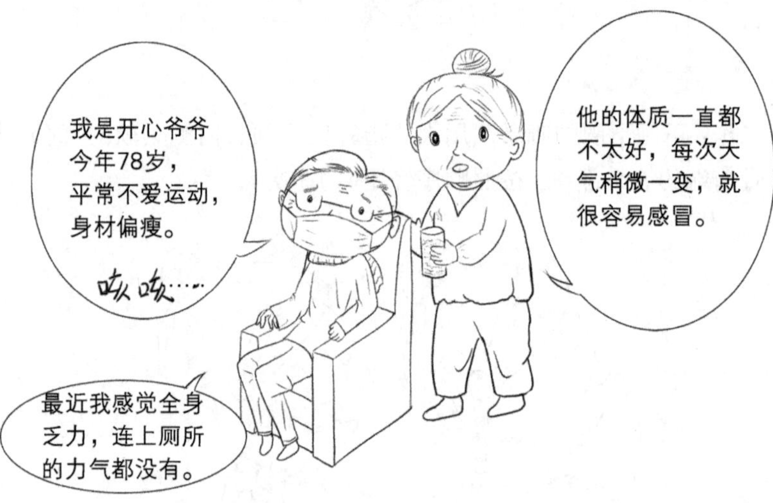

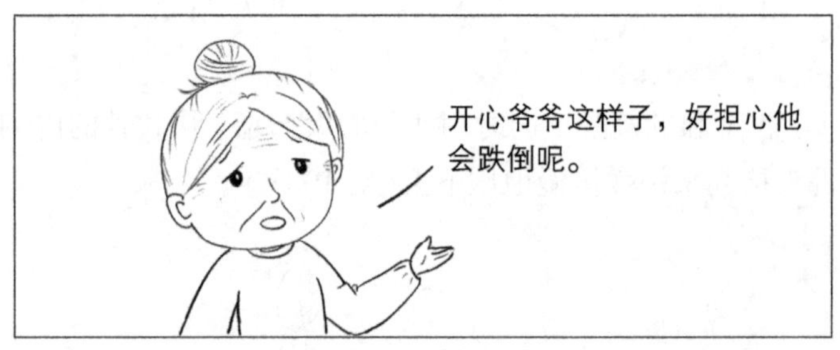

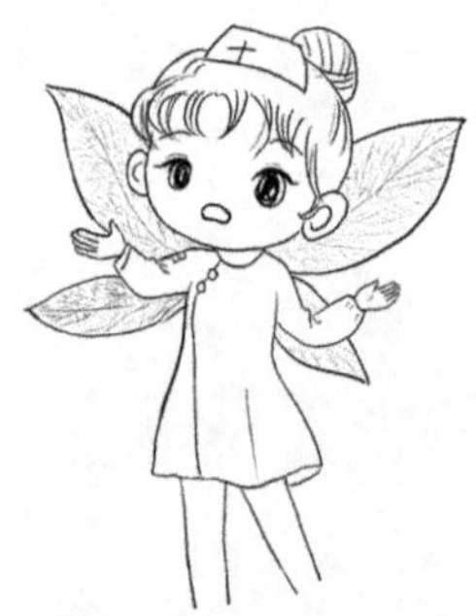

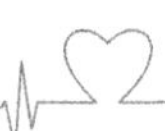

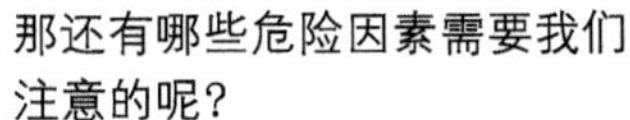

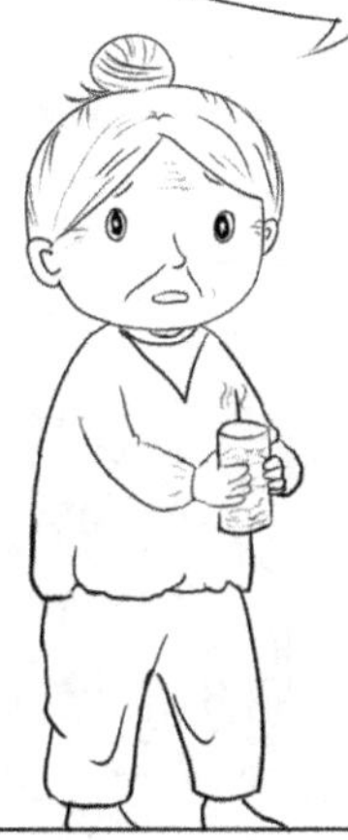

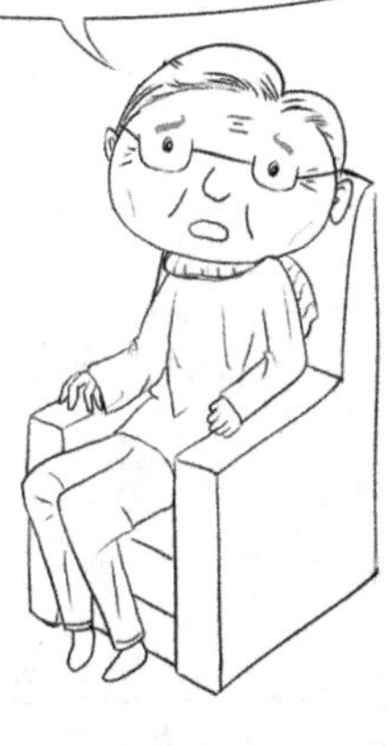

衰弱常见的危险因素分为不可控的危险因素和可控的危险因素。

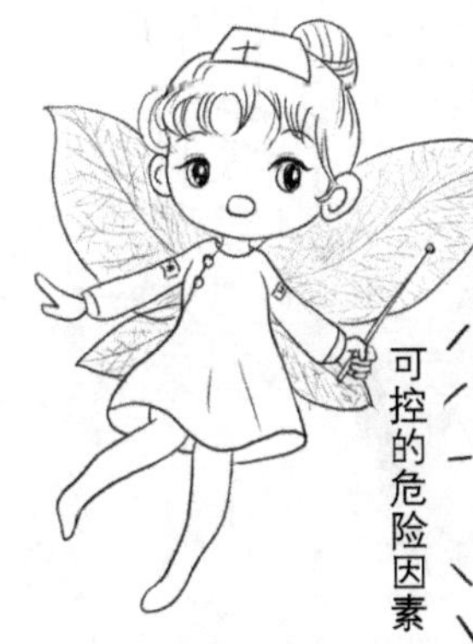

可控的危险因素

- 老年慢性基础病
- 吸烟、酗酒等不良生活习惯
- 进食障碍、吞咽困难等因素导致的营养不良
- 老年人不合理用药
- 焦虑、抑郁等精神因素

不可控的危险因素

- 社会人口学因素（即性别、年龄、文化水平、收入水平等与社会相关的人口学特征）
- 年龄的增长、家庭遗传因素等

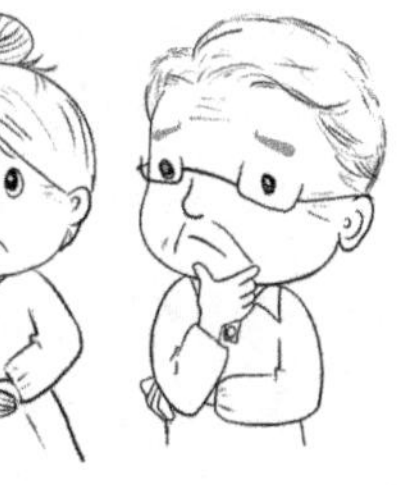

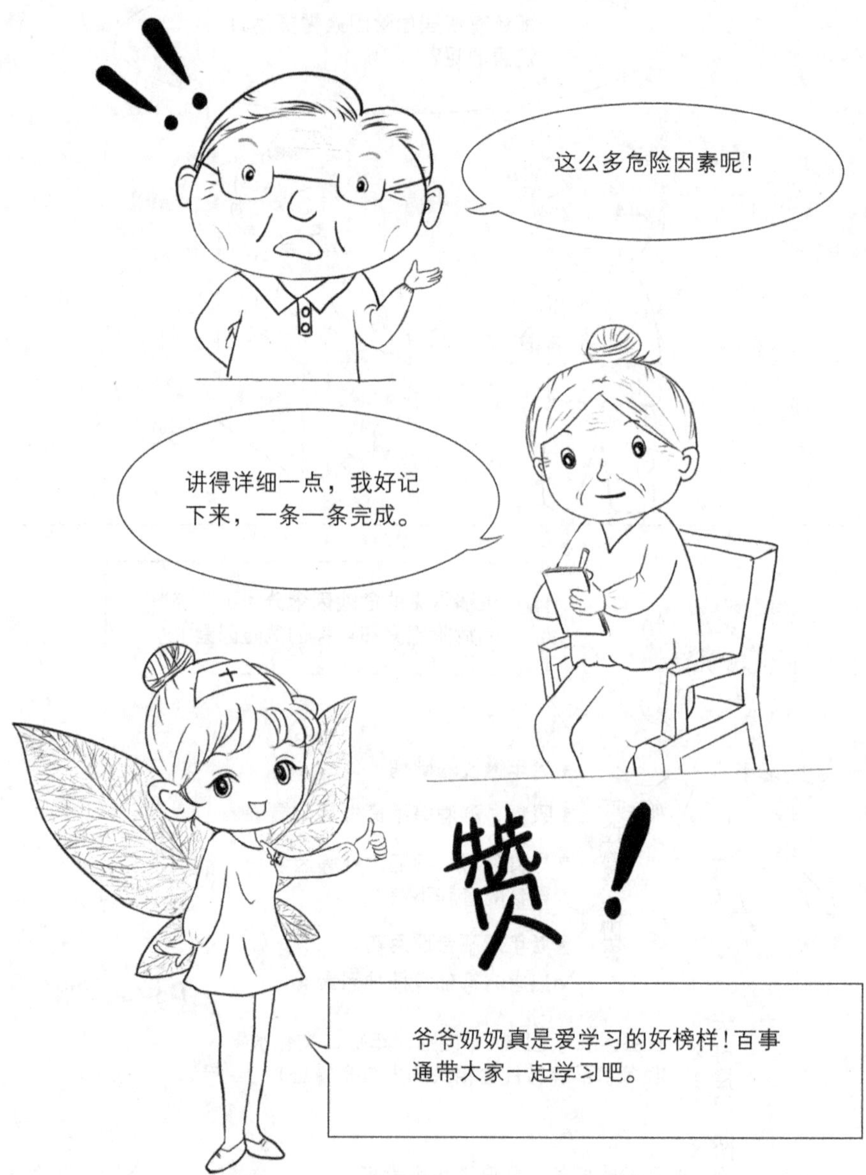
这么多危险因素呢！
讲得详细一点，我好记下来，一条一条完成。
赞！
爷爷奶奶真是爱学习的好榜样！百事通带大家一起学习吧。

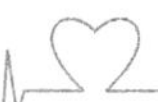

1. 老年衰弱的危险因素有哪些呢?

衰弱是一种复杂的多因素共同影响的综合征，包括遗传、年龄、性别、疾病、药物、营养不良等。前面四章分别介绍了有关躯体衰弱、认知衰弱、社会衰弱和口腔衰弱的危险因素。其实上述四类危险因素相互重叠、相互影响，共同作用于衰弱综合征。本章所讲衰弱的危险因素，即指各种因素与衰弱综合征的相互影响与作用。

人们通常将衰弱常见的危险因素分为不可控的危险因素和可控的危险因素。可控的危险因素包括：老年慢性基础病，吸烟、酗酒等不良生活习惯，进食障碍、吞咽困难等因素导致的营养不良，老年人不合理用药，焦虑、抑郁等精神因素等。

不可控的危险因素主要是社会人口学因素。什么是社会人口学因素呢？它包括了性别、年龄、文化水平、收入水平、遗传等与社会相关的人口学特征。下面我们来细细讲一讲。

(1) 不可控的危险因素

1) 遗传。基因多态性可能影响衰弱的临床表型。目前发现与衰弱相关的基因有很多，包括：白细胞介素-6(IL-6)、CXC 趋化因子 10(CXCL10)、CX3C 趋化因子 1(CX3CL1)、生长分化因子 15(GDF15)、Ⅲ型纤连蛋白域蛋白 5(FNDC5)、钙调素/衰老标记蛋白 30(RGN / SMP30)、钙网蛋白(CRT)、血管紧张素原(AGT)、脑源性神经营养因子(BDNF)、重组人前颗粒体蛋白(PGRN)、α-klotho 基因(KL)、成纤维生长因子 23(FGF23)、成纤维细胞生长因子 21(FGF21)、角蛋白 18(KRT18)、miRNA 等。不同的基因型表达主要通过炎症、线粒体和细胞凋亡、钙稳态、纤维化、神经肌肉接头和神经元、细胞骨架、激素等影响个体衰弱的易感性。

2) 年龄。年龄被认为是衰弱的独立危险因素之一，随老年人年龄的增加衰弱的患病率会成倍上升，这与增龄相关的器官退行性变和储备能力下降相关。

3) 性别。女性是衰弱的易感人群，主要原因可能是绝经后妇女雌激素迅速丢失，对肌肉力量、神经肌肉功能和姿势稳定性产生了负面影响，导致老年女性衰弱的发病率升高。

4)社会经济状况。社会经济状态、社会地位、婚姻状况均可影响衰弱的发生。未婚、独居、社会孤立和经济状况差的人群中，衰弱的患病率较高。

(2)可控的危险因素

1)不良生活习惯。吸烟、酗酒、缺乏运动等不良生活习惯会增加衰弱的发生风险。

2)老年慢性基础病。老年人的特点是多病共存，部分慢性疾病和某些亚临床问题与衰弱的患病率及发病率呈显著相关性，如高血压病、冠状动脉粥样硬化心脏病、脑卒中、糖尿病、慢性肾病、慢性疼痛、关节退行性变、骨质疏松、急性感染、手术、痴呆、住院和医源性问题等均可导致衰弱发生。

3)营养不良。机体的营养状况与衰弱密切相关，营养不良相关的不良结局如肌少症、认知障碍、跌倒等，易促进衰弱的发生和发展。衰弱老年人出现食欲下降、进食和吞咽问题的可能性更大。衰弱与营养不良相互影响、相互促进，形成了恶性循环。

4)不合理用药。老年人不合理的多重用药情况可增加衰弱的发生。研究证实，抗胆碱能药物和抗精神病药物与衰弱有关，过度使用质子泵抑制剂可引起维生素 B12 缺乏、减少钙吸收，增加衰弱的发生率。

5)精神因素。焦虑、抑郁、睡眠障碍等在老年人中常见，严重影响老年人的生活质量，在一定程度上可增加衰弱的发生率。

6)全生命周期健康管理。全生命周期是指人的生命从生殖细胞结合开始，直至生命最后终止的全过程。它涵盖了妊娠期、新生儿期、婴幼儿期、学龄前期、学龄期、青少年期、青春期、中年期、更年期、老年期与临终期整个过程。健全生命周期健康管理及提供覆盖不同生命阶段、连续系统的健康服务，有利于减少衰弱的发生，提高健康期望寿命。

百事通小贴士

近年来，“衰弱”这个词出现的频率越来越高，特别是在一些公众号、短视频、健康节目等媒体中经常被提及，并且常在“衰弱”之前冠以“老年”一词。每当看到这些内容，老年人都会感到紧张。那么，老年衰弱到底是什么？它是一种疾病吗？是人们常说的认知障碍吗？

前文已经讲过，衰弱是指老年人因生理储备下降而导致的机体易损性增加、应激能力减退的非特异性状态。其涉及多系统病理、生理变化，包括神经、肌肉、代谢及免疫系统等，这种状态可能会导致死亡、失能、谵妄及跌倒等不良事件的发生。这段话中的“死亡”“跌倒”等词令人心惊肉跳甚至心生畏惧，但事实并非如此，我们把这段话直白解读一下，您就能明白了。

首先，因为衰弱往往发生在老年人身上，所以经常被叫作老年衰弱。其次，衰弱不是一种新的疾病，而是一种以前就存在但大家没有注意到的症状。例如，有的老年人随着年龄的增长，身体功能和生理功能越来越差，与同龄的老年人相比身体状态要差很多，在大家眼里这或许是“这个人变老”的正常生理现象，但事实上，这位老年人的情况可能是衰弱综合征。最后，衰弱的老年人可能容易患病，以及病后恢复慢、恢复不好，也更容易出现不能自理的情况，跌倒的风险也比其他人高，所以衰弱对老年人的健康有很大影响，需要大家重视。

衰弱在我国老年人群中具有较高的发生率，衰弱又是预测老年人健康状况的重要指标，衰弱筛查可将外在表现健康、实际可能患有衰弱的老年人筛查出来，尽早进行衰弱筛查，及时发现衰弱的老年人，可以减少不良结局的发生，从而延缓衰弱。

2. 焦虑、暴躁、感觉自己很没用，这些心理会导致老年衰弱吗？

当老年人感知自身健康状况发生改变时，难免会产生焦虑情绪，因为人的心理状态与身体状态密切相关。若不能及时进行自我调整，长时间处于暴躁、焦虑不安的情绪状态中，则会加重衰弱的发展。因此，老年人应正确认识衰弱过程，重视其引起的不良情绪，为此，我们将介绍几种舒缓老年焦虑的方法。

1）保持平和心态。不切实际的猜测和任意推断是引起老年焦虑的常见原因。有些老年人容易杞人忧天，过分操心子女生活，整日为一些琐事而担忧，难免引起焦虑。更有甚者会过度干涉子女生活，引发家庭矛盾。因此，老年人应珍惜当下，开心过好每一天。

2）学会自我放松。当老年人感到焦虑、暴躁难以控制时，不妨试一试用深呼吸法和冥想法进行自我放松，具体方法如下：①深呼吸法：选择安静的环境，选择让自己最舒适的体位，把注意力集中到呼吸上，用鼻子深吸气，吸气时腹部鼓起，由腹部带动胸部，让气体充满整个胸腔，然后屏住呼吸1~2 s，再用嘴巴将气体缓慢呼出，每次5 min，一天3次。②冥想法：放一些轻缓的音乐，声音不宜太大，闭上眼睛，清空烦恼，想象自己喜欢的环境，尽量放松全身肌肉，反复练习，从焦虑情绪中解脱出来。

3）培养兴趣爱好。兴趣爱好能丰富老年人的精神生活，陶冶情操，转移注意力，缓解焦虑。当健康状况不良时，老年人情绪低落，对任何事情都会提不起兴趣，容易放弃原本的兴趣爱好，不利于身心健康。因此，老年人在坚持原有爱好的同时，还可以根据自己的性格特点针对性地培养新的兴趣爱好，如喜静的老年人可以阅读、养花、下棋、学习书法、垂钓等，喜动的老年人则可以跳舞、打太极、旅游等。

4）适当进行户外活动。阳光不仅有利于身体健康，还有助于缓解焦虑情绪。老年人应适当进行户外活动，如身体条件允许可以选择公园散步或利用小区健身设施进行锻炼，不仅可以增强体质促进健康，还能沐浴阳光，保持良好的身心状态。

3. 抑郁是什么?

抑郁是一种低落、消极的情绪状态，如平时所说的苦闷、不开心，其具有一定的时限性。周期短、程度轻则较少产生躯体症状，有人将它形象地称为“心理感冒”。抑郁症则是由多种原因引起的，以显著而持久的心境低落为主要症状的精神障碍。患者常表现出情绪低落、郁郁寡欢、兴趣减退、思维迟缓、少言寡语、行动懒散等症状。此外，还会伴随一些躯体症状，如全身疼痛、头晕、便秘、食欲减退、睡眠障碍等。

抑郁是老年人常见的不良情绪之一，尤其是面对衰弱时，老年人身体功能日益减退，一时难以接受，难免会产生抑郁情绪。但如果抑郁情绪长期得不到控制，任其发展，很可能会演变成抑郁症，严重者可能发生自伤、自杀等行为，后果不堪设想。

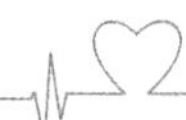

4. 独居老年人如何跳出“孤独圈”？

孤独是老年人常见的心理问题，尤其是失偶、失独、失能的独居老年人。一个人守着空荡荡的房间，精神空虚、生活不便、身体不适，多种因素叠加会使其内心感到孤独难耐，有些老年人甚至会觉得生活就是一种煎熬，从而产生悲观失望的情绪，严重时会影响老年人的身心健康。那么，独居老年人该如何跳出“孤独圈”呢？

(1) 迈出大门，亲近自然

老年人长期待在室内，作息不规律，缺少阳光照射，容易导致生物钟紊乱，生活枯燥，身体功能越来越差，不但会引发骨质疏松等健康问题，还会增加患抑郁症和认知障碍的概率。老年人应该多出去走走，走出狭窄单调的生活，接触外面的世界，沐浴阳光，可使心胸和眼界更加开阔，还能激发老年人内在潜力，使精力更加旺盛，同时可以预防出现骨质疏松和认知障碍、抑郁等多种健康问题。

(2) 身体力行，适量运动

身体健康是老年人最大的财富，如果身体不好，日子过得艰难，老年人难免会感到孤单难过。因此，早睡早起、每天坚持适当运动是老年人不容忽视的问题。老年人应根据自身的健康状况和兴趣爱好，选择广场舞、打太极、散步、做健身操等运动项目。持之以恒地锻炼不但可以增强老年人体质，还可以缓解不良情绪，减少孤独感。

(3) 培养兴趣，开阔眼界

老年人退休了，不管曾经职位多高、成就有多少，曾经的辉煌与荣耀都会随时间的推移慢慢褪去，生活的落差使老年人常常感到失落、空虚、无所事事，甚至不愿出门、不愿和人打交道。老年人应逐步适应角色变化，有意识地去培养自己的兴趣爱好，如读书、写作、绘画、旅游、唱歌、跳舞等，每一样知识技能都能打开一扇窗，让人看到更加绚丽多彩的世界。

(4)继续学习，充实自己

人在脱离社会后，身体和心理都会慢慢退化，老年人退休后可以继续学习新知识，读书看报、关心社会新闻，掌握一两种新技能，在不断学习的过程中排解孤单，充实自己的生活，提高自我价值，还可以延缓衰老、强健体魄。

(5)积极接纳，欣赏自我

很多老年人有一种自己老了就会被社会淘汰的消极心理，怕给别人找麻烦、怕被嫌弃。其实老年人应该看到自己的长处和优势，充满自信、愉快地享受生活，如精心打扮自己，穿舒适得体的衣服，举止优雅地参与到各种社会活动中。

5. 如何帮助衰弱老年人走出情绪阴霾?

老年健康不仅包括生理功能的健康，还包含老年人的基本认知、记忆、情绪、社会交往等多方面的心理健康，两者相互依存又相互促进，是老年健康的完整内涵，均与老年生活质量密切相关。

随着年龄的增长，老年人躯体的生理功能发生退行性改变，而随着退休后社会生活及家庭角色的改变，其心理也在随之变化。加之，诸多老年人多病共存，担忧自己的健康，若不能对其有正确的认知，容易产生抑郁、孤独、焦虑、敏感猜疑、自责内疚等一系列心理问题。因此，衰弱老年人如何保持心理健康是一个值得关注的问题。那么，我们该如何帮助老年人保持心理健康、走出心理阴霾呢?

(1)构建家庭支持系统，营造良好家庭氛围

家庭支持系统是家庭成员间相互促进、相互扶持帮助的行为及过程，主要体现在情感支持、行为支持和物质支持。在支持系统中，情感支持对老年人的心理健康影响最大。其中，获得家人的关爱与尊重尤为重要，它不但能使老年人保持良好心态，还能让老年人拥有足够的信心，从容面对老年生活。

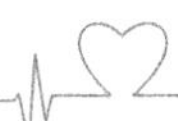

（2）提升家庭责任价值，鼓励发挥老年余热

俗话说，“家有一老，如有一宝”。自卑是衰弱老年人最常见的心理问题。在家庭生活中可以根据老年人的兴趣特长适当安排其做一些力所能及的事情，如洗碗、照看宠物、养花等。平时多与老年人谈心，并听取其意见，让老年人参与家庭规划与决策。与老年人交流时多点耐心和尊重，帮助提升老年人的自我价值感。

（3）提供社会交往机会，积极参与集体活动

适当的社交有助于调节老年人的情绪，益于身心健康。由于衰弱老年人行动不便，往往不愿麻烦他人，害怕被嫌弃。家人应鼓励老年人参与有效社交，结交新朋友，培养新兴趣。子女应主动帮助老年人解决实际困难，根据老年人的身体条件带动老年人参与聚会、旅游、看电影等社会活动，提供一个走出去、动起来、敞心扉的机会。

（4）养成健康生活习惯，合理安排生活起居

合理安排老年人的衣食住行，改变不良的生活方式，饮食以清淡、易消化为主。在确保安全的情况下，尽量进行康复训练。推荐老年人进行有氧运动，尽量不要参加对抗性过强的运动，以免受伤。运动频率可保持在每周 3 次以上，每次 30 min。居家环境应考虑到老年人的特点；衣服以舒适宽松为主，注意勤洗勤换；鞋底应柔软防滑，避免跌倒等意外发生。

6. 营养不良是老年衰弱发生、发展的危险因素吗？

营养不良是指缺乏营养摄入，使身体成分和体细胞质量发生改变，导致身体和心理功能受损，主要为蛋白质-能量营养不良。衰弱和营养不良是两个不同的老年综合征，但是他们的病理生理学机制有相应重叠，都能影响到老年人的生活质量和医疗费用。营养不良是衰弱可改变的危险因素，且在衰弱老年人中营养不良更为常见。衰弱与营养不良相互影响、相互促进，使老年人健康形成了恶性循环。老年人衰弱状态与营养状况相关，营养不良作为独立的危险因素参与衰弱进展。在衰弱的预防策略里，营养干预是非常重要的一项措施。营养干预能改善衰弱老人的体重下降、降低病死率、提高机体的抗病能力。合理充足的微量元素供给可维持好的营养状态，能够减缓衰弱的进展。

据世界卫生组织估测，到2025年，全球1/6的人口将会受到营养不良的威胁。我国60岁以上老年人群平均营养缺乏率为12.4%，农村明显高于城市。营养不良的后果是导致老年人病情恶化，寿命缩短。研究显示，当今全球86%以上的住院患者营养不良或者面临营养不良的风险，高达67%的护理院和91%的康复中心及38%的社区老人都面临同样的问题。

营养是维持机体正常生理功能的基本保障，老年人由于机体功能减退，易发生营养不良，而已有研究证实，营养不良是衰弱的独立危险因素。营养不良与老年人肌蛋白合成减少直接相关。但有效的营养指导及干预有助于预防和延缓衰弱进程，甚至逆转衰弱状态，减少跌倒和骨折的发生，改善老年人体能和生活质量。

营养不良对老年人群具有显著危害，且与临床结局紧密相关，是日常生活能力依赖、肌少症、衰弱等老年综合征的危险因素，还会导致住院率、感染率、病死率、住院天数、住院费用的上升，给医疗资源带来较大的负担。2017年国务院办公厅发布的《国民营养计划(2017—2030年)》中特意提出将“老年人群营养改善行动”作为计划开展的重大行动之一。

7. 老年人群营养不良高发的原因是什么？

营养不良是衰弱发生、发展的重要原因。日常蛋白质-能量摄入不足、营养评分较低和摄入营养素缺乏的老人，衰弱发病率会增加。营养摄入减少、高消耗状态及营养素生物利用度下降，是老年人营养不良的核心发病机制。

由于老年人生理功能发生改变，如味觉嗅觉功能损伤、牙齿脱落、消化腺分泌减少、胃肠动力减弱；活动能力下降，食物购买与准备受影响；合并慢性疾病因素，患慢性疾病的老年人群营养不良和潜在营养不良率高达76%。

老年人群由于存在上述风险因素，同时担心动物性食物含有较多的饱和脂肪酸和胆固醇而拒绝或少进食动物性食物，所以容易出现蛋白质、微量元素摄入不足，产生消瘦、贫血、维生素D缺乏、骨质疏松症、肌肉衰减、免疫力下降。

部分超重老年人对自身健康状况感到满意，错误地认为超重代表无衰弱和

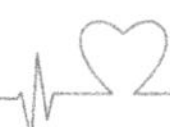

营养不良风险，但实际上骨骼肌已被大量脂肪组织替代。骨骼肌减少会使脂肪含量增加。已有研究证实高脂肪含量与低骨骼肌肉量有关，并能预测骨骼肌肉量会加速损失。肌少症是衰弱的主要组成部分，两者有着共同的病理生理学机制，如胰岛素抵抗、慢性炎症、氧化应激等。

目前有关衰弱与能量、常量元素关系的研究报告中，最受关注的是蛋白质。充足的蛋白质和能量摄入能促进骨骼肌蛋白质的合成，减缓骨骼肌力量下降。在老龄化过程中，会出现合成代谢抵抗，此时即使摄入丰富的蛋白质，合成代谢反应也会受损，利用率也会下降。

维生素 D 在抗骨质疏松和钙磷代谢中有重要作用。老年人体内维生素 D 水平因肾功能下降、消化吸收降低、皮肤对紫外线照射的内在反应下降、进食减少而降低。维生素 D 可抑制 B 细胞向浆细胞分化及 T 细胞增殖，进而下调促炎因子表达，减少浆细胞分化，上调抗炎因子表达，减轻慢性低度炎症，从而减缓衰弱发生。

百事通小贴士

如何吃主食

“如何吃主食”是个热门话题。很多人每顿只吃精制大米和白面做成的米饭、面食；有些人认为主食能量太高，升高血糖，不利于减肥，因此主张少吃甚至不吃主食。这些做法正确吗？主食究竟该吃些什么，怎么吃呢？《黄帝内经》中《素问·藏气法时论》记载：“五谷为养，五果为助，五畜为益，五菜为充，气味合而服之，以补精益气。”

“五谷为养”告诉我们：

①主食一定要吃。“五谷为养”中的“五谷”泛指杂粮，是主食的主要来源。“为养”是指五谷杂粮是“养活”人们的重要食物，突出了五谷杂粮在食物中的地位。五谷杂粮皆为种子，是植物为了物种延续而集营养所在的精华部分。五谷杂粮中的优质糖类是人体热量的主要来源。五谷杂粮中富含硫胺素、核黄素、尼克酸等维生素，且富含膳食纤维，对人体健康非常有益。2019 年，世界权威医学杂志《柳叶刀》刊登的一篇最新研究结果显示：全谷物杂豆的膳食纤维能帮助人们降低死亡率，帮助预防多种慢性疾病。2016 年《英国医学杂志》一项研究证实，与不吃全谷物杂粮的人相

比，每天只要摄入 90 g 全谷物杂粮，就能将心脑血管病风险降低 22%、冠心病风险降低 19%、脑卒中风险降低 12%；每天摄入 210~225 g 全谷物杂粮，可以将全因死亡率降低 17%、糖尿病死亡风险降低 51%、癌症风险降低 15%。

②主食要吃得杂。“五谷为养”中的“五谷”泛指各种谷、豆、杂粮，也就是说，吃主食，要吃杂粮，能只吃单一的大米或白面。从中医角度看，五谷性味不同，阴阳属性各异，搭配合理，相互补充，日久常服，则使机体阴阳调和。从现代营养学角度，粗粮中含有较多 B 族维生素、矿物质、膳食纤维，对补充身体必需营养元素有一定好处。而且很多粗粮还具有独特功能，如燕麦对调节血脂、血糖有一定功效，荞麦对调节血糖有帮助，玉米对加速肠道蠕动、促进大便通畅有很好的作用。杂粮中的豆类也是不可缺少的。古人云：“可一日无肉，不可一日无豆。”黄豆等豆制品中含有丰富的蛋白质。中医学认为，黄豆，味甘性平，有健脾宽中、益气补虚的功效；赤豆有健脾利湿的功效，对湿气重者有独特作用；白扁豆有健脾化湿的功效；黑豆有益肾明目乌发的功效。很多豆类既是食物，也是中药，是药食同源的补益佳品。因此，主食摄入一定要“杂”，“谷豆结合，丰富多样”是老年人补虚养生的摄食要诀。

吃五谷杂粮也要遵循中医“辨证论治”的原则，虽然大多数五谷杂粮性味平和，但各自也有寒、热、温、凉等不同特性，有不同的药用价值，需要结合自身的体质和症状来判断是否适合长期服用。只有适合自己体质，才能起到“补精益气”的功效。例如大米味甘性平，补中益气、健脾和胃、除烦渴；小米味甘性凉，《本草纲目》记载“治反胃热痢，煮粥食，益丹田，补虚损，开肠胃”；小麦味甘性平微寒，有健脾益肾、养心安神功效；玉米味甘性平，健脾利湿、开胃益智；薏苡仁味甘淡、性微寒，健脾胃、清胃热、利脾湿；高粱味甘性温，健脾益胃、收涩止泻；大麦微寒，平胃、止渴、消食、疗胀。脾胃虚弱，容易腹泻的老年人群可以适当摄入高粱米以涩肠止泻，需避免生薏苡仁的寒凉之性。睡眠差、做梦多的老年人可以适当摄入小米，因其有养心安神的功效。

老年人摄入杂粮、粗粮也有一些注意事项：

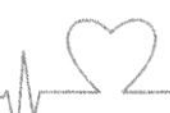

①杂粮较粗，应煮烂。杂粮大多属于粗粮范畴，质地粗糙，口感坚硬。老年人消化能力及咀嚼能力较差，很多人适应不了主食中的粗粮。解决这个问题只需利用烹饪技巧：将谷豆杂粮放入水中在冰箱里冷藏一夜，第二天用高压电饭锅烹煮，即可达到软烂的口感，利于老年人咀嚼消化。

②需调整基础疾病。有肌酐升高的肾功能不全或尿酸偏高的老年人在摄入豆类时需要减量，可在专科医生指导下食用。血糖控制不佳的老年人不能吃过多的杂粮，主食(包括谷、豆、薯)每顿不超过 100 g；还应注意不要选择杂粮稀粥等，容易引起血糖快速升高。

8. 长期卧床对老年衰弱者的危害有哪些？该如何预防？

部分老年衰弱人群常伴随多种疾病，由于身体虚弱不得不长期卧床。那么，长期卧床对老年衰弱者又会产生哪些危害呢？常见的有压力性损伤、肺炎、深静脉血栓，一旦发生不仅影响老年衰弱者的生活质量，严重时还会危及生命，让其家人也苦不堪言。因此，“上医治未病”，了解并预防这些危害对长期卧床的老年患者尤为重要！

压力性损伤的预防：长期卧床的老年衰弱者应每 2 h 至少翻身一次，在肩背部、骶尾、足、脚踝等骨隆突部位垫松软枕头。更换体位时要检查皮肤情况，保持皮肤清洁干燥，如有潮湿刺激，日常选择弱酸性或中性的清洗剂，避免用热水或用力摩擦，皮肤清洁后使用合适的润肤剂。保持床铺整洁，家属应及时清洗干净其排出的大小便。同时，给老年衰弱者加强营养，确保足够热量、蛋白质、维生素摄入。

肺炎的预防：①长期卧床的老年衰弱者在病情允许时可以让其处于半坐卧位，自行咳痰或给予患者拍背，拍背时由外向内、由下向上。②指导老年衰弱者每天尝试做深呼吸练习，排出痰液。③保持良好的通风环境，每天开窗通风至少 3 次，每次至少 30 min，以保持空气流通。

深静脉血栓的预防：①下肢功能锻炼。脚趾、踝、膝、髋关节自下而上进行伸、屈、内外翻等活动，避免关节和肌肉的萎缩。②抬高下肢，膝关节

1/3 至足跟处垫一个软枕或靠背，如无禁忌，下肢可高于心脏 20~30 cm。③也可根据老年患者的脚踝围和小腿围的粗细，选择穿着匹配型号的弹力袜来预防。

便秘的预防：对于长期不能主动运动的老年衰弱者，家人应帮助其顺时针按摩小腹，促进肠胃蠕动。饮食调理：以清淡饮食为主，多喝水，多吃瓜果蔬菜，日常选择易消化的食物，保持大便的通畅。体重减轻的老年衰弱者应补充蛋白质或能量，加强营养支持。

9. 老年人记忆力减退是由衰弱引起的吗？

随着年龄增长，尤其是步入老年之后，人们会发现记忆力大不如前，如常常记错某件事，甚至忘记了刚刚发生的事，学习新的事物变得很难，需要花费更多的时间和精力。这是因为衰弱吗？60 岁以后，人体全身各器官功能逐步衰退，大脑也不例外，可能出现体积变小、重量变轻。脑部的血流量会因为脑血管的退化而减少；而中枢神经也在退变，基于这些退变，老年人就会出现上述所说的情况。

大脑的退化是不可逆的，但是我们可以通过一些方法延缓大脑的退化。

1）适当学习。当我们持续地学习，如看书、适时地看电视、上网时，脑细胞会处于一种活跃的状态，大脑相应的功能区受到持续刺激可以达到延缓记忆力下降的目的。

2）与亲朋好友保持亲密关系。和家人、朋友保持良好的关系，家庭幸福感会刺激人们的身体分泌出一些激素，这些激素既可以增强人体免疫力，也可以帮助延缓大脑衰老。

3）合理锻炼。保持至少每周 3 次的锻炼，在提高身体素质的同时，也可以刺激大脑皮质活动，从而改善认知能力。

4）保持好心情。及时疏解不良的情绪，中、重度抑郁会导致身体分泌出直接破坏记忆形成的物质。

5）保证充足睡眠。每天保持适度的睡眠，不仅可以解除大脑疲劳，也可巩固和促进记忆。

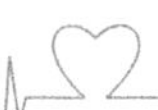

10. 老年人吃药物助眠会导致衰弱吗?

随着年龄的增长及各种脏器功能的衰退，老年人身体的自我平衡能力也随之下降，夜间容易出现失眠或睡眠困难，这是老年人共有的表现。有些年轻失眠者常会借助药物帮助睡眠，但是这种方法对于老年人而言并不完全适用。2021 年发布的《高龄老年共病患者多重用药安全性管理专家共识》指出，如老年人长期服用安定药物助眠，会增加老年人精神错乱、低血压等的发生率，甚至增加跌倒的风险，同时还容易引发眩晕、困倦、乏力等症状。睡眠困难虽然是衰弱的危险因素，但长期服用药物助眠会形成依赖，也会加速老年人步入衰弱的进程。所以老年人如需服用安眠药，务必在医生的指导下正确使用。

在日常生活中，老年人可以通过其他多种方式来改善睡眠质量。

1）适当控制午休时间。白天尽可能通过一些自己感兴趣的方式增加活动，比如看书、练字、看电视，也可以适当增加家务活动，避免坐在家里打瞌睡，控制午睡时间。

2）坚持适当运动。老年人在社区内可以和老年群体结伴量力运动，如借助社区锻炼器材运动、打太极拳、慢跑、跳舞、做操、散步等。有了锻炼伙伴，一方面能促使自己多与人交流、养成锻炼的习惯，另一方面可以相互照应，以免运动过程中出现突发状况，但运动一定要量力而行！

3）摒弃不良生活习惯。避免饮酒、喝咖啡、浓茶等辛辣刺激性饮料。睡前可以适当泡脚，增进睡眠的舒适感。但不建议睡前大量喝水，这样不仅会增加老年人起夜的次数，打乱夜间睡眠规律，还会增加老年人跌倒的风险。

4）营造良好的睡眠环境。保持整洁、安静的睡眠环境，营造良好的睡眠氛围。睡前要注意放松，避免睡前在床上看书、看手机、思考问题等。

11. 老年衰弱人群夜间起床需要注意什么?

对于老年衰弱人群而言，夜间起床是一种正常的生理现象，而随着年龄的增长，衰弱老年人的行动能力也会随之减弱，加之夜间的环境昏暗，故而增加了跌倒的风险。为避免老年衰弱人群夜间起床时发生意外，尤其应注意以下几点。

1）排除家中周围环境安全隐患，避免地上电线盘成一团，避免孩子玩具乱丢等。杂乱的环境有可能绊倒衰弱患者，所以睡前应检查家中东西是否已整齐摆放，保持家中地面的整洁，清理障碍物，减少跌倒的风险。

2）当老年衰弱者需要起夜时，切记动作不要过猛过急。可先在床上坐一会儿，然后慢慢扶着床边起来走动，以防止头脑不清醒而失去平衡导致意外的发生。

3）不要摸黑下床开灯，尤其晚上去厕所，摸黑开灯时很容易摔倒。建议为老年人在房间安装一个小夜灯。如若腿脚不便，必要时可在床旁备便盆。

4）需要夜间起来服药的老人，睡前可将药提前放在床边。

5）冬天起床时一定要注意保暖，睡前将保暖睡衣放在随手可以拿到的地方，防止感冒受凉。

6）厕所应放置防滑垫及防滑凳，以防止地面湿滑导致摔倒。

7）厕所门尽量不要反锁，避免发生危险时耽误抢救。

对于自理能力较差的老年衰弱人群，应当尽量安排家人陪护，尤其是在夜间，老年人需要起床时最好有家人照顾，避免跌倒、坠床等意外的发生。

12. 为什么说慢性硬膜外血肿是老年衰弱人群跌倒后极易忽视的并发症?

老年人跌倒发生率高、后果严重，是伤残和死亡的主要原因之一。在我国65岁以上的老年人中，跌倒是死亡的首位原因。近年来，“银发浪潮”席卷而来，老年人跌倒发生率急剧上升，而跌倒造成的老年人慢性硬膜外血肿可谓是“跌倒的隐形杀手”。慢性硬膜外血肿好发于老年人，平均发病年龄为60岁。本病的特点是颅脑损伤轻微，伤后没有不舒服，很长时间以后才会出现临床症状，甚至很多人不记得自己头部受过伤，起病很隐匿，临床症状、体征也不明显。很多是以记忆力下降、头晕、走路不稳、精神症状或大小便失禁等起病，易被误诊为认知障碍。

这种疾病为什么好发于老年人呢？这是由于老年人大多有不同程度脑萎缩，颅腔代偿容积大，因此颅内压增高症状不明显，但由于血肿压迫，神经功能障碍症状较突出。大多数患者无明显外伤史，起病缓慢，临床早期症状轻微，故多不予重视，然而在受伤后1个月左右会出现头晕、头痛、乏力、一侧肢

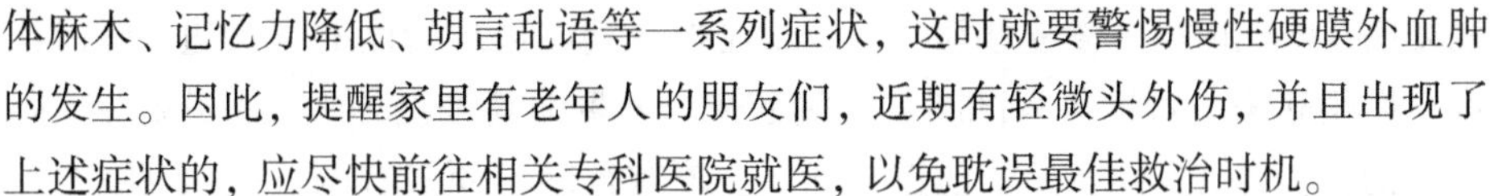

体麻木、记忆力降低、胡言乱语等一系列症状，这时就要警惕慢性硬膜外血肿的发生。因此，提醒家里有老年人的朋友们，近期有轻微头外伤，并且出现了上述症状的，应尽快前往相关专科医院就医，以免耽误最佳救治时机。

对慢性硬膜外血肿，可先采用穿刺放液引流治疗，无效时开颅行血肿清除及切除血肿包膜。预后情况视病情发展而定，若出血量小、无其他并发症，则治疗后预后较好，但若病情发展较急则预后较差。

13. 老年人跌倒后如何应急处理？

老年人发生跌倒后，如果处理不当，可能会导致其二次骨折，或者加速脑血管意外疾病的进展，因此，在跌倒后如何进行应急处理变得至关重要。

(1) 自救

不慎跌倒时，保持镇定不要慌；尽可能把损伤程度降到最低，当肢体出现剧烈疼痛或活动障碍、畸形时，不要随意移动，不要急于起身；如无此情况，可尽量通过屈腿翻转身体呈俯卧位，借助双手和膝盖跪着起来。若身边有比较稳定的物体，可以借助物体站起来；若体力不支站不起来，可先屈腿尝试移动身体，拿衣物垫在身下，并大声呼救或使用手机拨打急救电话以寻求帮助，等待救援。

(2) 他人救助

发现老年人跌倒，不要急于扶起，要分情况进行处理。

如老年人意识不清，在场的人应该立刻联系医务人员进行急救，检查其是否出血，若有出血，应立即止血、包扎；若有呕吐，应将其头部偏向一侧，清理口、鼻腔分泌物，保证呼吸道通畅；若有抽搐现象，应将其移至平整软地面或身体下垫软物，防止碰、擦伤，防止舌咬伤，不要硬掰抽搐肢体，防止肌肉、骨骼损伤；如呼吸、心跳停止，可在拨打急救电话的同时，在专业人士的指导下，立即采取胸外心脏按压、口对口人工呼吸等急救措施；如需搬动，应保证平稳，尽量平卧。

如老年人意识清楚，应询问跌倒的情况；如发生记忆短暂性丧失，可能为晕厥或脑血管意外，应立即将其护送到医院诊治或拨打急救电话，并询问是否存在头痛明显的情况，并观察是否有口角歪斜、言语混乱、手脚乏力等，这些症状提示其可能发生了脑卒中。若老年人摔倒应尽可能保持其平躺休息，无明

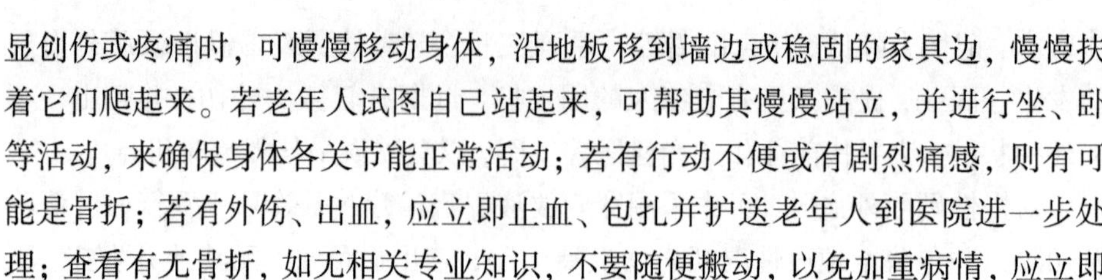

显创伤或疼痛时，可慢慢移动身体，沿地板移到墙边或稳固的家具边，慢慢扶着它们爬起来。若老年人试图自己站起来，可帮助其慢慢站立，并进行坐、卧等活动，来确保身体各关节能正常活动；若有行动不便或有剧烈痛感，则有可能是骨折；若有外伤、出血，应立即止血、包扎并护送老年人到医院进一步处理；查看有无骨折，如无相关专业知识，不要随便搬动，以免加重病情，应立即拨打急救电话。

此外，还需留意有没有晕厥或胸闷的感觉，如有疼痛，应尽快告诉照护者疼痛的位置。在摔倒后应该在家庭成员或家庭保健员的陪护下尽快到医院，以便更快、更精准地诊治。

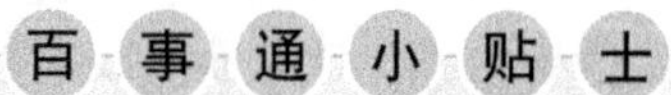

百事通小贴士

如何预防衰弱老年人跌倒？

跌倒在老年人群中十分常见，在我国，老年人跌倒的发生率为14.7%~34.0%。有科学研究发现，老年人随着年龄的增长，尤其是衰弱的老年人，更容易出现感觉和运动功能衰退、肌肉松弛，同时，老年人的姿势控制能力和关节灵活性也会随之下降，从而造成老年人的平衡能力下降，进而大大增加了老年人发生跌倒的概率。每年因为跌倒导致老年人损伤甚至是付出生命代价的案例不在少数。引起老年人跌倒的原因有很多，不少衰弱的老年人合并多种疾病，如贫血、高血压、糖尿病等，我们常称之为老年衰弱共病，除了疾病本身，治疗所需的药物有时也会增加跌倒的风险。此外，还有一些常见的环境因素，如通道旁的障碍物、地面湿滑、照明差等也会增加跌倒的风险。

那么，我们日常该怎样预防衰弱老年人跌倒事件的发生呢？

1）老年衰弱共病者多数需长期服用药物维持治疗，我们一定要关注药物的不良反应。比如降压药、感冒药等易让人头晕眼花，这时候一定要耐心地提醒老人，吃完这些药后要注意休息，少走动。

2）由于衰弱的老年人平衡性欠缺、步态不稳以及视力下降，容易发生跌倒，因此，老年人的居住空间要明亮、不局促、通道无障碍，尽量设置防滑辅助设施。家用照明以日光灯为宜，尽量避免调节式柔光灯。老年人常走的通道应避免随意摆放椅凳等障碍物；卫生间、厨房尽量设置扶手或防滑垫。

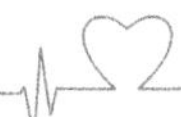

3)从日常生活方式来说，下床活动时应穿防滑鞋，进行运动时应注意适度、避免剧烈运动，运动应循序渐进，量力而行，以不劳累为宜。

跌倒对老年人造成的不良后果不胜枚举，最常见的就是骨折，严重影响了老年人的生活质量。

14. 老年衰弱与共病有何联系?

共病，也称为多重共病或多重疾病共存，是指一个人同时患有两种或两种以上的疾病。共病不仅影响患者的健康和生活质量，还可能增加医疗资源的消耗和死亡风险。共病的种类繁多，包括精神和躯体疾病。例如，一个癌症患者可能同时患有抑郁症或精神分裂症。共病可能由多种因素引起，包括环境、遗传和生活方式等。共病的治疗通常需要综合考虑各种疾病的情况，具体问题具体分析。此外，共病现象在老年人中更为普遍，也是一个重要公共卫生问题。衰弱与共病关系密切、相互影响并有一定的重叠。老年人存在的疾病是衰弱的潜在因素，如抑郁、心力衰竭、肾衰竭、糖尿病、视力及听力问题等，均可促进衰弱的发生与发展。其实，在2016—2017年就有相关学者研究发现，衰弱可作为老年人不良结局风险的标志，并越来越多地被专科(肿瘤科、心血管科和骨科)用于预测患者的治疗效果。

这就意味着衰弱程度越重，老年人发生不良事件的风险就越高，结局会越差，倘若再伴随肿瘤、心血管疾病等，则治疗的效果也会受到相应影响。

处于衰弱前期的老年人，可通过营养支持、运动管理、规律的生活作息与习惯，以及对相关风险事件的科学认知与防御手段延缓衰弱的发展。当然，目前仅靠医护人员的力量来指导老年衰弱共病者或家属是远远不够的，还应通过多种形式的科普宣教，提升老年人及社会各层次人群重视老年人、重视老年衰弱、重视老年衰弱共病的程度，共同建造老年友好型社区、老年友好社会，从根本上提高民众对健康相关知识的了解，进而达到有效防御、科学保健、老而不弱的目的。

15. 为什么老年衰弱共病患者要重视用药的准确性?

我国人口老龄化程度日趋加重，调查显示，80岁及以上的高龄老年人以每年5%的速度递增，到2040年将增加到7400多万人。随着年龄的增长，老年人躯体功能减退，器官功能退化，随之而来的多病共存现象也日益显现。

慢性病患者需要服用多种药物，存在多重用药的问题。我国调查显示：北京市80岁及以上老年人人均服药7.5种，多重用药比例达64.8%；安徽省80岁及以上老年人日口服药种类大于5种的比例为82.4%。

年龄相关的生理功能变化引起的药物与疾病间相互作用的风险，使得老年共病患者对药物的耐受程度及用药安全性明显下降，药物不良反应发生率增加，尤其是衰弱的高龄老年人更容易发生药物不良事件。大量的科学研究显示，与用药种类数小于5种的老年患者相比，接受5~7种药物治疗的老年患者发生严重药物不良反应的风险增加了1.58倍，而接受大于或等于8种药物治疗的患者发生严重药物不良反应的风险增加了约4倍。多重用药易导致老年人衰弱、跌倒、骨折、认知障碍、谵妄及再入院等不良健康结局，影响患者的生活质量，增加医疗资源投入。在75岁或75岁以上的人群中，大约30%的计划外住院与药物使用引起的直接和间接伤害有关，其中多达3/4是可预防的，所以老年衰弱共病患者多重用药管理也是医疗领域面临的严峻挑战之一。

16. 老年衰弱共病患者居家用药期间如何科学做好自我管理?

老年人由于器官功能衰退，肝、肾等器官对药物的解毒、代谢能力亦随之下降，加之老年人可能伴随多种疾病，服用的药物具有多、杂、长期的特点，故老年患者用药更需谨慎。居家用药有以下4个原则需要做到。

遵医嘱用药：用药要注意的方面有很多，有些病一旦停药，症状就会复发，甚至加重，所以不要忘记服药，不要随意停药或减少药量；药物多由肝、肾代谢，老年人由于肝肾功能减退，药物容易蓄积于体内，出现药物不良反应，所以不能随意增加用量或根据常识自行用药。

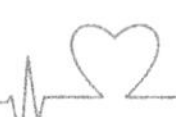

标识清晰，正确储存：①药物的放置要以防潮、防湿、避光为原则；②内服药和外用药需分开放置；③需冷藏的药物不要放进冷冻室；④原有的包装和说明书尽量不要丢，每次使用前，看看是否在保质期内，使用的方法是否正确。

定时监测：个体对药物的敏感度不同，每个人用药的效果也可能不同，用药期间要定时监测原有疾病。例如，高血压、糖尿病患者可以使用电子血压计、便携式血糖仪等仪器设备监测血压、血糖数据并记录下来，遵医嘱定期随访，可以帮助医生了解用药效果，依据监测指标调整用药剂量。

及时就医：在用药期间，当身体出现不耐受的不良反应时，要及时就医，以免耽误最佳治疗时间，延误病情。建议询问所在社区医院是否有家庭医生和志愿者，当出现紧急状况时可以立即联系，在专业人员的指导下尽早自救，为医务人员的上门救治争取宝贵时间。

17. 为什么说"遵医嘱服药"是老年衰弱共病患者居家用药期间安全管理的关键？

不论男女老少，服药都要遵医嘱，特别是小孩和老年人。生活中，大家往往更重视孩子的服药问题，而忽视了老年人，其实老年患者遵医嘱服药也十分重要！因为老年患者尤其是老年衰弱共病患者有以下几个特点。

1）老年衰弱者各器官功能逐渐衰退，并且因为生活环境和个人体质的差异，药物用量不同，耐受性低，容易产生不良反应，因此更需要遵医嘱确保服药种类和剂量的准确性。

2）老年衰弱者所患疾病多为慢性病，需要长期甚至终生服药。长时间服药容易导致药物在体内积蓄，并损伤肝、肾和造血功能，甚至引发中毒。所以对药物剂量控制要求更高，因此务必遵照医嘱，定期检查。

3）老年衰弱者可能同时患有多个系统的疾病，每种疾病诊治的医生可能不同，在需要增加服药种类和调整服药剂量时，应该将当前使用的所有药物告知医生，这样医生可以依据药物的特性和使用禁忌，给出最佳的用药方案。

4）老年衰弱者服用药物较多，可能会出现漏服药或补服药，还有的老年人会把胶囊、药片磨碎变成粉末状与茶水、果汁等混服。这些都是不可取的。改变服药时间和药品性状都会影响药效，发生不良反应。有些老年人由于疾病导致张口困难、吞咽困难等，家属可以和医生共同制订可行的服药方案，不可擅自更改用药时间、用药方式和药品性状。

除此之外，还有些药物有特殊用法、注意事项和储存条件，有些药物需要在特定的时间服用才最有效，有些药物需要考虑其半衰期、有效浓度和疗程，所以遵医嘱服药对于老年衰弱者来说非常重要。

18. 老年人围手术期谵妄是衰弱“惹的祸”吗?

有些老年人在手术结束后出现了全身发抖、说胡话的现象，这是一种术后并发症，称围手术期谵妄，是一种急性的脑功能衰竭状态。围手术期谵妄通常发生在手术期间，有时也发生在术后一两个月后，一般都是突然起病，表现为神志不清、思维混乱、失去自制力、大声喊叫、回忆往事、烦躁不安，甚至狂躁；有些人会产生幻觉，甚至会不顾一切拔掉身上的各种管路，这非常危险。这种突发的情况，往往会引起家属的恐慌，让他们误以为这是医院用药不当或是手术本身对老年人大脑产生了巨大的创伤所致，更有甚者会引起医疗纠纷。

那么为什么会发生这种情况呢？有最新的科学研究表明，围手术期谵妄和患者自身条件、手术本身相关性更大，即便局麻小手术依然可能发生围手术期谵妄。目前认为高龄、教育水平低、水电解质异常、吸烟、应用苯二氮䓬类药物(如地西泮)、应用抗胆碱药物(如阿托品)、术前脑功能状态差及大手术等是影响围手术期谵妄的危险因素，老年衰弱也可能会加重影响。因此，给危险因素多的老年患者术前用药时，医生会酌情调整。当然，麻醉药品也是危险因素之一。老年人神经系统功能逐步衰退，日常生活、活动能力降低，导致对麻醉药品敏感性不断增加，这样他们发生围手术期谵妄和术后认知功能下降的风险就会升高，老年衰弱者发生围手术期谵妄的概率更大。

19. 麻醉剂量过量会加重老年衰弱的程度吗?

看到这个问题肯定会有很多老年人有疑问：“为什么医生会把握不好剂量？是技术不好吧！”事实上，麻醉医生对于剂量的把握要想达到“量身定制”的地步很难。麻药的耐受量因人而异，就像有的人千杯不醉，但有的人一杯即倒一样。麻醉剂量过量，对任何人来说都是有影响的。尤其是老年衰弱者

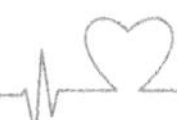

肾脏萎缩、排泄功能减弱，药物代谢的速度减慢，易致肾脏负担加重，严重的还会导致急性肾损伤。

但是老年人也不用过分担心，医生会对患者的身体做好全面评估，尤其是肾功能。对于慢性肾衰竭或急性肾病的患者，原则上应停止手术(紧急救命手术除外)。近年来，随着血透的日益发展，有的慢性肾衰竭患者不再被严格要求停止手术。

比起担心麻醉剂过量，其实麻醉医生更担心麻醉剂量不足。麻醉剂量不足会导致疼痛控制差，对老年患者而言不仅身体会遭受折磨，更会影响大脑功能、影响术后康复。一旦老年衰弱者决定手术，麻醉医生会无比谨慎，他们在选择麻醉药物时也会很慎重，会以尽量不损坏各器官功能为原则。针对肝肾功能不好的患者，麻醉医生也会尽量选择不经过肝肾代谢的药物；有一些药物起效时间比较慢、作用时间又比较长，医生会使用麻醉深度监测仪来精准控制给药量，避免药物过量或不足。总之，医护人员会针对患者的身体情况进行麻醉和护理，全力减少麻醉可能造成的风险。

百事通小贴士

为什么麻醉前医生要问牙齿松没松、有没有义齿？

其实，在任何需要全麻的手术前，麻醉医生都会问“牙齿松没松、有没有义齿”，是怕麻醉气管插管时，松动的牙齿掉落下来堵塞气道，那就非常危险了。即便掉落的牙齿没有堵塞气道，划伤气道也是很麻烦的。

老年人，尤其是老年衰弱者，在麻醉诱导时气道管理比一般人困难得多。老年人牙齿松动脱落较多，牙槽骨萎缩，面罩密合度较差，麻醉医生可能会用纱布或特制的支撑器填高或放置口咽通气管来改善面罩通气。麻醉气管插管时，又难免会碰到牙齿，对于轻、中度松动的牙齿，医生会用丝线绑结实，但是，对于一看就保不住的太松动的牙齿，则需要把这颗“不定时炸弹”提前拆除。

那义齿又该如何处理呢？一句话，平时可以摘下来的，手术前就摘下来。固定住的义齿不必处理，体积较大且固定较好的义齿反而有利于保持较大的开口空间，有利于麻醉诱导插管。

有的人会问，如果老人上的是腰麻，不用气管插管，是不是就不用关

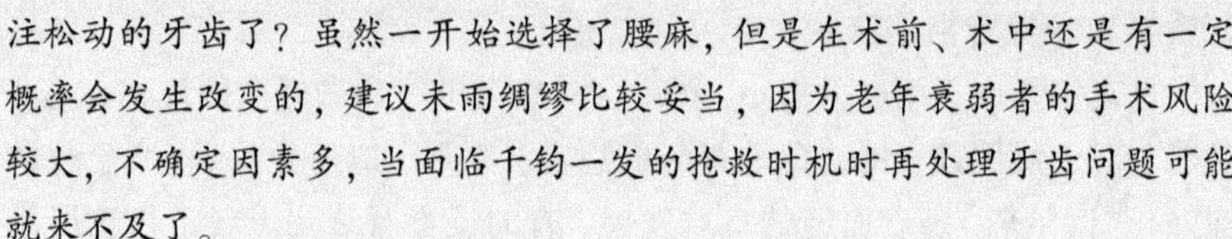
注松动的牙齿了？虽然一开始选择了腰麻，但是在术前、术中还是有一定概率会发生改变的，建议未雨绸缪比较妥当，因为老年衰弱者的手术风险较大，不确定因素多，当面临千钧一发的抢救时机时再处理牙齿问题可能就来不及了。

20. 老年人如何保证术后营养供给?

常规肺部手术采用全身麻醉的方式，麻醉清醒 6 h 后就可以少量饮水，进食少量流食，排气后就可以正常饮食了。这些饮食指导针对的是脾胃功能正常的术后患者。老年人脾胃虚弱，消化系统功能减退，气血不足，肾功能衰退，食物消化能力也逐渐减弱，所以老年人在饮食上有很多注意事项。那我们该如何保证营养供给呢？

(1) 饮食宜缓

“我刚吃的几口粥全都吐了，现在一点儿也吃不下去了。”在临床工作中经常会听到患者这样的反馈。这时候应该暂缓进食，进食时也应该细嚼慢咽，这样有利于食物的消化与吸收。

(2) 饭菜宜香，应营养丰盛

选择含优质蛋白质的食物（如豆制品、鱼、虾等），并注意色、香、味的搭配，提起老年人对饮食的兴趣。鱼和虾相对于猪肉、牛肉更容易消化。

(3) 早期活动

一般情况下，术后第二天鼓励患者下床活动，有两个目的：第一，早期下床活动有利于患者早期康复，促进血液循环，防止血栓的发生；第二，早期下床活动，适量运动会消耗能量，有利于增加患者的食欲。老年患者的恢复速度本来就比年轻患者慢，自身的身体素质相对较弱，所以应该更加主动地下床多活动，增加活动量。

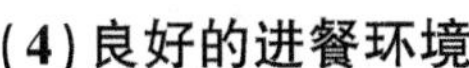

(4)良好的进餐环境

舒适的就餐环境、充足的光线、适宜的温湿度都可以促进食欲。

(5)正确的心理导向

俗话说“遇事不恼，长生不老”，老年患者术后的心理素质对术后的康复有很大的影响，所以一定要有积极乐观的心态。

21. 高龄老人发生心肌梗死与衰弱有关吗？还能做手术吗？

衰老是正常的生理过程，而衰弱则与疾病、体能下降等有关。衰弱没有统一的定义，目前认为是由多种原因引起的一种临床综合征，以力量和耐力下降、生理储备功能降低、对抗外界应激能力减弱为特点，较小的刺激可引起并发症、不良事件、疾病等问题，所以高龄老年人心肌梗死发生与衰弱是有关联的。

冠心病是冠状动脉粥样硬化导致血管腔狭窄或阻塞，引起冠状动脉供血不足，造成心肌缺血、缺氧或坏死的一种心脏病。冠心病手术分为两种：一种是介入微创治疗，另一种是外科搭桥治疗。一旦发生急性堵塞，常常需要尽快开通闭塞的血管，挽救梗死的心肌细胞。

那么到底还能不能做手术？答案是肯定的。老年人如果发生急性心肌梗死，要及时送到能做急诊冠脉支架植入手术的医院，最好能在两三个小时之内送达，急诊做冠状动脉造影+冠状动脉支架植入手术，开通闭塞的冠状动脉，这是最佳的治疗方式。

如果没有做急诊心脏支架植入手术的条件，可以在监护下做溶栓治疗，溶栓之后尽快转到有条件的医院进行治疗。进行手术治疗之后，还需要长期口服药物进行规范的冠心病治疗。

22. 老年衰弱者心肌梗死后，该如何“养心”？

随着生活水平的提高及人口老龄化的加重，老年衰弱者心肌梗死的发病率逐年升高，常见的治疗方法是植入支架，这是一种介入治疗，直接把特制的支架送到堵塞的血管处，撑开血管，增加供血。通常情况下，有过心肌梗死病史的患者，再次心肌梗死的发病率依然很高，尤其是老年衰弱者，应该注意以下几点。

1）老年衰弱者应控制好基础疾病。老年衰弱者常合并高血压、高血脂、高血糖等多个危险因素，属于心血管疾病高危人群，所以平时要注意饮食、合理用药、适量运动等。

2）老年衰弱者应提高服药依从性。心肌梗死后一定要按时按量服药，比如阿司匹林、氯吡格雷或替格瑞洛、他汀类等药物，但是因为老年衰弱者可能同时患有多个系统的疾病，服用药物种类和数目较多，可能会出现漏服药或补服药，还有的老年人会把胶囊、药片磨碎变成粉末状和茶水、果汁等混服，或改变服药时间，这些都会影响药效，导致不良反应发生。

3）老年衰弱者的消化系统功能减弱，饮食应清淡易消化，低盐、低脂，坚持少量多餐的进食理念，忌饱餐，还要戒烟、限酒。

4）老年衰弱者应避免便秘。老年衰弱者行动不便、运动相对较少、胃肠道动力减弱，因此便秘十分常见。临床上，因便秘时用力屏气而导致心肌梗死的老年衰弱者并不少见。因为在用力排便时，会导致腹内压、血压升高，此时心脏的负担也会加大，容易诱发心肌梗死。所以，排便必须引起老年衰弱者足够的重视，要保持大便通畅。

5）老年衰弱者应保持循环良好。老年衰弱者秋冬季除了容易手脚冰凉，更容易因为气温降低、血管收缩，出现心绞痛、心肌梗死等紧急情况，若处理不当，还有可能造成生命危险。所以，老年衰弱者应该注意保暖，可以用温水泡脚等。

(6)老年衰弱者忌情绪化。情绪波动会使其心率加快，引起血管收缩等，严重时可能会直接造成心肌缺氧缺血，导致心肌梗死。所以在日常生活中，老年衰弱者需要时刻放松心情，保持积极乐观的心态。

近几年，随着我国医疗水平不断进步与发展，急性心肌梗死患者的病死率也大大降低，合理有效的治疗大大提高了老年衰弱者的生活质量。但是如果老年衰弱者再次发生心肌梗死，其病死率比首次发生要高得多，而且发生猝死的概率也显著增加。由此可见，心肌梗死后的老年衰弱者必须认真对待，尤其是出院后，切不可掉以轻心，要积极预防心肌梗死再次发生。

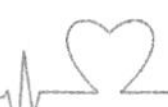

23. 老年衰弱对心血管疾病患者有哪些影响?

人至老年，身体各项生理功能随之衰退，老化速度加快，衰弱综合征也越来越常见。

随着年龄的增长，老年人罹患心血管疾病和衰弱的比例显著增高，80%以上的老年人中，心血管疾病的患病率为89%~90%。高龄老年心血管疾病患者的住院时间长，住院后出现功能下降、失能，甚至死亡的比例显著升高。越来越多的研究发现，衰弱综合征与老年人心血管事件的发生有相关性，衰弱发生率增加，心血管疾病发生率亦增加。两者之间是相互依存的，具有共同的发病基础，均与体内炎症通路的激活、内分泌和代谢途径增加、凝血功能失调、免疫损伤有关。心血管疾病合并衰弱患者的炎症标志物和成纤维细胞生长因子23升高，胰岛素抵抗、氧化应激水平增加。

有研究证据表明，不同形式的心血管疾病患者衰弱的高发病率与不良临床结局密切相关，包括死亡、心肌梗死、脑卒中和血管疾病等。相比非衰弱患者，衰弱患者的主要不良心血管事件发生风险增加77%，其中急性心肌梗死、卒中、周围性血管疾病、冠状动脉疾病的发生风险分别增加95%、71%、80%、35%。

24. 老年衰弱与肺炎有何联系?

衰弱是介于健康和疾病之间的中间状态，能够客观地反映老年人的健康状况。衰弱和老年人的失能(丧失生活自理能力)、认知障碍、活动功能下降、睡眠障碍等关系密切，同时也会增加患肺炎的风险。

老年人肺炎之所以高发，与其生理功能减退密切相关。

1)老年人上呼吸道黏膜、咽部淋巴组织、气管及支气管黏膜上皮和腺体等都会不同程度地萎缩，使呼吸道防御功能明显减退。

2)呼吸肌力量减退会使咳嗽乏力，加上小气道张力降低、狭窄甚至塌陷，造成痰液不易排出。

3)机体抵抗力下降(比如感冒、发热、过度劳累)时，平时寄生在口咽部处于平衡状态的菌群容易失调，致使病菌大量繁殖，而老年人往往吞咽反射功能

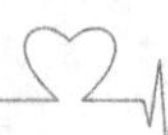

减退，从而使这些细菌易被吸入或呛入肺部。

4）若老年人患多种慢性病，身体很虚弱，更易诱发肺炎。

老年人应充分重视肺炎，原因如下。

第一，老年人肺炎症状不典型，可能仅仅表现为疲乏、无力等，这样常常会被误认为是普通感冒。

第二，老年人患上肺炎后，如果没有得到及时有效的控制，会出现肺炎并发症，发展成重症肺炎甚至导致呼吸衰竭。

第三，老年人肺炎的治疗手段有限，很多抗生素在老年人中会因受到不良反应的限制，而无用武之地。

25. 老年衰弱与慢性阻塞性肺疾病有何联系？

慢性阻塞性肺疾病（COPD）是老年人易发的疾病。老年 COPD 患者常常会出现气促，并伴有喘息、胸闷、咳嗽加剧、痰量增加、痰液颜色或黏度改变，以及发热、精神不振、疲乏等症状，老年患者抵抗力下降，进而导致衰弱的发生，而老年 COPD 患者出现衰弱后，症状会更加难以控制。

COPD 患者与衰弱相关的因素包括年龄、体重指数、病程、肺功能的分级和症状，其中年龄是公认的首要危险因素。衰弱患病率是随着年龄的增长而增加的，女性患病率高于男性。体重指数低的老年 COPD 患者更容易出现衰弱，说明营养状况的好坏对 COPD 的康复也非常重要。病程和肺功能的分级也与衰弱有密切的关系，老年 COPD 患者是衰弱的高危人群，衰弱出现后又反过来严重影响 COPD 的康复，从而形成恶性循环。因此，得了 COPD 的患者应及时到医院进行正规治疗，只有肺康复了，对老年衰弱的预防和治疗才更有效。

26. 老年衰弱者如何预防呼吸系统疾病？

由于老年衰弱者的呼吸道黏膜慢慢萎缩且功能下降，这会降低呼吸功能，使得吸入和排出的气体量减少，如此一来，废气排出降低，吸入的新鲜空气减少，就可能导致呼吸系统疾病的发生。呼吸系统疾病是导致老年衰弱者死亡的主要原因，所以，对于高发的呼吸系统疾病，老年衰弱者做好预防是关键。

1)肺炎。老年人呼吸功能逐渐减弱，呼吸道清除病菌能力降低，使得呼吸道易受到感染。另外，老年衰弱者的胸腺也会出现不同程度的退化，身体的免疫功能降低，进入呼吸道的病毒和细菌也会趁机繁殖。还有部分老年衰弱者伴有慢性支气管炎、营养不良及其他慢性病，抵抗力相对较差，同样易出现呼吸道感染。当气温下降时，基于上述因素，老年衰弱者便常常会因为感冒而诱发肺炎。

2)感冒。老年衰弱者的呼吸功能和免疫力下降，易患感冒，而感冒则易诱发支气管炎和肺炎，也会诱发老年人的其他伴随疾病如心脏病，所以，老年衰弱者更要多关注天气，根据气温增减衣服，防止受凉；尽量减少去人口密集的公共场所，如电影院、商场，出门时尽量戴上口罩，避免被感染。

3)慢性支气管炎。慢性支气管炎严重威胁老年衰弱者的健康，属于常见病和多发病，需做好防范工作，减少支气管炎发作次数。

27. 老年衰弱引起的肠道功能改变有哪些?

随着年龄增加，人的肠道功能会随之衰退吗？肠道衰弱又有什么表现呢？出现哪些症状预示着出现肠道衰弱了呢？首先，出现肠道功能紊乱。有两种表现，一种是过度活跃，会出现排便、排气增多，腹部会有隐痛不适，肚子经常会“咕噜咕噜”叫；另一种是胃肠蠕动减慢，也是老年人最为常见的表现，时常感觉肚子胀胀的，吃了点东西就会觉得饱胀不适，食欲减退，同时排便困难，几天才解一次大便，排便时还会出现上腹部疼痛、烧灼等不适感，更有甚者，会因长期排便困难造成肠梗阻，使患者无法进食、腹痛难耐。另外，肠道是人体重要的吸收器官，营养、盐分、水分大部分都通过肠道进行吸收。随着肠道功能减退，肠道衰弱出现，患者吸收营养的能力降低，会出现不同程度的贫血、营养障碍等。当然，以上症状的出现也有可能是疾病引起的，所以，一旦出现上述症状，应该及时到医院去做相关的检查，排除其他疾病的存在，如果检查没问题，但是依然有这些症状时，就说明您的肠道“老了”。

28. 消化系统疾病手术后的老年衰弱者如何吃得健康?

消化系统疾病手术后的老年人饮食受限、生活自理能力下降、运动能力受影响，加上手术创伤，容易引起日常能量摄入不足，进而导致营养不良、肌肉力量下降，最终导致衰弱的发生。当然，也有一部分老年患者在术前就已经发生衰弱，不利于术后的康复。与此同时，患者和家属都容易陷入两种误区，一是认为要多吃补品，比如人参、燕窝、鹿茸等，吃得越多对身体越好；二是认为消化系统做过手术，老年患者胃口差、恢复慢，肠道不能吸收，从而不敢吃。

其实，不管是正常的老年人，或是老年衰弱者，术后脾胃功能相对较差，此时吃大量的补品会加重胃肠道的负担，反而不利于恢复。但如果因术后恢复慢、活动减少、胃口差就不吃或吃得少，也会减慢康复的进程。

消化系统疾病手术后伴随衰弱的老年患者应该秉承“少吃多餐、循序渐进”的原则，合理搭配蛋白质、脂肪、氨基酸、矿物质、维生素等营养元素，按照从稀到稠的顺序，保证每天所需热量。同时还需注意：①不要吃过多的油脂，动、植物油比例要适当。②多吃新鲜蔬菜和水果，富含维生素的食物，如芦笋、芹菜、韭菜、白菜、萝卜等，可刺激肠蠕动，增加排便次数，预防便秘。③宜食含钾丰富的食物，如苹果、橘子、玉米、鱼、精肉等。④禁忌辛辣食物，不吃生、冷、坚硬、煎炸、腌制食物或未完全煮熟的食物，不喝含酒精的饮料。少吃洋葱、地瓜、椰菜、豆类、胡萝卜等易产气的食物，以及柿子、葡萄干、干果、核桃等难消化并易造成梗阻的食物。除日常食物外，如胃口特别差不能满足每天能量所需的老年衰弱者，还可以遵医嘱适当服用一些营养制剂，切忌进补过度。

消化系统病症手术后的老年衰弱者及其家属要对术后康复多一点耐心和信心，根据老年人的身体特点，选择清淡、易消化、营养丰富的食物给予营养支持才能保持平稳的康复状态。

29. 老年人得了糖尿病，衰弱的风险更高了吗?

很多疾病的发生可能会加快老年人衰弱的进程，而糖尿病就是其中之一。有科学研究发现，患有糖尿病的老年人比正常的老年人更容易发生衰弱。这是

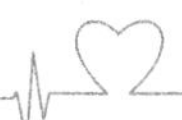

因为老年糖尿病患者常伴有多种基础疾病，身体各方面代谢加快，消耗增加，躯体功能的退化导致其咀嚼及吞咽功能下降，进食量和进食食物种类可能会减少，摄入不足，当身体消耗增加而摄入不足时就会出现营养不良；如果合并慢性肾病，会致使蛋白流失而出现低蛋白血症；如果合并胃肠道的某些疾病，可发生胃排空障碍、食欲减退或腹泻。营养状况是老年衰弱的重要影响因素，没有充分的营养支撑会加重老年人的衰弱进程。

30. 老年糖尿病患者如何预防衰弱?

对于老年糖尿病患者来说，预防衰弱至关重要，不仅可以延缓多种并发症的发生，而且是提高老年人生活质量的关键；而预防衰弱，运动、营养补充是核心，定期检查、遵医嘱准确用药是保障。

1)运动。运动是老年人预防衰弱或衰弱老年患者术后康复的基础要素之一。科学、适度的运动是提高老年人生活质量的便捷有效的方法之一。它不仅能有效锻炼老年人的肌肉、关节，还能增加身体的灵活性、自理能力，改善步态。结伴运动还能增加老年人间的互动交流，使其身心舒畅、愉悦。除此之外，平衡训练、家庭及社会支持下的科学锻炼(比如适量地练太极拳、八段锦等)还可减少老年人衰弱期的多种风险事件的发生，比如对预防跌倒就有很好的效果。

2)营养补充。有效的营养补充可改善衰弱老年人体重下降和营养不良的状况。补充适量的优质蛋白质，如牛奶、蛋、鱼、虾、鸡鸭肉、瘦牛肉、大豆等，这些食物可以增加肌肉力量进而改善衰弱的状态。

另外，补充足够的维生素D、钙剂，可以提高神经和肌肉的功能，并且能够预防跌倒、骨折和改善平衡功能。科学研究发现，维生素D在衰弱治疗中可能具有重要的地位。但维生素D缺乏在老年人群中非常普遍，可以导致肌肉无力、骨质疏松，补充足量维生素D对改善下肢的力量和功能效果显著。维生素D的主要来源包括：太阳的照射、含丰富维生素D的食物(海鱼、动物肝脏、蛋黄、瘦肉、脱脂牛奶、鱼肝油、乳酪、坚果)和维生素D3。

3)定期检查。对于血糖高的老年患者，在平时的日常生活中，必须重视检查。定期检查可以及时帮助老年人调整药物的用量，更好地控制疾病进展进而延缓衰弱的发生。并且老年患者需要监测血糖、血压、血脂、糖化血红蛋白、

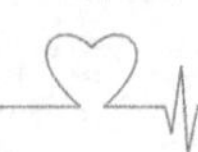

尿微量白蛋白等多项指标，并配合做好眼底检查、血管超声等。除此之外居家期间还需要学会自我检查，比较双脚的皮肤颜色、温度、感觉等，如果发现异常，需要及时就医。

4)遵医嘱准确用药。老年人高血糖的治疗是一个漫长的过程，所以需要长期遵医嘱用药治疗，不可随意增减药量。

做到这些才能有效控制血糖，延缓衰弱的发生或减轻衰弱的程度。

31. 老年衰弱人群更容易发生骨质疏松吗？

答案是肯定的。骨质疏松为骨头的实质密度降低、变得疏松，同时伴随骨结构改变和承载能力下降，进而导致骨头脆性增加的一种疾病。从医学的角度讲，是骨量减少和骨组织的微细结构被破坏，导致骨脆性增加，所以易发生骨折。

那么，究竟是什么原因导致患者骨质疏松呢？常见的原因是营养摄入不足或流失过多。人体所需的营养种类繁多，包括糖、脂肪、蛋白质、维生素与各类矿物质，其中钙、蛋白质、维生素 C、维生素 D 等成分丢失过多而又未及时补充，就容易导致骨质疏松。大部分年老体弱的人在肠胃吸收功能较弱，所以很多时候食用的一些食物及补品并不能完全吸收到体内。此外，老年人的性腺功能逐渐减弱，性激素分泌减少，影响了骨的生长，造成骨头的钙流失量大于摄入量。同时，老年衰弱人群多数伴有自理能力、消化吸收等功能的下降，可能长时间闲居室内，缺乏足够阳光照射，缺乏运动，所以更容易引起骨质疏松。

所以，老年衰弱者应在循序渐进地加强营养摄入的过程中调节自己的胃肠消化功能，适当增加户外锻炼，保证充足的阳光照射，多吃蔬菜、水果、牛奶、鸡蛋等，摄取足够的营养物质。如果身体等各方面状况允许，可以在医生指导下联合服用钙剂来进行钙质的补充。这样的话，老年衰弱人群就可以有效预防骨质疏松。

32. 尿失禁是衰弱老年人的“特征”吗？

人到老年，身体“零件”老化，时有“尿裤子”的现象，很多老年人因此而出现社交恐惧，不敢出门，更不敢长途旅行，就怕在朋友面前出丑。慢慢地，老

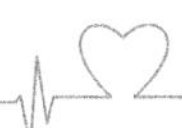

年尿失禁已成为“不能说的秘密”，很多人因尴尬不去就医，有的人则认为“尿裤子”是人体自然衰老的过程。尿失禁是衰弱老年人常见但常常未得到治疗的疾病，衰弱和尿失禁在老年人中存在高度重叠，尿失禁提示老年人群衰弱问题的存在，与此同时，衰弱也是尿失禁的危险因素。有研究表明，衰弱老年人尿失禁发生率是普通老年人尿失禁发生率的 4 倍。

年纪大了，膀胱收缩无力，随着年龄的增长，膀胱功能也慢慢变弱了，当人体发生衰弱，膀胱肌肉会变得更加无力，失去原有的收缩能力。如果它的功能变弱，平时大笑或是咳嗽、打喷嚏的时候就会不自主地有尿液流出，也就是我们所说的尿失禁。年龄较大的老年人容易发生尿失禁，这可能缘于与年龄相关的下尿路形态学及功能性改变引起不同的动力学行为，造成老年人逼尿肌收缩力、膀胱容量及膀胱排空能力的下降。同时，老年人往往合并有糖尿病、脑卒中、阿尔茨海默病及帕金森病，不仅影响认知功能，干扰抑制排尿能力，还导致行动障碍，使得衰弱老年人更难应对尿失禁的症状。

33. 衰弱老年人尿失禁的日常照护需要注意什么？

衰弱与尿失禁的发生原因存在共性，生活中不仅需要关注其严重性，还需关注两者的潜在损害，那么衰弱老年人尿失禁的日常照护需要注意些什么呢？

1）心理支持。衰弱老年人因长期尿失禁而自卑，照护者应给予充分理解，尊重老年人，注意保护其隐私，给予家庭的支持和帮助。

2）行为治疗。当前尿失禁的治疗方法比较多。盆底肌锻炼，因其操作简单便捷、安全有效，而成为治疗尿失禁的首选方式。许多衰弱伴尿失禁的老年人，盆底肌锻炼的依从性随着年龄的增长而变差，需要照护者督促。

盆底肌锻炼到底怎么做呢？首先，排空小便，在膀胱充盈时进行锻炼反而会使盆底肌肉变弱，同时增加尿路感染的风险；然后，找到盆底肌肉群最常用的方法是在小便时突然憋住，就是这些肌群在收缩并发挥作用。选择一个舒适的体位，躺、坐、站都可以进行训练，这里以坐为例。反坐在有直角靠背的硬椅子上，放松身体，把手放于两个膝盖上面，后背伸直，保持正常呼吸。收缩盆底肌肉 10 s，放松肌肉 10 s，重复练习，持续 20 min。这样为一组，一天做 3 组练习，上午、下午、晚上各一组，直到尿失禁的症状有所改善。如果该锻炼方法未能改善症状，应及时到医院寻求帮助。

3)保持皮肤清洁卫生。尿液长期浸湿皮肤可使皮肤角质层变软而失去正常防御功能。尿液对皮肤的刺激，易引起湿疹。甚至发生压力性损伤。要保持皮肤清洁、干燥，及时清洗，勤换衣裤、尿垫、床单，皮肤适量涂抹保护剂。

34. 老年男性排尿困难，是前列腺增生还是衰弱？

不少老年男性白天总要频繁地跑厕所解小便，夜里睡觉的时候又总是要起床解小便七八次，严重影响睡眠。不仅如此，有时一想到，就必须马上进厕所，稍微晚一点，尿液就会控制不住滴出来，解小便时还伴有下腹部绞痛和尿道烧灼感。但是，到了厕所却迟迟解不出小便，憋得满脸通红、大汗淋漓，要费力才能将尿液排出，可排出的小便一滴一滴的，完全没有畅快感。

那么，出现上述症状，难道也是因为衰弱吗？

不是。这其实是前列腺疾病所致。前列腺疾病的典型症状是下尿路刺激症状和排尿梗阻。尿频、尿急、尿痛、夜尿增多和急迫性尿失禁，属于下尿路刺激症状；排尿踌躇、排尿费力、尿线变细和尿末滴沥都属于排尿梗阻症状。

当然，前列腺疾病的症状远远不止这些，还包括更严重的急性尿潴留、充溢性尿失禁，甚至血尿。由于前列腺疾病导致的症状往往没有什么特异性，也就是说前列腺癌和前列腺炎、前列腺增生导致的症状很难仅仅从症状上区分。所以，当出现以上症状时，最好还是及时到医院就医，而不是仅仅从症状上来断定自身情况，要通过检查来最终确定是不是有前列腺疾病。

35. 衰弱会不会导致老年人患血液系统疾病的概率增加？

衰弱老年人可能容易患病且患病后恢复慢、预后不佳等，衰弱对老年人的健康存在较大影响，但其并非老年人患病的直接原因。

血液系统疾病主要是指原发或累及造血系统的疾病。它可以发生在任何年龄段，它的疾病种类多、病因复杂、症状多样化，常见贫血、出血、感染等症状。多项研究表明，血液系统疾病是多种因素所致，比如化学因素，长时间接触有害化学制剂如杀虫剂、苯等；物理因素，长时间接触X线造成造血干细胞骨髓微环境的损害，影响骨髓的造血功能；除此之外，血液疾病与遗传因素相

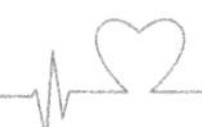

关，免疫因素、生物因素等也可导致血液疾病。

在某些特定血液系统疾病中，如多发性骨髓瘤，好发于老年群体，平均发病年龄在 65 岁。目前病因仍不明确，文献曾报道，发病与放射线、有毒的化学物质、病毒感染(肝炎病毒)等因素相关。

另外，由于老年人胃肠道功能较年轻人差，容易发生叶酸、维生素、铁等微量元素吸收不良，因此老年人更容易出现营养不良性贫血。

虽然衰弱不是老年人得血液系统疾病的直接因素，但衰弱在血液系统疾病治疗中会增加发生并发症的风险，如加重多发性骨髓瘤相关症状，影响其治疗耐受性；也会增加化疗后并发症的发生率，使肝肾功能受损、肺部感染、泌尿系统感染的风险增加。

36. 衰弱期老年人走走停停是何原因?

一提到腰腿疼，很多老年人就认为是腰椎间盘出了问题，但有些老年人久站或长距离行走后会出现下肢疼痛、麻木，蹲下或坐下后症状缓解或消失，再行走又出现症状。这一疾病被称为间歇性跛行，是由腰椎椎管狭窄引起的。

简单来说，人的脊椎的腰部这一段椎管内部变狭窄，压迫脊髓，会引起腰腿痛，间歇性跛行，当压迫到神经时，还会导致大小便功能障碍。有的腰椎椎管狭窄是先天性的，老年人的腰椎椎管狭窄大部分是脊椎退行性变化所导致。这一症状的明显特征是当腰椎处于伸直体位时症状加重，弯腰时缓解。因此，有些患者常感觉弯腰骑车或爬坡时正常，但直立行走困难，那是因为我们在走路的时候腰椎是伸直的状态，会使椎管内的组织充血、水肿，引起椎管管腔狭窄压迫加剧，进而疼痛加剧；而骑车的时候，人的腰是向前弯曲的，腰椎后面间隙变大，不会压迫到神经，所以就没那么痛了。有的患者最初能正常行走，但慢慢地会发展成走十几步就出现症状。

是不是腰椎椎管狭窄就一定要做手术呢？不是的。前期可以先保守治疗：卧床休息 3~5 周(硬床)，遵照医生嘱咐准确用药(消炎、消肿、止痛)，进行功能锻炼。此外，局部打封闭针也是常见的选择，不用动手术，腰痛的部位打上一针来封闭神经。但是如果保守治疗 3 个月仍然没有效果或打了封闭针疼痛还在加剧，就需要手术来解决了。当然，如果出现了大小便障碍，也要及时就医进行手术治疗。

第二篇

老年衰弱防控干预措施

第六章

运动与康复干预

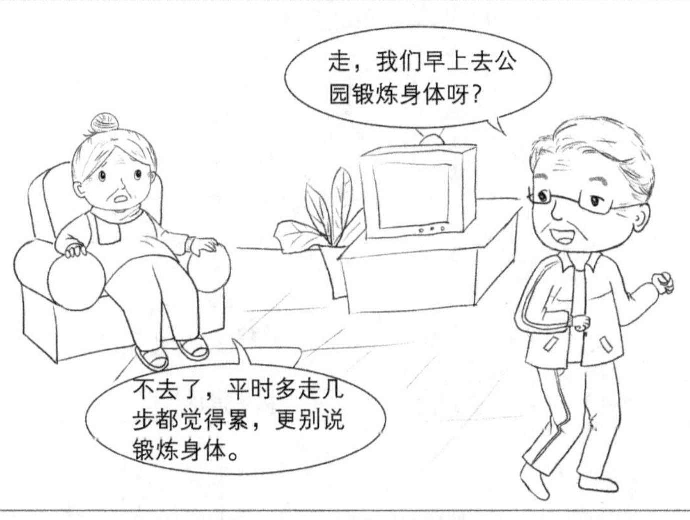
走，我们早上去公园锻炼身体呀？
不去了，平时多走几步都觉得累，更别说锻炼身体。

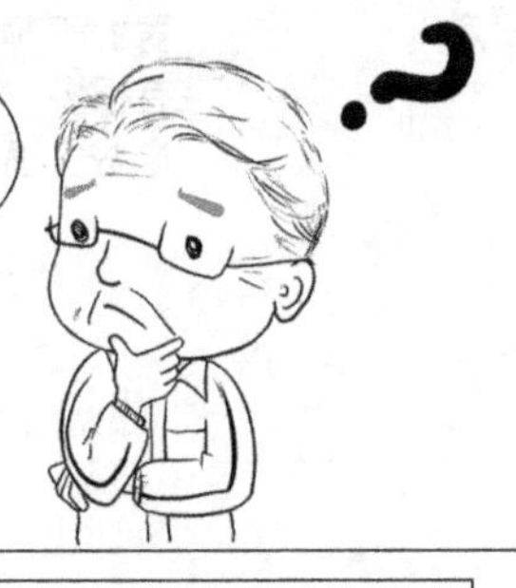
平时也没做什么事呀，怎么一天到晚觉得累、不想动呢？

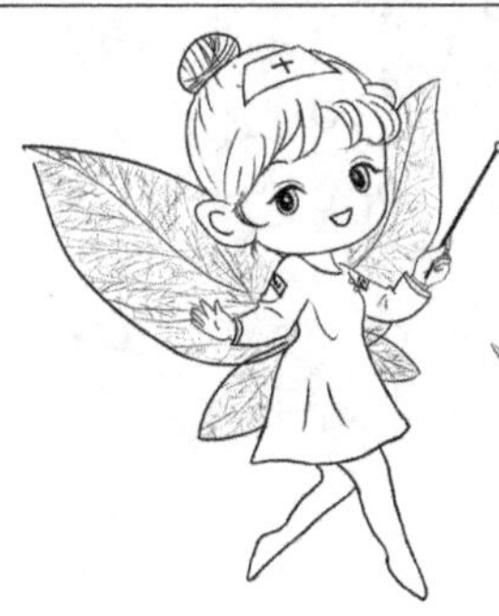
幸福奶奶现在的状态可能是老年躯体衰弱前期哦，不过不用担心，老年躯体衰弱前期及时干预，是可以控制甚至转为健康状态的。

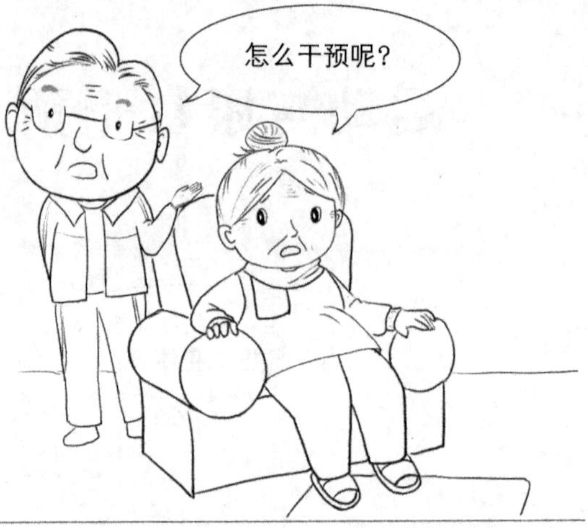

怎么干预呢？

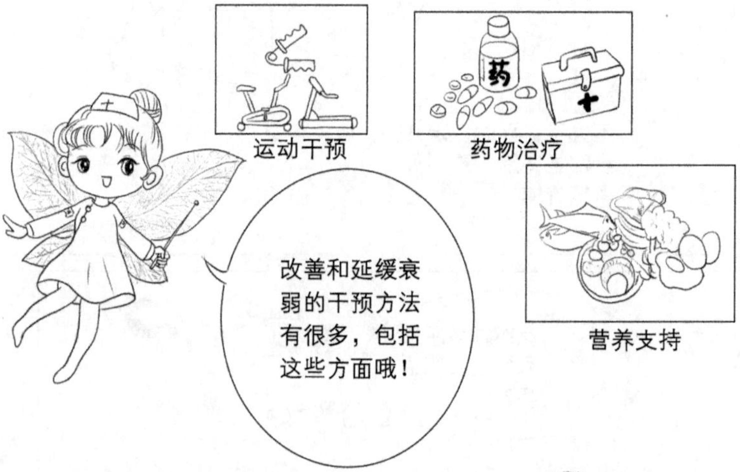

运动干预

药物治疗

营养支持

改善和延缓衰弱的干预方法有很多，包括这些方面哦！

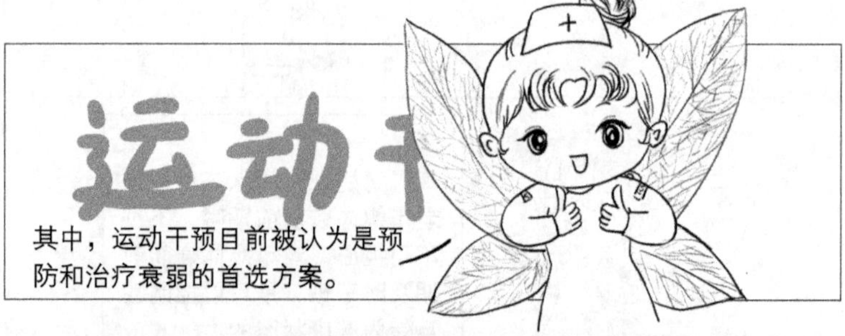

运动干

其中，运动干预目前被认为是预防和治疗衰弱的首选方案。

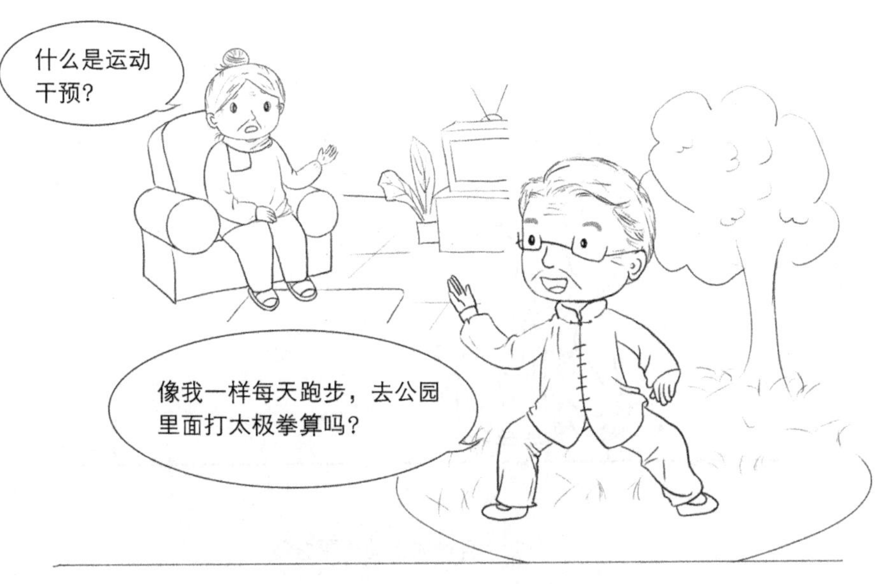

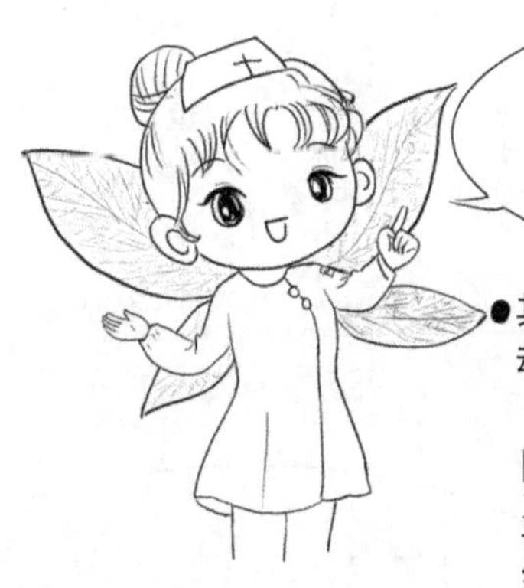

运动干预是通过体育运动的方式来辅助治疗疾病的一种行为干预方法。

- 其中适用于衰弱老年人的特定运动有下面这些：
  - 阻力训练
  - 平衡训练
  - 柔韧性训练
  - 有氧训练
  - 多组分训练

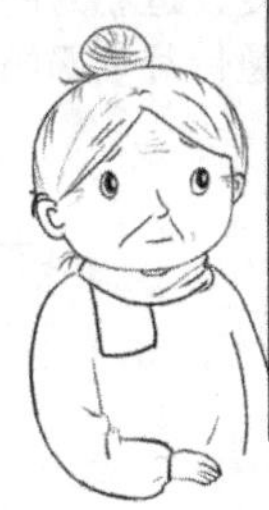

慢跑和打太极拳都属于有氧训练，像奶奶这种情况直接去跑步肯定坚持不下来，说不定还会产生其他不良后果，因此我们需要给奶奶选择合适的运动干预方案。

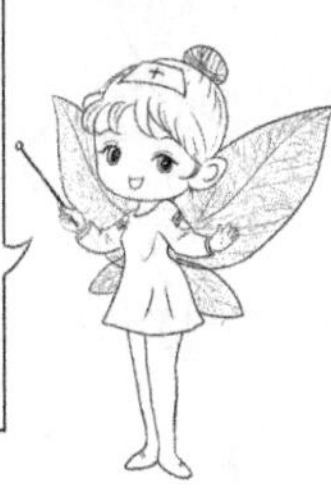

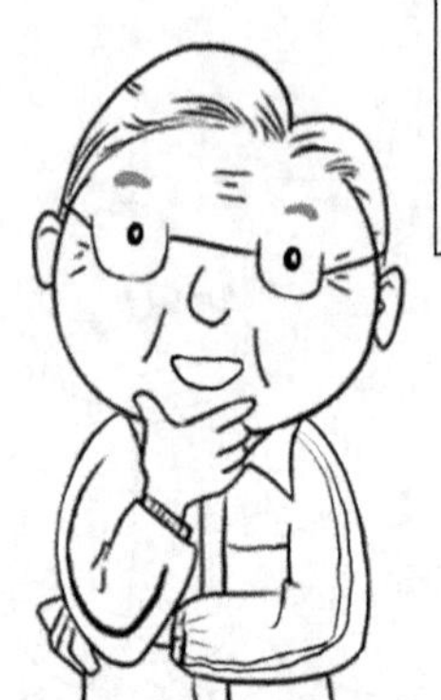

合适的运动干预方案

- 适宜的运动方式
- 运动强度
- 运动时间
- 运动频率

合适的运动干预方案应该包括适宜的运动方式、运动强度、运动时间与频率等，就让百事通带爷爷奶奶去了解吧~

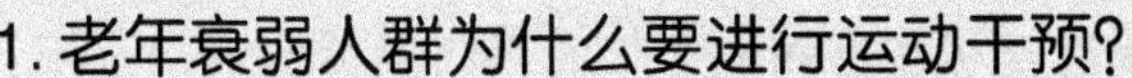

1. 老年衰弱人群为什么要进行运动干预？

随着年龄的增长，老年人各个脏器的生理功能开始减退，应激能力及维持自身稳态的能力也会下降，机体更加容易受到伤害，外界一个较小的刺激即可引起不良事件的发生，这就是衰弱。衰弱的老年人通常会出现肌肉力量减少、步态平衡失调、营养不良、行动能力及认知能力下降等情况，这些都会增加谵妄、跌倒、残疾、住院，甚至死亡等风险。

运动干预可降低老年人的衰弱程度；可以逆转衰弱；可以改善衰弱或衰弱前期的老年人的活动灵活性、日常活动能力和生活质量。

2. 对于衰弱的老年人来说，能用日常的身体活动代替运动吗？

答案是不能。身体活动不等于运动，身体活动也不能代替运动。虽然所有的运动都属于身体活动，但并不是所有的身体活动都是运动。对于衰弱的老年人来说，日常的身体活动是预防久坐不动的必要手段，可以改善血液循环、增强心肺功能、维持关节灵活性。然而，仅仅依靠这些日常的身体活动还不足以全面提升老年人的肌肉力量、平衡能力、柔韧性等。所有老年人应定期进行锻炼。建议老年人应该每周进行 150~300 min 的中等强度有氧活动；或进行 75~150 min 的高强度有氧活动；或等量的中等强度和高强度组合活动。如果身体不允许者，应尽可能地增加各种力所能及的身体活动。同时，根据自身健康状况和运动能力，进行合理的运动干预，来达到全面提高躯体活动水平、改善衰弱的目的。

3. 家有衰弱的老年人，运动干预前需要做哪些准备？

衰弱的老年人常常伴随不同的疾病，因此在开始运动干预前必须了解他们的身体健康状况，包括既往疾病史、服用的药物、跌倒史。还需要进行健康筛查，包括测量生命体征；评估老年衰弱人群的意识、心理、生活方式、社会支持以及跌倒风险等情况；同时重点评估有无心脑血管系统、呼吸系统、骨骼肌肉系统的症状和体征。

运动干预前需要根据衰弱的老年人目前的体力活动水平，进行运动耐量评估从而确定运动方式与强度。《老年人衰弱预防中国专家共识(2022)》中推荐每位老年人在运动前利用个体化的心肺运动试验、6 分钟步行试验、伯格 Borg 6~20 主观疲劳感觉量表等进行临床运动耐量评估，根据运动耐受情况制定个体化运动干预方式与强度。

百事通小贴士

什么是心肺运动试验？什么是6分钟步行试验？

心肺运动试验主要用于评估老年人运动状态下的心肺功能和运动耐量。在逐渐递增的运动负荷下，通过测定人体从静息状态到运动至最大用力状态及再恢复到静息状态过程中的气体代谢、心率、血压、血氧饱和度及心电图等一系列指标变化。常用平板运动试验、踏车运动试验等。

由于心肺运动试验需要专业的设备，我们可以采用简易的6分钟步行试验来替代，尤其是对于运动能力下降的老年衰弱人群。

6分钟步行试验：选取一段长度30米以上的平坦走廊，每隔3米做出标记，两端各置一标志物，受试者试验前休息10 min以上，并测定呼吸、脉搏、血压和指脉氧饱和度，嘱受试者沿直线尽可能快地行走，试验期间每隔1 min给予受试者标准化的鼓励，结束前15 s给予提示，如患者中途需休息，可靠墙休息，好转后继续行走，至6 min时停止，最后测量步行距离。

4. 老年衰弱人群运动干预的方式有哪些?

运动锻炼是提高老年人生活质量和功能的最有效方法。运动是维持和改善衰弱老年人体力、功能、活动能力和认知的重要途径。值得注意的是，在老年衰弱人群中，即使最衰弱的老年人也可以从任意可耐受的体力活动中获益。给老年人的运动建议具体如下：

1)有氧训练是指主要以有氧代谢提供运动所需能量的运动方式，通过持续有节律性的活动增强肌肉耐力、改善心肺功能。目前针对老年人的有氧运动形

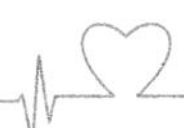

式有健步走、慢跑、游泳、爬楼梯、跳舞及蹬功率自行车等，步行是最简单、最经济、最可行的有氧锻炼手段。由于其与日常生活活动能力关系密切，步行测试也被用于预测老年人可能发生衰弱和跌倒的风险。

2）抗阻训练又称阻力训练或力量训练，是通过克服自身或外界阻力以促进肌肉力量和耐力增长为健身目的的训练手段，是预防骨骼肌衰减症和跌倒的重要途径，也是维持老年人身体功能的关键因素。抗阻训练时所需的阻力通常由运动器械如哑铃、弹力带等提供，以及由生活中的推、拉、拽、举、压等动作提供，如下蹲、推墙、提重物等。

3）平衡训练是指通过各种手段，激发姿势反射，加强前庭器官的稳定性，改善身体平衡能力的训练。平衡训练能有效改善衰弱前期或衰弱期老年人的动态平衡能力和下肢肌肉力量，降低跌倒等不良事件的发生率。适合衰弱老年人的平衡训练方式包括单腿站立、两腿前后站立、双人单脚站立、脚趾行走、脚跟行走、踵趾步态、平衡板上行走、手眼和手腿协调训练等。

4）柔韧性训练则通过静态拉伸和动态拉伸扩大关节的活动范围。柔韧性训练可以通过扩大关节活动范围，提升身体活动灵敏度，改善衰弱患者生活质量。其包括动力性和慢动作拉伸、静力性拉伸、瑜伽等。

5）多组分训练通常包括抗阻、爆发力、步态、平衡和功能训练计划的各种组合，也应包括逐渐增加单个运动的量、强度和复杂性。个体化多组分运动训练方案能有效改善老年衰弱人群的躯体活动能力、平衡能力以及预防跌倒的能力。针对久坐不动及重度衰弱的老年人，为了更好地坚持并减少损伤，建议先从单一的运动方式开始逐渐适应新的运动方式，然后再增加其他组分。

我们在第一章预防跌倒中讲到的奥塔戈运动中包含的平衡训练和抗阻训练，也是适合衰弱老年人的运动方式。不仅如此，我国传统健身运动历史悠久、种类繁多，包括太极拳、五禽戏、八段锦等。太极拳在缓慢的姿势变换过程中不断地进行重心转移，可显著地增加下肢关节和肌肉的力量。同时太极拳简单易学，又可以有效地提高老年人的平衡能力，改善身体功能，改善衰弱症状，是适合老年人群的锻炼方式之一。

百事通小贴士

什么是虚拟运动训练？

虚拟运动训练是利用虚拟仿真技术的非物理训练，通过对大脑功能的调动改善运动执行力。研究显示虚拟运动训练可以用于提高衰弱老年人的平衡能力和抗阻素质。虚拟运动训练最典型的方式是运动想象和动作观察。运动想象是对一个运动动作进行心理模拟，全程没有任何相应的运动输出，但这样仍然可以激活相应神经元；动作观察则是一种基于神经科学和镜像神经元系统的训练手段，可用于加强心智练习诱导的神经元激活。

因衰弱老人物理运动能力下降，通过运动想象和动作观察干预促进神经元激活的训练途径既有效又安全，还可与其他干预方式联合使用，且不会增加额外的神经肌肉疲劳，对严重衰弱老年人尤其适用。

5. 面对种类繁多的运动干预方式，衰弱的老年人该怎么选择？

根据自身健康状况、运动能力，选择自己能做的运动方式。运动干预过程中，我们往往最需要考虑的是自身健康状况及运动能力，如既往有高血压、冠心病等慢性疾病的衰弱老年人在运动干预中宜选择低强度运动，如健步走、慢跑等；有退行性骨关节炎的衰弱老年人常伴有骨质疏松，在运动干预过程中宜进行适当的柔韧性训练，如打太极拳、肢体拉伸等，避免爬楼梯等有损关节的运动。

根据专业人员的评估指导，选择科学的、多元化运动方式。衰弱的老年人运动干预前需进行全面的健康评估，根据评估结果选择科学的多元化运动干预方式。衰弱的老年人如果专注于某一项技能的提升，但长期运动后可能会导致该部位过度锻炼，而其他部位缺乏锻炼，从而影响躯体整体健康。多元化的运动方式包括有氧运动、力量训练、柔韧性训练和平衡训练等多个方面，这对于维护老年人的心肺功能、增强肌肉力量、改善关节活动度及降低跌倒风险都有非常重要的意义。同时多元化的运动方式能够避免单一重复运动造成的骨骼肌肉系统过度劳损，减少运动损伤的风险。

根据自身运动干预目的，选择适合自己的运动方式。以目的为导向，自己

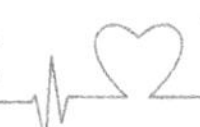

想通过运动干预达到什么样的目的来选择适合自己的运动方式。想提高自身肌肉力量的，可以用有氧训练和抗阻训练来实现；想提升平衡性、提高防跌倒能力的，可以尝试以平衡性训练为主的运动方式；想提升自己行走能力的，可以坚持步态训练，如行走时改变步速和方向等。

根据自己兴趣爱好、社会支持等因素，选择自己喜欢的运动方式。当衰弱的老年人基于自身的喜好和兴趣来选择运动方式时，他们更有可能坚持下去，并可以从中获得乐趣和满足感，从而获得长期的身心健康收益。同时这样才能让运动融入生活，而非单纯的“任务”或“负担”。如喜欢音乐的老年人可以选择跳舞，喜欢传统文化的老年人可以选择打太极拳、八段锦等，拥有健身器材的老年人可以选择利用健身器材来运动。

6. 对于衰弱老年人来说，运动强度是不是越大越好？

并不是运动强度越大越好。过大的运动强度可能会引发受伤、跌倒等不良事件，还可能导致衰弱的老年人依从性降低从而影响运动干预的效果。因此，我们可以在自身能够耐受的情况下慢慢增加运动强度，直至自身能够耐受的最大运动强度。

衰弱的老年人该怎么评估自己的运动强度呢？我们常用最大心率、伯格 Borg 6~20 主观疲劳感觉量表（表 6-1）等这种简便易行的方法来评估运动强度。其中最大心率是指在运动时能够达到的最大心率值，即当运动时达到最大心率值时需要暂停休息，调整运动频率和方式。最大心率值与年龄相关，计算方法：最大心率=207-0.7×年龄（日常也可用220-年龄的简化公式推测最大心率）。抗阻运动常采用 1 RM（1 repetition maximum），即一次最大重复力量，就是对个体使用正确的技术动作一次可以完成的最大质量进行评估。

表 6-1 伯格 Borg 6~20 主观疲劳感觉量表

RPE	6	7	8	9	10	11	12	13	14	15	16	17	18	19	20
自感费力程度	不费力	极其轻松		很轻松	轻松		有点吃力			吃力	非常吃力			极其吃力	精疲力竭

采用柏格 Borg 6～20 主观疲劳感觉量表进行评估前，我们先了解一个概念，叫作自感费力程度(the rate of perceived exertion，RPE)。自感费力程度指自己对身体运动时感受到的困难程度打个分数。柏格 Borg 6～20 主观疲劳感觉量表采用自感费力程度进行测量，该量表为 6～20 分，其中 6 分相当于“不费力”，20 分指的是“精疲力竭”。分为 9 个等级，通常大于 12 分为有明显呼吸和疲劳症状。

7. 对于衰弱的老年人来说，运动量是不是越大越好？

对于衰弱的老年人而言，运动量并不是越大越好，而是要追求强度合适、科学和个体化的运动。运动量过大可能会给老年人带来额外的运动风险，如关节磨损、诱发心脑血管事件、加重已有的慢性疾病症状等。因此，对于衰弱的老年人来说，最重要的是找到适合自己身体状况的运动方式和运动量，保持运动的连续性和安全性，而不是盲目追求大运动量。

百事通小贴士

应该怎么确定运动的强度呢？运动强度分级如下，运动时可以根据运动强度指标调整运动量。

项目 运动	自感费力程度 (RPE)	目标心率	抗阻训练 (1 RM)
低强度运动	很轻松到 轻松 9～11	(57%～63%)× (220-实际年龄)	30%～49%
中等强度运动	轻松到 有点吃力 10～14	(64%～76%)× (220-实际年龄)	50%～69%
高强度运动	有点吃力到 非常吃力 12～18	(77%～95%)× (220-实际年龄)	70%～84%

指南推荐衰弱的老年人运动干预的运动量为①有氧训练：建议每周至少 3 d，每次运动超过 20 min(2 周后可增加至 30 min)，运动强度以伯格 6～20 主观疲劳感觉量表的 12～14 级为标准。②抗阻训练：建议每周至少 2 d，要求涉

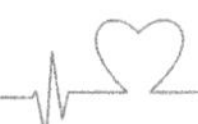

及所有主要肌群；从 1~2 组开始，逐渐增加到 2~3 组，每组重复 8~12 次，训练强度从伯格 Borg 主观疲劳感觉量表的 15 级开始，逐渐增加至 18 级。③平衡训练：建议每周训练大于 3 d，共计 90 min 以上，尤其是跌倒高危老年衰弱患者应强调平衡训练，从低强度开始，缓慢增加。④柔韧性训练：建议每周 2 d，每次运动大于 10 min，运动强度建议从低强度开始，缓慢增加至自身可耐受最大强度。

8. 老年衰弱人群运动干预的原则是什么？

(1) 从低强度开始，循序渐进开展的原则

对于衰弱的老年人来说，在开始运动干预时应把握好运动的强度，从低强度开始，等到机体适应这种强度的运动后可逐渐增加运动时间和运动强度，这样不仅可以取得最佳的运动干预效果，还可以减少运动相关不良事件的发生。衰弱的老年人不宜做举重、快跑等快速、高强度的运动。

(2) 持之以恒的原则

对于衰弱的老年人来说，运动干预可以预防、延缓或逆转衰弱过程。但是运动干预需要坚持一定的时间才会取得这种效果，一旦停止运动，效果将逐渐减退甚至消失。若想维持运动干预的效果，运动就必须持之以恒。

(3) 实施个性化的运动干预方案原则

衰弱的老年人进行运动干预时应根据自身的健康状况、心肺耐力、康复需求等制定个性化运动干预方案，并且随着老年人心肺耐力的增加，康复需求的变化，运动干预方案也需随时调整，并不是一成不变的。如衰弱前期的老年人可以采取中等强度的抗阻训练和有氧训练；衰弱期合并各种慢性疾病的老年人宜进行低强度有氧训练，并且运动干预过程中需有人监护。对长期卧床或重度衰弱患者可选用被动运动的方式进行康复训练。

(4) 安全保护的原则

衰弱的老年人在运动干预前需进行安全风险评估，运动前评估可以识别老

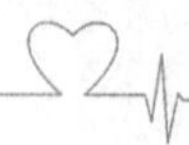

年人运动潜在的风险。对于严重衰弱或者合并其他慢性病的老年人，需由专业的运动处方医师进行风险评估，运动干预过程中严密监护从而达到规避风险、安全运动的目的。

9. 老年衰弱人群运动干预过程中可能会有哪些安全隐患?

运动干预相对比较安全，且几乎没有不良反应、不良事件的发生。为了避免不必要的风险，我们需要了解衰弱的老年人在进行运动时有哪些安全隐患。

(1) 运动中心血管事件风险

运动中心血管事件风险主要包括心绞痛、急性心肌梗死、严重的心律失常、心源性猝死等。一般情况下，心血管功能正常的衰弱老年人进行低到中等强度运动时引起心血管事件的风险很低。对于已经确诊或隐匿性心血管疾病的衰弱老年人，在进行强度不适宜的运动干预时心血管疾病风险则会增加。

(2) 运动损伤风险

老年衰弱人群常常伴有不同程度的肌肉减少和骨质疏松，运动干预过程中若动作不准确、运动量过大、热身不足或运动后未能充分拉伸，都可能导致肌肉拉伤、韧带损伤、关节扭伤等运动损伤。

(3) 运动性病症风险

如在高温下运动，衰弱的老年人由于体温调节功能下降更容易发生运动性中暑，热射病等；对于有慢性呼吸系统疾病的衰弱老年人，强度过大的运动干预会比较容易出现呼吸困难、喘息等症状；合并糖尿病的衰弱老年人，不恰当的运动时间和运动量会导致血糖波动明显，出现运动性低血糖等。

因此，对于重度衰弱老年人或者衰弱伴有其他慢性疾病的老年人，推荐在制定运动干预方案时，由多学科团队共同合作和管理。首先由康复医生和老年科医生评估患者健康状态，制定运动处方；运动过程中由主治医师和运动治疗师进行指导和安全性监督以及及时处理不良事件；护理人员建立和管理患者的康复病历，同时记录评估结果及运动情况。

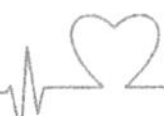

百事通小贴士

运动处方

运动处方是指由运动处方技术培训合格人员，依据处方对象的基本健康信息、体力活动水平、医学检查与诊断、运动风险筛查、运动测试等结果，以规范的运动方式和规定的运动频率、强度、时间、周运动总量、进阶及注意事项，形成局部和整体相结合、近期和远期目标相结合的个性化健康促进及疾病防治的主动运动指导方案。

为了促进医疗机构开具运动处方的开展，《运动处方中国专家共识(2023)》根据运动的目的、应用范围和服务对象的不同，将运动处方分为健身运动处方和医疗运动处方两类。健身运动处方以健康人群和慢病风险人群为主要服务对象；医疗运动处方以慢患者群、运动损伤人群和围手术期人群为主要服务对象。不同状态的老年人要在医生的指导下，根据运动处方进行科学的运动。

不同状态老年人运动处方简单总结

变量	强健老年人	衰弱前期	衰弱期	住院老年人
运动形式	以有氧训练和力量训练为主，平衡训练、爆发力训练为辅	以力量训练和有氧训练为主，平衡训练、柔韧性训练、爆发力训练为辅	多组分训练，包括力量训练、耐力训练、爆发力训练、平衡训练、柔韧性训练	以力量训练为主，以有氧训练、虚拟运动训练、平衡训练和柔韧性训练为辅
运动强度	50%~80% 1 RM RPE：13~19	30%~80% 1 RM RPE：12~17	60%~70% 1 RM RPE：12~14	30%~60% 1 RM RPE：10~12
运动时间	40~80 min/周	45~60 min/周	30~45 min/周	20 min+20 min/周
运动频率	4~6 次/周	3 次/周	2~3 次/周	5~7 次/周

10. 如何保证老年衰弱人群运动干预过程中的安全？

1) 老年衰弱人群在进行运动干预时要选择合适的运动时间和地点。建议在晴朗的9：00—10：00或16：00—17：00。不宜在早晨进行，不宜在雨雾天进行。运动的地点尽量选择公园、广场等平坦开阔的地方，不宜选择人多的地方，衰弱的老年人机体抵抗力低下，容易感染。

2) 老年衰弱人群运动干预前应选择合适的衣服及鞋子。衣物宜选择由棉或具吸汗功能的合成纤维制成的衣物，大小适宜。鞋子选择大小合适且防滑的运动鞋，避免穿拖鞋及皮鞋。同时可以根据需要配备护腕、护膝等防护装备，以防止意外跌倒的发生。

3) 老年衰弱人群运动干预前最好进行热身活动。开始时可以选择轻松的步行、慢跑或简单的踏步动作，持续5~10 min，以微微出汗为宜。充分的热身活动可以帮助减少运动伤害，提高运动效率，确保运动过程中的安全。

4) 运动干预过程中，应时刻关注衰弱老年人的运动情况及身体各项指标的变化，若出现不适症状或心率、呼吸等指标超出设定的正常范围时应立即停止运动，必要时送往医院就医。

5) 老年衰弱人群应选择适合自己的运动干预方案，避免运动强度过大。衰弱的老年人应根据自身健康状况、体力活动水平选择合适的运动干预方案，运动时循序渐进，防止操之过急引起意外事件的发生。

6) 老年衰弱合并其他慢性病的人群需要在专业人员的评估和指导下开展运动干预，以保证运动的安全。在运动干预过程中应有人陪同，以应对运动中的突发状况。

7) 老年衰弱人群运动干预后应保证充足的营养和水分摄入。运动后应及时补充水分，尤其在出汗较多的情况下，要尽快补充体内丢失的水分。喝水时宜小口喝，不宜过急，避免发生呛咳和引起胃部不适。也可以选择含有电解质的运动饮料，以补充钠、钾等矿物质。运动后还需要补充高质量蛋白质，以帮助修复和重建受损的肌肉组织，可以选择瘦肉、鱼、豆腐、鸡蛋、奶制品等食物，或适量摄取乳清蛋白粉、大豆蛋白粉等蛋白质补充剂。同时还可以补充碳水化合物和维生素等。

8）定期复查身体状况。定期复查，根据身体状况及时调整运动干预计划，在取得效果的同时保证自身安全。

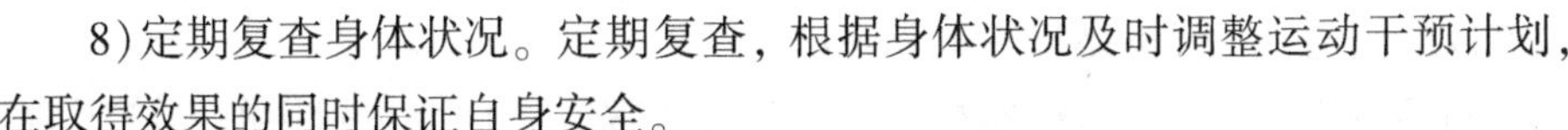

11. 老年衰弱人群进行运动干预时有哪些促进因素和阻碍因素？

（1）促进因素

1）健康需求：随着“运动促进健康”意识的普及，越来越多的衰弱老年人意识到保持身体健康的重要性，运动能够帮助预防和控制慢性疾病，改善心肺功能，增强肌肉力量，延缓衰弱的进程。

2）家庭与社区支持：家庭成员的理解、鼓励和支持，社区提供的各种运动设施、老年健身课程等，为老年人创造了便于参与的环境。

3）同伴效应：衰弱的老年人与同龄人一起运动，可以相互鼓励，增加运动的趣味性和社交性，提高运动的坚持度。

4）政府政策和公益活动：政府出台的老年人健康促进政策，举办的各种全民健身活动，免费或低成本的健身课程，都能激发老年人参与运动的热情。

5）健康宣传和教育：通过媒体、讲座、健康宣教等途径普及运动对老年人健康的重要性，增强老年人的运动意识。

6）运动安全性的保障：在运动场地、设备、教练员等方面确保老年人运动的安全，可以有效消除老年人对运动可能带来伤害的顾虑。

（2）阻碍因素

1）健康状况限制：衰弱的老年人常常伴有各种慢性疾病，如心脏病、关节炎、骨质疏松症等，这些都限制了老年人参与某些运动的能力。

2）身体机能下降：衰弱的老年人肌肉力量、关节灵活性、平衡能力、视力和听力等身体机能自然衰退，在运动中面临更高的跌倒和受伤的风险。

3）认知障碍：衰弱的老年人在认知方面也有不同程度的衰弱，如记忆力减退、反应迟钝、认知功能障碍（如阿尔茨海默病）等可能影响老年人理解和记忆运动动作，会降低运动的意愿和能力。

4）社会支持不足：运动设施不完善；缺少陪伴、指导和支持，如家庭成员忙于工作、社区资源匮乏、缺少专门针对衰弱老年人的运动课程等，使得老年人难以找到适合自己的运动方式和环境。

5)经济因素：购买运动器材、报名健身课程或支付会员费用的经济压力，对于部分衰弱老年人来说可能成为一道门槛。

6)时间安排：照顾孙子孙女、家务琐事或其他责任占用了大部分时间，使老年人难以抽出固定时间进行运动。

7)心理因素：缺乏信心、恐惧跌倒、抑郁、焦虑等心理因素，可能导致衰弱的老年人不愿参与运动。

12. 如何提高老年衰弱人群运动干预的依从性?

积极开展系统化的健康教育，提供运动干预知识培训，向老年人介绍运动干预对衰弱的意义和好处，增强健康意识与运动信念。如通过网络信息技术提供可视化运动指导，以视频形式讲解注意事项和动作要点。

积极运用心理治疗手段，降低老年衰弱人群对运动的恐惧感。尽量选择老年人感兴趣、易于接受的运动方式；运动过程中由专业的医务人员进行指导和监督，或者引入智能化的穿戴设备如运动手环、计步器等，实时监测运动过程中的心率、运动量等指标，提升对运动干预的依从性。

优化社区环境，为衰弱的老年人提供合适的运动设施、设立老年活动中心等，使得老年衰弱人群更愿意参与运动。衰弱的老年人还可以与同龄人结伴，可以获得激励与支持，更容易坚持下去。

定期评价衰弱老年人的身体状况，对比运动前后的变化，以客观数据展现运动的效果，适时调整运动计划，确保运动的安全性和有效性。可以设定合理的激励机制，如完成运动目标后的奖励，或者建立微信群，鼓励大家共享运动成果和心得，互相激励，形成良好的运动氛围。

13. 对于衰弱的老年人来说，怎么评价运动干预的效果?

定期进行效果评价不仅方便及时调整运动干预方案，还可以提高老年人对运动干预的依从性。需要注意的是，运动干预必须坚持一段时间才会取得良好的效果，干预周期最短 3 个月，但建议衰弱的老年人按照运动干预方案长期运动。

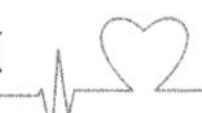

(1)通过对比运动干预前后的衰弱状态进行评价

一般常采用Frail衰弱评估量表(第一章表1-3)进行衰弱状态的评估。Frail衰弱评估量表由5个条目组成，即疲乏、阻力增加/耐力减退、自由活动下降、疾病情况、体重下降，每个条目回答“是”计1分、“否”计0分，总分范围0~5分，0~1分为无衰弱，2分为衰弱前期，3~5分为明显衰弱。如得分较运动干预前更低，表示运动干预改善了老年人的衰弱状态。

(2)通过对比运动干预前后的平衡能力进行评价

Berg平衡量表(表6-2)被认为是测量患者的平衡能力的金标准，量表共14个项目，每项0~4分，总分为0~56分。总分低于40分，提示患者平衡能力较差，有跌倒风险；高于40分则平衡能力较好。

表6-2　Berg平衡量表

项目	指令	评价分数及内容
从坐到站	请站起来，尝试不用你的手支撑	4分：不需要帮助，独立稳定地站立
		3分：需要手的帮助，独立地由坐到站
		2分：需要手的帮助并且需要尝试几次才能站立
		1分：需要借助别人最小的帮助来站立或保持稳定
		0分：需要借助别人中度或最大的帮助来站立
无支撑站立	请在无支撑的情况下站好2 min	4分：能够安全地站立2 min
		3分：在监护下站立2 min
		2分：无支撑站立30 s
		1分：需要尝试几次才能无支撑站立30 s
		0分：不能独立站立30 s
无支撑坐	请将上肢交叉放在胸前并尽量坐稳	4分：能够安全地坐2 min
		3分：能够在监护下坐2 min
		2分：能够坐30 s
		1分：能够坐10 s
		0分：没有支撑则不能坐10 s

续表6-2

项目	指令	评价分数及内容
从站到坐	请坐下尽量不要用手帮助	4分：轻松用手即可安全地坐下
		3分：需用手提供帮助来控制下降
		2分：需腿后部靠在椅子上来控制下降
		1分：能独立坐下，但不能控制下降速度
		0分：需帮助才能坐下
转移	摆好椅子，让受检者转移到有扶手椅子上及无扶手椅子上。可以用两把椅子(一把有扶手，一把无扶手)或一张床及一把椅子	4分：需用手提供少量帮助即可安全转移
		3分：需要手提供帮助才能安全转移
		2分：需要语言提示或在监护下才能转移
		1分：需一人帮助
		0分：需两人帮助或在监护下才能安全转移
闭目站立	请闭上眼睛站立10 s	4分：能安全站立10 s
		3分：能在监护情况下站立10 s
		2分：能站3 s
		1分：站立很稳，但闭目不能超过3 s
		0分：需帮助防止跌倒
双脚并拢站立	请你在无帮助情况下双脚并拢站立	4分：双脚并拢时能独立安全站立1 min
		3分：在监护情况下站1 min
		2分：能独立将双脚并拢但不能维持30 s
		1分：需提供帮助两脚才能并拢，但能站立15 s
		0分：需提供帮助两脚才能并拢，不能站立15 s
站立情况下双上肢前伸	将上肢向前抬高90°将手指伸直并尽最大可能前伸，之后将尺子放在手指末端。手指前伸时不能触及尺子。记录受检者尽最大努力前倾时手指前伸的距离。如果可能的话，让受检者双上肢同时前伸以防止躯干旋转	4分：能够前伸超过25 cm
		3分：能够安全地前伸超过12 cm
		2分：能够安全地前伸超过5 cm
		1分：在有监护情况下能够前伸
		0分：在前伸时失去平衡或需要外部帮助

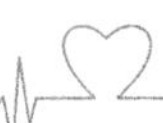

续表6-2

项目	指令	评价分数及内容
站立位下从地面捡物	站立时捡起地面拖鞋	4 分：能安全容易地捡起拖鞋
		3 分：在监护下能捡起拖鞋
		2 分：不能捡起拖鞋但是能到达离鞋 2~5 cm 处且可独立保持平衡
		1 分：不能捡起，而且捡的过程需要监护
		0 分：不能进行或进行时需要帮助他保持平衡预防跌倒
站立位下从左肩及右肩上方向后看	从左肩上方向后看，再从右肩上方向后看。检查者在受检者正后方放个东西，鼓励患者转身	4 分：可从两边向后看，重心转移好
		3 分：可从一边看，从另一边看时重心转移少
		2 分：仅能向侧方转身但能保持平衡
		1 分：转身时需要监护
		0 分：需要帮助以预防失去平衡或跌倒
原地旋转 360°	完整旋转 1 周，暂停，然后从另一方向完整旋转 1 周	4 分：两个方向均可在 4 s 内完成旋转 360°
		3 分：只能一个方向 4 s 内完成旋转 360°
		2 分：能安全旋转 360°，但速度慢
		1 分：需要严密地监护或语言提示
		0 分：在旋转时需要帮助
无支撑情况下用两脚交替踏台	请交替用脚踏在台阶/踏板上，连续做直到每只脚接触台阶/踏板 8 次	4 分：能独立、安全地 20 s 内踏 8 次
		3 分：能独立、安全地踏 8 次，但时间超过 20 s
		2 分：能在监护下完成 4 次，但不需要帮助
		1 分：在轻微帮助下能完成 2 次
		0 分：需要帮助预防跌倒/不能进行
无支撑情况下两脚前后站立	将一只脚放在另一只脚正前方。如果这样不行的话，可扩大步幅，前脚后跟应在后脚脚趾前面（在评定 3 分时，步幅超过另一只脚的长度，宽度接近正常人走步宽度）	4 分：脚尖对足跟站立没有距离，持续 30 s
		3 分：脚尖对足跟站立有距离，持续 30 s
		2 分：脚向前迈一小步但不在一条直线上，持续 30 s
		1 分：需要帮助才能向前迈一小步，但可维持 15 s
		0 分：迈步或站立时失去平衡

续表6-2

项目	指令	评价分数及内容
单腿站立	在无帮助情况下尽最大努力单腿站立	4 分：能用单腿站立并能维持 10 s 以上
		3 分：能用单腿站立并能维持 5~10 s
		2 分：能用单腿站立并能站立≥3 s
		1 分：能够抬腿，不能维持 3 s，但能独立站立
		0 分：不能进行或需要帮助以预防跌倒
总分		

(3) 跌倒效能

用简明国际跌倒效能感量表(表 6-3)评估患者的跌倒效能。该量表主要测定老年人在不发生跌倒的情况下，对从事简单或复杂身体活动的担忧程度。该量表包含室内和室外身体活动两个方面，共包含 16 个条目。采用 1~4 级评分法，总分为 64 分。总分得分越高，表明跌倒效能越强。

表 6-3　简明国际跌倒效能感量表(简明 FES-I)

我们现在要问一些关于你关注自身可能跌倒的问题。以下每项活动，请思考你做这个活动的时候，关注自己会因此跌倒的程度。若是你现在不需做这项活动(如有人帮你买菜)，请想象你做这项活动时，你关注跌倒的程度。勾选最符合您实际情况的选项	请选择最符合自身情况的选项			
	1 不关注	2 有一点关注	3 颇关注	4 极度关注
1. 家居清洁	□	□	□	□
2. 穿脱衣服	□	□	□	□
3. 煮饭	□	□	□	□
4. 洗澡、淋浴	□	□	□	□
5. 买东西、购物	□	□	□	□
6. 从椅子上站起来/坐下	□	□	□	□
7. 上/下楼梯	□	□	□	□
8. 在家附近走	□	□	□	□
9. 拿高过头顶的东西/捡地上的东西	□	□	□	□

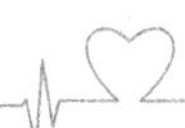

续表6-3

我们现在要问一些关于你关注自身可能跌倒的问题。以下每项活动，请思考你做这个活动的时候，关注自己会因此跌倒的程度。若是你现在不需做这项活动(如有人帮你买菜)，请想象你做这项活动时，你关注跌倒的程度。勾选最符合您实际情况的选项	请选择最符合自身情况的选项			
	1 不关注	2 有一点关注	3 颇关注	4 极度关注
10. 赶着接电话	□	□	□	□
11. 走在湿滑的地面	□	□	□	□
12. 拜访亲友	□	□	□	□
13. 在人很挤的地方走	□	□	□	□
14. 走在崎岖不平的路上(如保养不善或没铺砌的路面)	□	□	□	□
15. 上/下斜坡	□	□	□	□
16. 出去参加活动，如去活动中心、参加家庭聚会	□	□	□	□

(4)老年人身体活动能力

身体活动能力通常通过简易体能状况量表(SPPB)进行测试。SPPB是一种躯体功能综合评估工具，包括3个组成部分：

1)三姿平衡测试：并联/半串联平衡测试，>10 s为1分，≤10 s为0分；串联平衡测试，>10 s为2分，3~10 s为1分，<3 s为0分。

2)步速测试(4 m距离)：≤4.81 s为4分，4.82~6.20 s为3分，6.21~8.70 s为2分，>8.70 s为1分，不能完成为0分。

3)椅上坐-站测试：≤11.19 s为4分，11.20~13.69 s为3分，13.70~16.69 s为2分，16.70~60.00 s为1分，>60 s或不能完成为0分。

其中，SPPB总分为0~11分，分数越低说明身体活动能力越差。≤6分被归类为衰弱。

14. 冠心病合并衰弱的老年患者该怎么进行运动康复?

据统计，我国冠心病老年患者衰弱的发病率为13.15%~43.80%，而冠心病合并衰弱的老年患者跌倒、再入院率和病死率等不良预后发生风险也逐年上升。运动干预可以延缓或改善老年冠心病患者的衰弱状态，但高龄、运动耐力下降、平衡功能减退、恐惧跌倒等因素，导致运动康复参与率低和依从性差。

建议合并冠心病的衰弱前期和衰弱老年人的最佳运动频率为每周2~3次，衰弱前期患者最佳运动时间为45~60 min/次，衰弱患者最佳运动时间为30~45 min/次。在运动训练过程中，监测心率、血压，重视患者运动中的感受，对于运动中出现新的症状、血压异常及异常心律失常的患者，应延长监护时间；出现心力衰竭、呼吸衰竭，应及时处理，必要时停止训练。

百事通小贴士

心脏康复

心脏康复(cardiac rehabilitation, CR)是指应用药物、运动、营养、精神心理及患者教育（危险因素管理和戒烟）五大处方的综合性医疗措施，使心血管病患者获得正常或者接近正常的生活状态，降低再发心血管事件和猝死风险，尽早恢复体力和回归社会。心脏康复融合了心血管医学、运动医学、营养医学、心身医学和行为医学等多学科交叉领域，为心血管病患者在急性期、恢复期、维持期以及整个生命过程中提供生物-心理-社会综合医疗干预和风险控制，涵盖心血管事件发生前预防和发生后治疗与康复，是心血管疾病全程管理和全生命周期健康服务的重要组成部分。

心脏康复的具体内容包括：

1)心血管综合评估：包括对疾病状态，心血管危险因素、生活方式、社会心理因素和运动风险的综合评价，是实施心脏康复的前提和基础。

2)二级预防循证用药：遵循心血管指南，使用有证据的药物。

3)健康生活方式医学干预：改变不健康的生活方式，适度运动、戒烟、

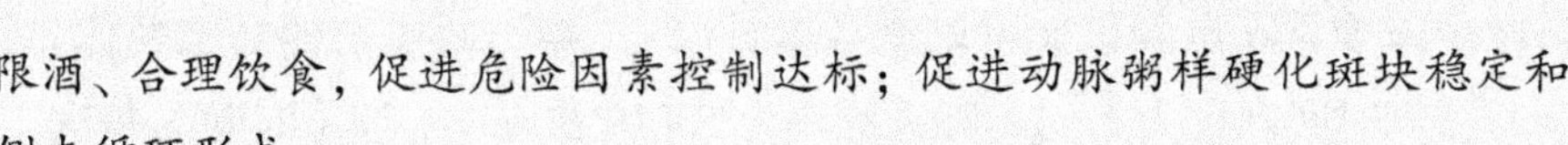

限酒、合理饮食，促进危险因素控制达标；促进动脉粥样硬化斑块稳定和侧支循环形成。

4)管理社会心理因素：落实双心医学模式，关注精神心理状态和睡眠质量，提高生命质量，促进患者回归社会。

15. 老年高血压合并衰弱的患者该怎么进行运动康复？

老年高血压患者由于炎性反应、氧化应激反应、胰岛素抵抗、激素代谢紊乱等机制容易导致其并发衰弱。据报道，我国高血压患者衰弱检出率在13.1%～47.1%，缺乏运动是老年高血压患者发生衰弱的危险因素之一。

建议老年衰弱合并高血压的患者选择使心率在120次/min左右的运动，每次60 min，每周3次。最好选择有节奏的、较轻松的运动，如快步走和交际舞、太极拳等。上述运动可增强迷走神经作用，促进肾上腺素降低，血管扩张能力增强，外周阻力减小，达到降压作用。需要注意的是运动要以轻松方式为主，避免做对抗竞争型的运动，实施运动康复前应做心血管功能检查，以防止意外事故发生。

16. 老年慢性阻塞性肺疾病合并衰弱的患者该怎么进行运动康复？

推荐慢性阻塞性肺疾病患者进行每周3～5次有氧训练，强度为中高强度，时间为每次20～60 min，运动持续时间及强度逐渐加强。每周2～3次，每次2～3组，每组重复8～12次的阻力训练，运动锻炼周期应持续8～12周，强度以引起肌肉疲劳为准，通常为最大肌力的60%～70%。老年衰弱合并慢性阻塞性肺疾病的患者还可以进行呼吸肌训练。呼吸肌训练包括缩唇呼吸、腹式呼吸、全身呼吸操等方式，需要每周进行4～5次，每次30 min，或分2次，每次训练15 min。

缩唇呼吸的训练方法：嘱患者取舒适体位，保持上身与地面垂直(立位或坐位)。放松颈部及肩部肌肉。吸气时嘴唇闭拢，缓慢用鼻吸气至少2 s(患者可通过默念数字计时)。嘴唇紧缩呈“吹口哨”状，将肺部气体通过缩窄的口形缓慢呼出至少 4 s(患者可通过默念数字计时)。用力收腹迫使肺部气体排出。吸气与呼气时间之比为 1∶2，呼吸频率为 8~10 次/min，训练时间为每次 15~20 min，见图 6-1。

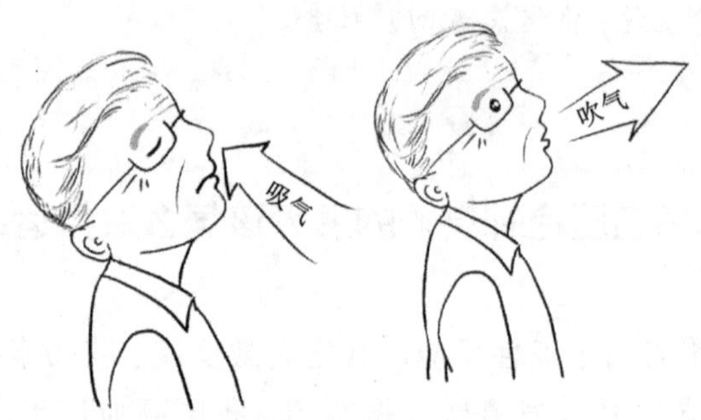

图 6-1　缩唇呼吸

腹式呼吸训练又称膈式呼吸训练。训练方法：患者取舒适体位，全身放松，闭嘴，用鼻深吸气至不能再吸，稍屏气或不屏气，直接用口缓慢呼气。吸气时膈肌下降，腹部外凸；呼气时膈肌上升，腹部内凹。呼吸时可让患者两手置于肋弓下，要求呼气时须明显感觉肋弓下沉变小，吸气时则要感觉肋弓向外扩展。必要时用双手按压肋下和腹部，促进腹肌收缩，使气呼尽。腹式呼吸训练可以在坐位或站立位下进行，也可以与步行训练结合，患者在行走时吸气和呼气可以按照一定的节奏进行，如 2 步吸气、4 步呼气，或以吸气和呼气的比例为 3∶2 进行行走练习，重要的是在长时间行走时不要出现呼吸急促加重，见图 6-2。

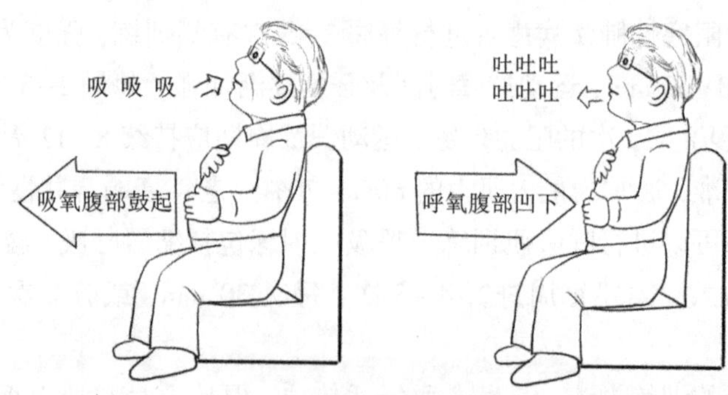

图 6-2　腹式呼吸

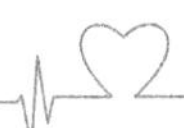

患者出现以下两种或以上情况时，应终止呼吸功能锻炼：呼吸>35 次/min；血氧饱和度<90%；心率>130 次/min；收缩压>180 mmHg 或<90 mmHg；激动、出汗、意识水平改变、胸腹呼吸方式不同步等。

17. 老年糖尿病合并衰弱的患者该怎么进行运动康复？

超过 25%的老年衰弱患者患有糖尿病，且衰弱被认为是老年糖尿病患者死亡和残疾的主要危险因素。同时糖尿病可增加患者抑郁、感染、压力性损伤及跌倒等风险，这些又会加重衰弱的发生与发展。

对于老年糖尿病合并衰弱患者，目前较为提倡的是联合有氧、抗阻、平衡、柔韧性训练等多组分运动形式。有氧训练强度应从最大心率的 40%~50%逐步过渡到最大心率的 70%~80%，抗阻训练强度应从初始的 30%~40% 1 RM 逐步增加至 80% 1 RM，主观疲劳感觉评分一般以 12~14 分为宜。抗阻训练每周 2~3 次，每次 2~3 组，每组重复 8~12 次；有氧训练时间可从 5~10 min 开始，循序渐进延长为 15~30 min。

18. 慢性肾病合并衰弱的老年患者该怎么进行运动康复？

慢性肾病老年患者肾功能损伤严重，功能持续下降，躯体活动能力也随之下降，且病程长，机体长期处于慢性炎症状态，多种毒素蓄积于机体内部，患者常合并代谢失衡、肾性贫血等，这些都会导致老年人躯体活动能力下降。同时慢性肾病老年患者长期营养不良，也会影响机体免疫功能、骨骼肌质量，导致衰弱的发生。

建议慢性肾病老年衰弱患者运动为 3~5 次/周、30~60 min/次；建议从中低强度开始锻炼，缓慢增加强度，心率不超过最大心率的 60%~70%或主观疲劳感觉评分维持在 12~16 分。有血管通路侧的上肢应避免提举重物，或提举物不超过 2. 67~4. 54 kg，主要是因为动静脉内瘘术后初期血管处于恢复过程，不适宜做太重的力量训练。有研究表明，在动静脉内瘘术后 24 h 可以开始轻度的前臂运动锻炼，如捏握力球等，有助于促进动静脉内瘘成熟。

19. 衰弱老人术后“力”不从心，该怎么办？

随着年龄的增大，老年人身体功能逐渐下降，恢复能力也逐渐下降，老年衰弱者手术后往往会“力”不从心，那该怎么办呢？老年衰弱者可以进行早期功能锻炼，逐步改善全身血液循环，防止下肢深静脉血栓的形成，促进伤口愈合，这也有利于胃肠道功能的恢复，增进食欲，减少腹胀。运动讲解如下：

（1）踝泵运动（图 6-3）

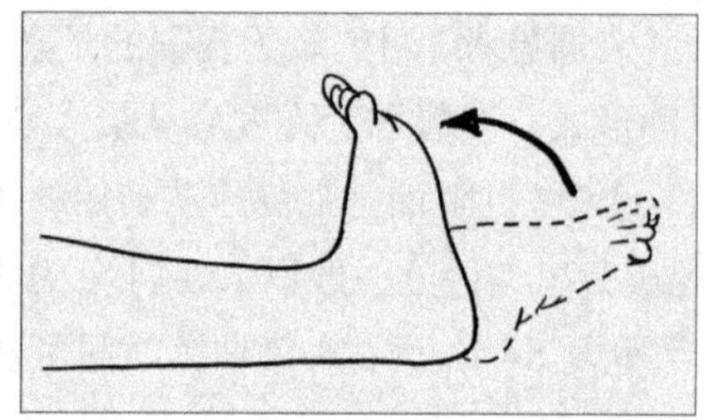

图 6-3　踝泵运动（屈伸运动）

作用：可以促进下肢静脉血液回流，预防下肢深静脉血栓。

方法：①屈伸运动，患者平躺或坐在床上，下肢伸展，肌肉放松，缓缓勾起脚尖，使脚尖朝向自己，至最大限度后保持 5～10 s，然后脚尖缓缓下压，至最大限度后保持 5～10 s 再放松，这样为一组，可以反复进行，根据病情和患者的耐受程度决定练习的时间和组数。②环绕运动，患者平躺或坐在床上，下肢伸展，肌肉放松，以踝关节为中心，脚做 360°环绕，做出最大幅度动作。

（2）抬臀运动（图 6-4）

作用：可以促进胃肠蠕动，改善便秘，预防压力性损伤。

方法：①可取仰卧位，双手掌自然着床；②保持双腿弯曲，脚掌着床；③依靠脚掌、手掌及腰部的力量将臀部缓慢抬起，保持 5 s，臀部缓慢着床。此环节可循环进行。

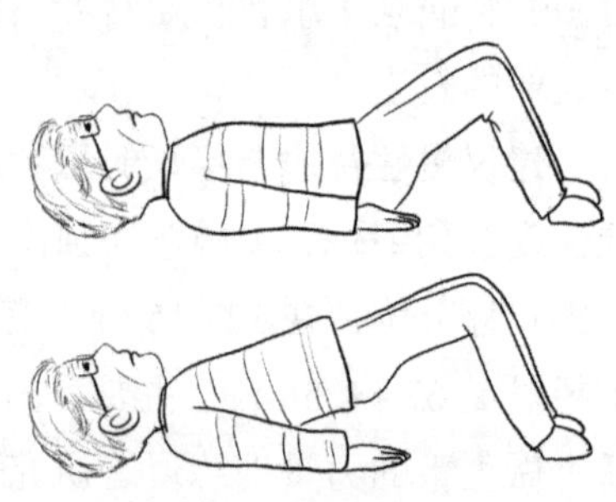

图 6-4　抬臀运动

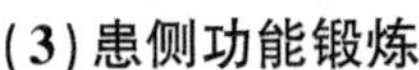

(3)患侧功能锻炼

作用：可以避免患侧肢体瘢痕挛缩的发生，促进患侧肢体功能恢复及自理能力的重建。

方法：①术后 6 h 全麻清醒后开始做五指同时屈伸，握拳 3~5 min；②肘部屈伸；③肘部抬高，保持自然位置；④做上举过头摸对侧耳朵动作，同时头部不要倾斜；⑤手放于枕部保持 5 min。

(4)早期下床活动

作用：早期下床活动可以增加肺的通气量，有利于气道分泌物的排出，减少肺部并发症；促进血液循环，防止静脉血栓；避免肢体肌肉失用性萎缩；促进肠蠕动早日恢复，减少腹胀；有利于肛门早日排气，还有利于患者排尿或排便，防止尿潴留和便秘，提高患者的自我康复能力。

方法：按照床上→床下→床边→室内→室外的顺序循序渐进地进行。早期离床活动并不是随意或无限制的活动，而是要根据患者的耐受能力适当进行，以不过度劳累为度。凡手术后循环系统动力不稳定、严重感染、出血后极度虚弱的患者，不宜过早离床活动。

第七章

营养干预

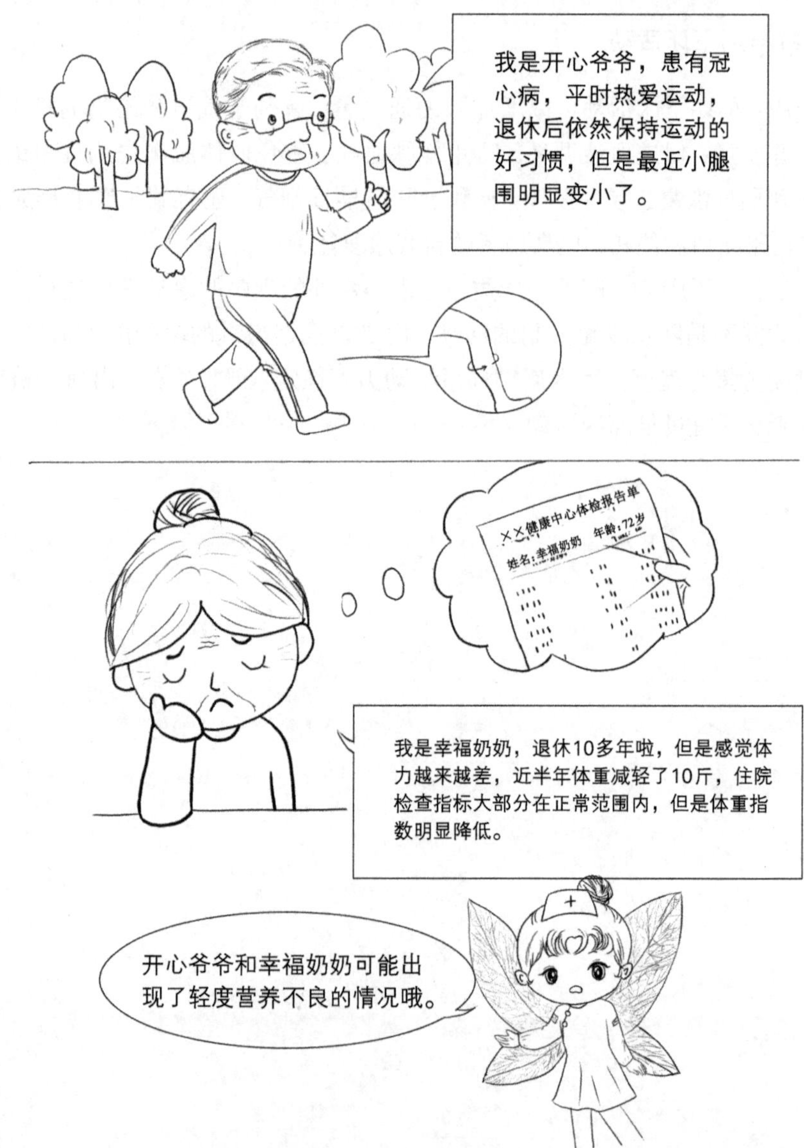

我是开心爷爷，患有冠心病，平时热爱运动，退休后依然保持运动的好习惯，但是最近小腿围明显变小了。
××健康中心体检报告单
姓名：幸福奶奶　年龄：72岁
我是幸福奶奶，退休10多年啦，但是感觉体力越来越差，近半年体重减轻了10斤，住院检查指标大部分在正常范围内，但是体重指数明显降低。
开心爷爷和幸福奶奶可能出现了轻度营养不良的情况哦。

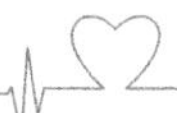

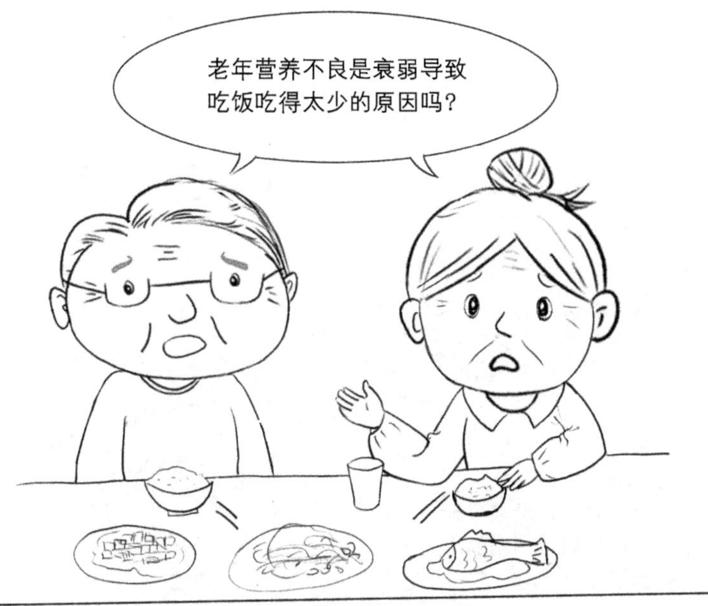
老年营养不良是衰弱导致
吃饭吃得太少的原因吗？

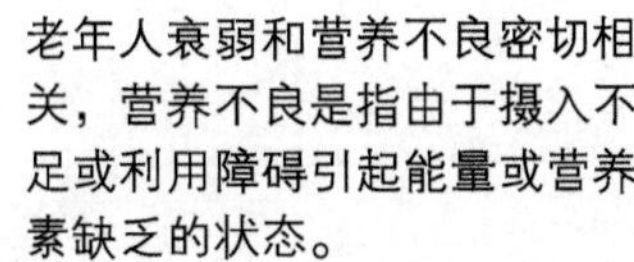
老年人衰弱和营养不良密切相关，营养不良是指由于摄入不足或利用障碍引起能量或营养素缺乏的状态。

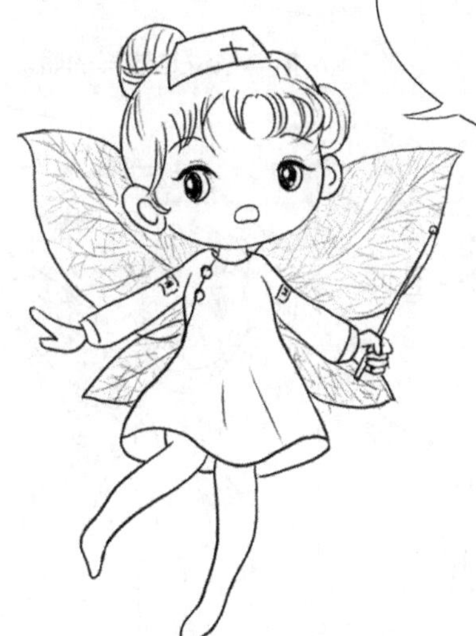

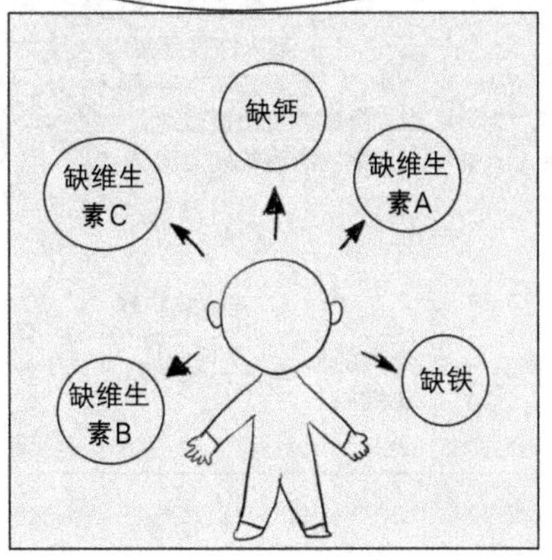
缺钙
缺维生素A
缺铁
缺维生素B
缺维生素C

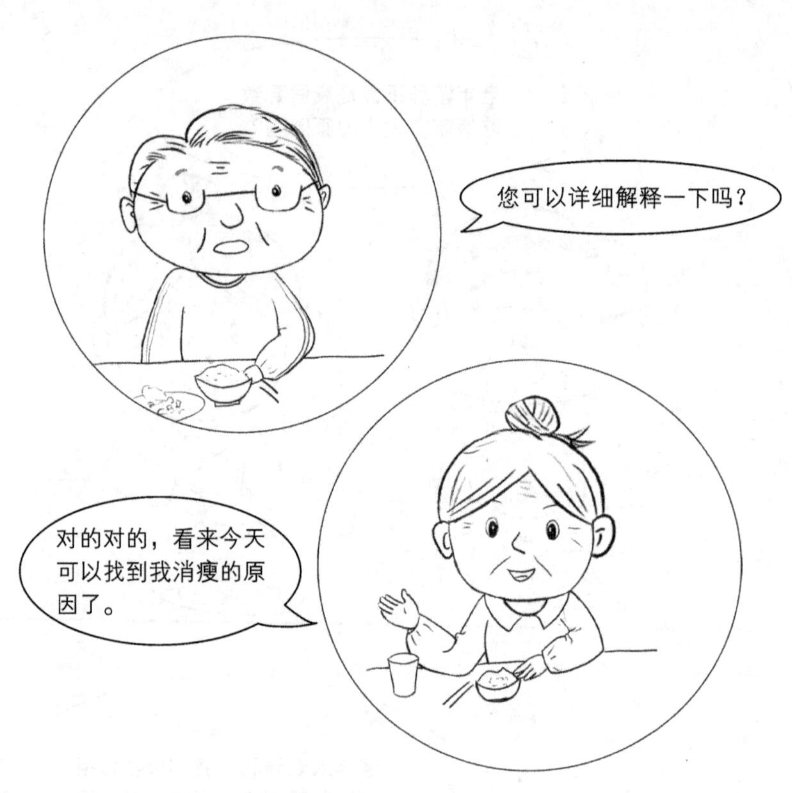
您可以详细解释一下吗？
对的对的，看来今天可以找到我消瘦的原因了。

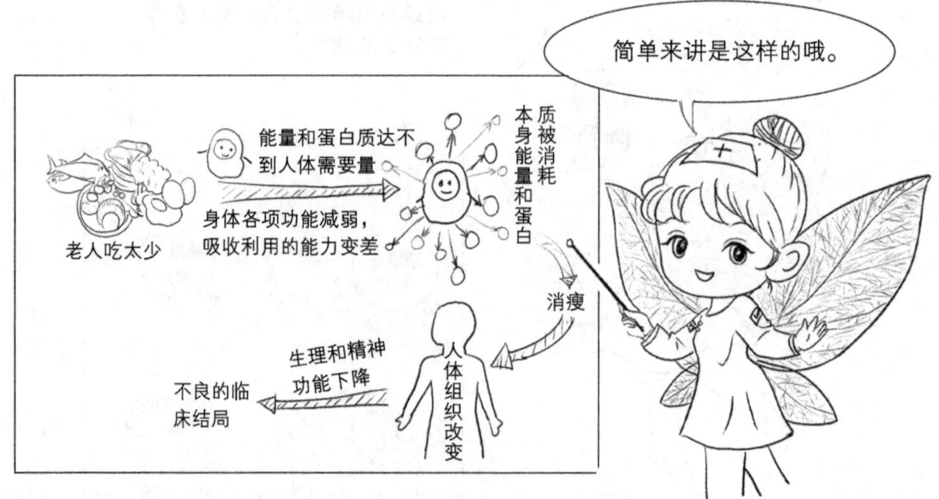
简单来讲是这样的哦。
老人吃太少
能量和蛋白质达不到人体需要量
身体各项功能减弱，吸收利用的能力变差
本身能量和蛋白质被消耗
消瘦
人体组织改变
生理和精神功能下降
不良的临床结局

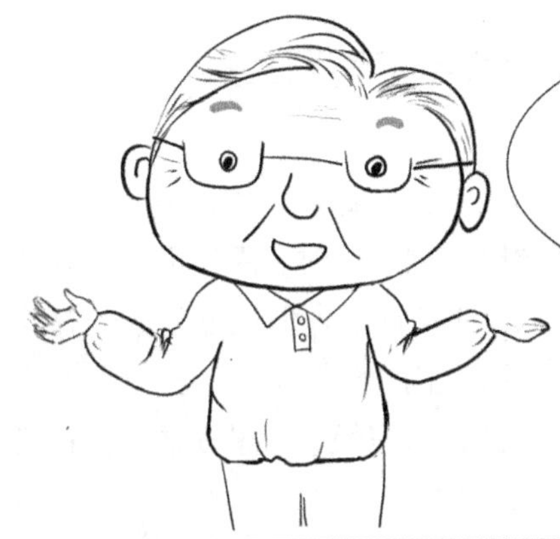

都说千金难买老来瘦，瘦点就瘦点，反而更健康对不对？

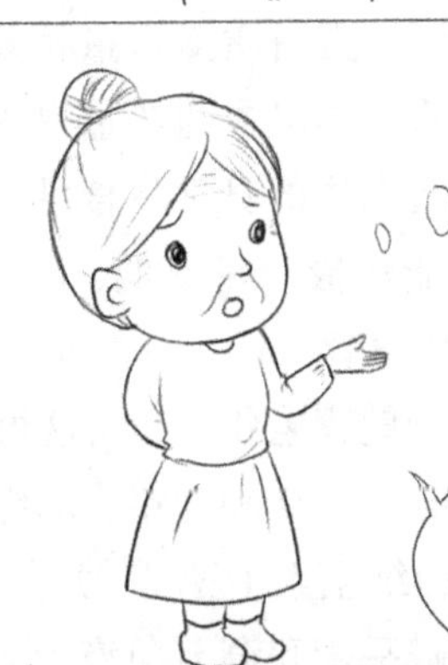

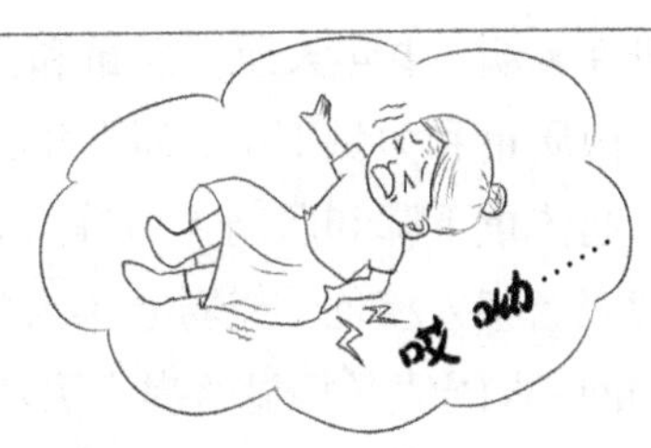

老话虽然是这么说的，但真瘦了，全身没劲，真怕哪天因为乏力出现跌倒。

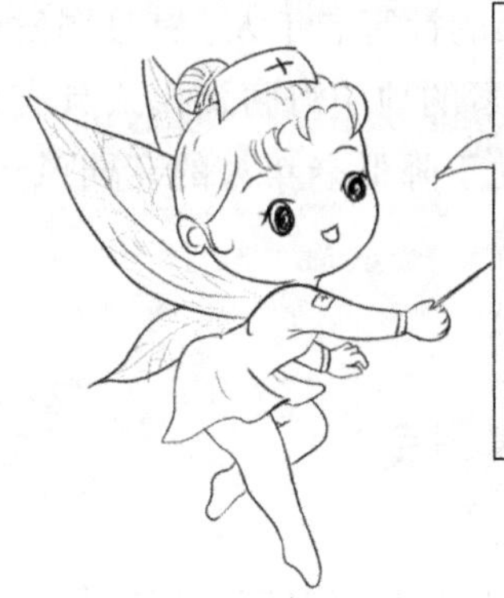

爷爷奶奶，目前您们已经出现营养不良的风险，营养不良对老年人群具有显著危害，与临床结局紧密相关，是日常生活能力依赖、肌少症、衰弱等老年综合征的危险因素。营养不良是可以及时干预的，甚至可完全逆转为健康状态。接下来让我们一起聊聊老年营养那些事吧！

1. 老年人衰弱与营养不良有何关系?

老年人的营养状况和衰弱发展密切相关，衰弱会导致营养不良，处于衰弱前期或衰弱期的老年人通常存在营养健康问题。同时，营养不良的老年人更易引发躯体衰弱，营养不良对免疫功能、认知功能、骨骼肌质量、药物疗效等产生的不良影响可导致多个系统功能减退，增加感染风险，进一步加速衰弱进程。与营养相关的衰弱危险因素包括不良饮食习惯、过量饮酒、膳食搭配不合理、营养素缺乏等。

最新的研究表明：老年人肌肉质量和力量与蛋白质摄入量相关，摄入不足会明显导致肌肉质量和力量下降；而老年人的身体组成与热量摄入相关，热量摄入过低可引起体重下降和肌肉无力等。高蛋白质的日常膳食可以有效防止躯体衰弱。与健康老年人相比，衰弱老年人的能量摄入量更低，而低于 21 kcal/(kg・d)的能量摄入阈值又将显著提高衰弱发病率。

衰弱老年人血清类胡萝卜素含量明显低于健康老年人，而这可能是导致其握力下降、关节活动能力降低的关键因素。维生素 D 和老年衰弱综合征的关系也已被多项研究证实，衰弱老年人群血清中的维生素 D 普遍偏低，而维生素 D 可通过和细胞内的特异性受体结合来维持钙磷平衡和调节免疫力，血清中较低的维生素 D 会导致握力和腿部力量下降，进而影响他们的反应能力、平衡能力、活动能力等。每天食用不少于 5 份水果和蔬菜的社区老年人，其衰弱发生率降低了约 70%。清淡且富含蛋白质及微量营养素的地中海膳食模式具有抗氧化、调节血糖、保持神经肌肉平衡等作用，有助于降低老年人的衰弱风险。坚持地中海膳食模式可以降低老年人衰弱发生风险。

2. 为什么要关注老年营养不良?

目前老年人群营养不良患病率较高，在世界范围内也是临床诊疗难题。

(1) 国外情况

流行病学调查报道，欧洲约 1/4 的 65 岁及以上的老年人存在营养不良高

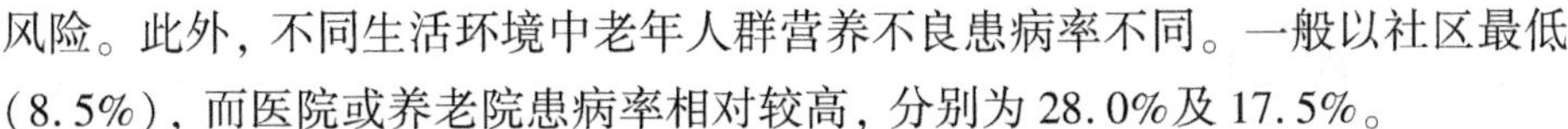

风险。此外，不同生活环境中老年人群营养不良患病率不同。一般以社区最低（8.5%），而医院或养老院患病率相对较高，分别为 28.0%及 17.5%。

（2）国内情况

我国老年人群总体营养不良及营养风险的患病率均相对较高，全国范围内近半数老年人营养状况欠佳。社区老年人营养不良患病率相对较低，但也在 10%以上；住院患者营养风险患病率超过 40%，而值得关注的是，58%的营养风险患者未得到任何形式的营养支持，其中老年患者占据重要部分。此外，老年人营养不良患病率在出院时较入院时并未发生明显的改善，甚至略微增加，提示仍需加强对老年人营养不良的防控管理，改善老年人营养不良的患病现状。

3. 老年人出现营养不良都会有哪些表现呢？

老年人的营养不良通常无特征性表现，主要有厌食、味觉迟钝、口干、吞咽困难、上腹痛、上腹胀、早饱、嗳气、恶心、呕吐、便秘及腹泻等临床表现。严重的营养不良表现为体重减轻、脂肪消失甚至出现肌肉萎缩，通常伴运动迟缓、反应能力迟钝、容易被感染且不易痊愈。

（1）体重下降和逐渐消瘦

衰弱老年人体重下降是容易察觉、易检测的指标。以身高和体重为参数计算出体重指数（body mass index，BMI），BMI＝体重÷身高的平方，其中体重的单位是 kg、身高的单位是 m。BMI 在 18.5~23.9 为正常范围，小于 18.5 为消瘦，建议老年人不低于 20。

（2）肌肉力量下降

老年人自觉乏力，是老年人常见的临床表现，肌肉力量不易被量化，所以肌肉力量减弱往往容易被忽视。

（3）日常生活活动能力下降

老年人出现营养不良常表现为活动无耐力，活动范围缩小，日常生活能力下降甚至失能，严重影响老年人生活质量。

(4)特殊表现

老年人微量元素缺乏可引起特殊表现，比如眼睛干涩，看不清东西，皮肤干燥脱屑，表明缺乏维生素A；牙龈出血，说明缺乏维生素C；口角发红、唇部开裂、脱皮，说明缺乏B族维生素等。

4. 老年营养不良会带来什么危害？

营养不良的老年人身体虚弱、精神状态差、贫血、机体免疫力低下、抗感染能力降低，会加重已有病情或延缓疾病康复，同时增加跌倒、骨折和肌少症等发生的风险。营养不良对老年群体的器官功能危害甚大，严重影响其生活质量。下面我们来看看营养不良都有哪些危害：

1)可导致呼吸肌萎缩，影响呼吸效率。

2)可导致心动过缓、低血压及心排血量下降。

3)可导致消化吸收障碍。

4)可导致贫血。

5)可使肾小球滤过率降低。

6)使机体抵抗力下降，易发生感染，且难控制，伤口愈合时间延长。

7)可有肌少症、肌无力等，导致行动障碍，使跌倒和骨折的风险增加。

8)如果伴有慢性疾病，会造成疾病迟迟不愈，甚至死亡的严重后果。

5. 衰弱老人营养状况与哪些因素有关？

(1)生理因素

感觉功能减退如老年人的味、嗅、视、听和触觉，均随年龄增长而减退。对消化系统的影响有唾液分泌减少，牙齿松动脱落，胃酸分泌减少，胆汁分泌减少，胃肠道蠕动降低。对代谢能力的影响有葡萄糖耐量下降，基础代谢率降低10%~15%。由于体内代谢功能改变，营养素的消化吸收、利用和排泄均受到影响。

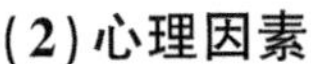

(2)心理因素

影响老年人的心理因素有抑郁，尤其独居的，会影响食欲。感觉减退，导致进食的乐趣减少，消化腺分泌减少。偏食或挑食的不良习惯造成某些营养素摄入过多或不足。

(3)环境因素

环境因素主要包括经济收入减少，无力购买丰富的食物；食品的质量与烹调方法不当，影响老年人的进食与消化吸收；缺少良好的进餐环境，影响食欲；社会活动减少，又缺少进行体力活动的条件，使热量消耗减少，造成能量过剩而引起超重或肥胖。

6. 老年人怎么知道自己是不是属于营养不良?

营养筛查是老年人营养管理及干预的重要环节，其目的在于通过简单的方法从老年人中快速识别出可能需要营养支持的衰弱老年人。营养不良或风险与临床结局紧密相关，及时、有效的营养筛查对于早期营养干预的介入至关重要。所有年龄≥65 岁、预计生存期>3 个月的老年住院患者均应例行接受营养筛查。养老院中状态稳定的老年人应每 3 个月进行 1 次营养筛查，社区、居家老年人应至少每 6 个月进行 1 次营养筛查。

(1)营养筛查工具

目前常用的营养筛查工具包括微型营养评定简表(mini nutritional assessment-shortened form，MNA-SF)、营养风险筛查 2002(nutritional risk screening，NRS 2002)、营养不良通用筛查工具(malnutrition universall screening tool，MUST)、老年营养风险指数(geriatric nutritional risk index，GNRI)、营养不良筛查工具(malnutrition screening tool，MST)等。不同的营养筛查工具在不同应用场景中敏感度及特异度不尽相同，MNA-SF、NRS 2002 是我国肠内肠外营养学分会推荐的营养筛查工具，老年住院患者首选 NRS 2002，MNA-SF 适用更加广泛，可适用于门诊、住院病房、养老机构、社区及居家老年人群。

1)微型营养评定简表(MNA-SF)。

MNA-SF 是在 MNA 的基础上简化而来的，共 7 项 14 分，12～14 分为正常营养状况，8～11 分为有营养不良的风险，0～7 分为营养不良，见表 7-1。

表 7-1　微型营养评定简表(MNA-SF)

内容	评分/分			
	0	1	2	3
近 3 个月是否因食欲减退、消化不良、咀嚼或吞咽困难而食量减少	食量严重减少	食量中度减少	无	/
近 3 个月体重丢失	>3 kg	不知道	1～3 kg	无
活动能力	卧床	能活动但不愿活动	外出活动	/
近 3 个月罹患心理创伤或急性疾病	是	/	否	/
神经精神疾病	严重痴呆或抑郁	轻度痴呆	无	/
BMI/kg·m^{-2}	BMI<19	19≤BMI<21	21≤BMI<23	BMI≥23
如果无法得到 BMI 时，测量小腿围	<31 cm	/	/	≥31 cm

2)营养风险筛查 2002(NRS 2002)。

NRS 2002 是国际公认的营养筛查工具，主要包含营养状态疾病严重程度和年龄 3 个部分，NRS 2002 总分为 3 项评分相加，如总分大于 3 分，提示具有营养风险，应该给予营养干预；若总分小于 3 分，则每 3 个月进行一次营养筛查，见表 7-2。

表 7-2　营养风险筛查 2002(NRS 2002)

内容	评分/分
A. 营养状态	
正常营养状态	0
3 个月内体重减轻>5%或最近 1 个星期进食量减少 25%～50%	1
2 个月内体重减轻>5%或 BMI 为 18.5～20.5 kg/m^2 或最近 1 个星期进食量减少 50%～75%	2
1 个月内体重减轻>5%(或 3 个月内减轻>15%)或 BMI<18.5 kg/m^2 或最近 1 个星期进食量减少 75%～100%	3

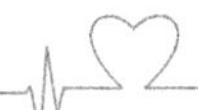

续表7-2

内容	评分/分
B. 疾病严重程度	
骨盆骨折或者慢性病患者，特别是合并急性并发症时：肝硬化、慢性阻塞性肺疾病、长期血液透析、糖尿病、肿瘤	1
腹部大型手术、脑卒中、重症肺炎、血液系统肿瘤	2
颅脑损伤、骨髓抑制、APACHE Ⅱ >10 分的入住 ICU 患者	3
C. 年龄	
<70 岁	0
≥70 岁	1

注：BMI 为体质指数 = 体重÷身高的平方，其中体重的单位是 kg，身高的单位是 m)；APACHE 为急性生理和慢性健康状况评分；NRS 2002 评分为 A、B、C3 项评分之和，A、B、C 每项只取最高分，不累加。

7. 衰弱老人如何选择合适的膳食模式?

单一营养素不能全面反映营养对健康的影响，应积极探索衰弱的健康膳食模式，通过各营养素的交互作用进行全面干预。目前国际公认的膳食模式有 4 种，即地中海膳食模式、日本膳食模式、东方膳食模式和西方膳食模式，且认为其中的地中海膳食模式是衰弱的合理膳食模式。该饮食是指有利于健康的，简单、清淡以及富含营养的饮食。这种特殊的饮食结构强调多吃蔬菜、水果、鱼、海鲜、豆类、坚果类食物，其次才是谷类，并且烹饪时提倡用橄榄油。

坚持地中海膳食模式可减少衰弱的发生，地中海饮食得分最高的受试者其衰弱风险最低。每天食用 3 份水果和 2 份蔬菜时，水果和蔬菜摄入量较高的受试者衰弱的风险较低。地中海饮食是预防衰弱的有利饮食因素，但没有临床试验评估这种饮食干预与衰弱发展之间的相关性。但橄榄油的摄入可以使机体产生较低水平的炎症介质，如肿瘤坏死因子-α 和白细胞介素-6，可以降低衰弱的风险。这提示地中海饮食可以用于预防和治疗衰弱。

(1) 地中海膳食模式

坚持地中海饮食可有效预防衰弱，但要考虑当地的饮食文化。地中海饮食一词起源于1970年，是地中海沿岸国家的主要饮食模式，其特点是多摄入蔬菜、水果、橄榄油、豆类、全谷类食品及坚果，适量摄入红酒，少量食用精加工食品、乳制品及红肉。地中海饮食倡导的食物富含抗炎和抗氧化的成分，比如膳食植物素、膳食纤维，可以给人体带来相当的健康益处。地中海饮食对衰弱的治疗作用与其富含营养素且具有抗炎和抗氧化的特性有关。

对于衰弱人群，地中海饮食可以提供所需的营养素，并有助于增强身体的抵抗力和恢复力。例如，高蛋白质的鱼类可以提供必需的氨基酸，有助于恢复肌肉质量。大量的蔬菜、水果和全谷类可以提供丰富的膳食纤维、维生素和矿物质，有助于维持肠道健康和免疫功能，而健康的脂肪和抗氧化剂则可以帮助降低炎症风险、促进心脏健康。

1）地中海饮食的要点：①每日的饮食种类丰富，包括大量五谷杂粮、豆类、坚果、种子、水果、蔬菜、马铃薯；②对食材的加工尽量简单，建议选用当地应季的新鲜蔬果作为食材，避免过度煎、炒以免引起微量元素和抗氧化成分的损失；③烹饪时用植物油代替动物油，尤其提倡用橄榄油，补充机体不饱和脂肪酸；④适量吃一些乳制品，如脱脂或低脂牛奶、酸奶等；⑤肉类食品建议多吃鱼类和禽类，减少对猪牛羊等红肉的摄入；⑥除平衡的膳食结构之外，地中海饮食还强调适量、平衡的原则，健康的生活方式，乐观的生活态度及每天坚持运动。

2）地中海饮食对衰弱的干预机制：①提供丰富的膳食纤维，地中海饮食包括大量的蔬菜、全谷类和豆类、水果，这些食物都富含膳食纤维，有助于保持肠道健康，预防便秘和炎症；②含有高质量的蛋白质，地中海饮食中的蛋白质主要来自鱼类和豆类等植物性蛋白，这些蛋白质具有高生物学价值，可以提供人体所需的必需氨基酸，有助于维持肌肉质量和免疫功能；③富含健康脂肪，地中海饮食中的主要脂肪来源是橄榄油和坚果等富含单不饱和脂肪酸和多不饱和脂肪酸的食物，这些健康脂肪可以降低心血管疾病的风险，促进神经系统的健康；④富含抗氧化剂，地中海饮食中的水果、蔬菜、坚果和红葡萄酒等食物都含有丰富的抗氧化剂，如维生素C、维生素E和类黄酮等，这些物质可以帮助降低炎症风险，预防慢性病和促进身体的修复和恢复。

（2）日本膳食模式

日本膳食模式以植物性食物为主，动物性食物为辅，食品多不做精细加工，以保持食物的原味。这种膳食模式的特点主要包括以下几点。

1）小份量。日本料理中食材份量通常不多，以小份为主，动物性食物以海产品为主，鱼类占比高，营养均衡。日本膳食模式注重营养均衡，铁、锌等营养素充足，脂肪含量不高，有助于避免营养缺乏病和营养过剩。

2）七八分饱。日本文化中强调吃饭时不宜过饱，提倡七八分饱，这有助于养成良好的饮食习惯，对健康有益。

3）少油、少盐、多海产品。日本料理通常少油、少盐、少调味品，以保持食物的原味，海产品消费量高，尤其是鱼类。

4）烹饪方式。日本料理的烹饪方式以清蒸、凉拌、水煮为主，这些方法有助于保留食物的营养成分，减少致癌物质的产生。

（3）东方膳食模式

东方膳食模式有助于减少营养元素的缺乏和肥胖的发生，降低慢性病的发生率，提高预期寿命。

1）适量而多样化的主食：每天吃200～300 g谷物，其中50～150 g是全谷物及杂豆，比如燕麦米、荞麦、藜麦、三色糙米、赤小豆、绿豆等。此外，再加上50～100 g的薯类。

2）丰富的蔬菜水果：每天摄入300～500 g蔬菜，200～350 g水果，并且在一周时间里，蔬果的品种要尽量丰富多样。特别要注意的两点是，每天都要吃时令、新鲜的绿叶蔬菜（建议深色蔬菜占比大一些），蔬菜与水果的摄入量不能互相替代，另外果汁也是不能替代水果的。

3）丰富的水产品和少量的肉类：动物性食物每天120～200 g，每周摄入300～500 g的鱼虾类水产品，建议提高淡水鱼虾比例（比如河虾以及青鱼、草鱼、鲢鱼、鳙鱼等），多禽肉（鸡鸭鹅肉），适量红肉，每天1个鸡蛋。少吃或不吃肥肉、盐重和腌制的深加工类肉制品。

4）每天有奶类、大豆制品和坚果：每天摄入奶类及其制品300～500 g，大豆及坚果的总量为25～35 g，发酵豆制品是不错的选择，每天限盐5 g，限油25 g，避免过量饮酒。

8. 衰弱老人该如何预防营养不良的发生？

营养在衰弱的发生和发展中起着至关重要的作用。合理饮食是所有老年人首选的营养干预方法，是一项经济实用且有效的措施。合理饮食指老年人的食物营养均衡、粗细搭配、松软，易于消化吸收；同时家庭和社会应从各个方面保证其饮食质量、进餐环境和进餐情绪，使老年人保持健康的进食心态和愉快的摄食过程。

(1)健康老年人营养干预目标量

1)能量。

指南建议将老年人的能量目标值设在30 kcal/(kg·d)，根据营养状况、体力活动水平、疾病状况和耐受性进行个体化调整。低体重老年人按照实际体重120%计算，肥胖老年人按照理想体重计算。能量(主要由碳水化合物和脂肪提供)推荐目标量20~30 kcal/(kg·d)(如60 kg重的人每天推荐摄入1200~1800 kcal能量)。

2)蛋白质。

虽然老年人衰弱的理想饮食还不明确，但明确的是预防衰弱发生需要保持肌肉质量。老年人因食欲减退，不能摄入足够的推荐量的蛋白质。蛋白质摄入不足可导致肌肉萎缩，也就是肌少症。对于老年人，特别是衰弱老年人，可以通过补充蛋白质阻止肌肉量的流失。建议老年人每天早餐、午餐、晚餐摄入等量的蛋白质。氨基酸尤其是亮氨酸对肌肉蛋白质合成具有积极作用，一般要求亮氨酸摄入至少3 g/d，当摄入25~30 g高质量蛋白质时，就可达到3 g/d的阈值。肾功能正常的老年人蛋白质目标量为1.0~1.5 g/(kg·d)，要求优质蛋白(常见食物有：鱼、瘦肉、牛奶、蛋类、豆类及豆制品)占50%以上。获得25 g优质蛋白质的食物组合，见表7-3。

表7-3　获得25 g优质蛋白质的食物组合

组合一		组合二		组合三	
食物及数量	蛋白质含量/g	食物及数量	蛋白质含量/g	食物及数量	蛋白质含量/g
牛肉50 g	10.0	瘦猪肉50 g	10.0	鸭肉50 g	7.7
鱼肉50 g	9.1	鸡肉60 g	11.7	虾60 g	10.9
牛奶200 g	6.0	鸡肝20 g	3.3	豆腐80 g	6.4
合计	25.1	合计	25.0	合计	25.0

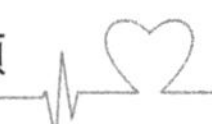

3）钙和维生素 D。

为了获得最佳的骨骼健康，钙和维生素 D 发挥了重要的作用。在衰老过程中，骨密度损失最大，常见的可导致严重骨质疏松，并会限制老年人的行动能力。老年人骨转换的增加也是由于维生素 D 缺乏，而维生素 D 缺乏又通过减少肠道钙吸收来影响钙稳态。老年人维生素 D 缺乏是由于皮肤合成能力下降。此外，暴露在阳光下的时间减少也加剧了维生素 D 的缺乏，以及肾脏无法将 25-OH-VitD$_3$ 转化为 1，25-（OH）-VitD，肠道吸收维生素 D 的能力下降，进一步加剧了维生素 D 的缺乏。血清 25-OH-VitD 水平低于 50 nmol/L 与老年人的肌无力增加和身体功能下降有关，而低于 30 nmol/L 则会增加跌倒和骨折的易感性。

据报道，在国外老年受试者的平均钙摄入量为 700 mg/d，而亚洲和非洲人的钙摄入量则较低，为 600 mg/d。因此，更容易发生骨质疏松性骨折和跌倒，所以建议老年人每天摄入 1000～1200 mg 钙，以维持最佳的骨骼健康。老年人平均每天摄入 20 μg，即 800 IU 的维生素 D$_3$，对于维持血清 25-OH-VitD$_3$ 水平非常重要，也有助于降低跌倒和骨折的风险。获得 1000 mg 钙的食物组合，见表 7-4。

表 7-4　获得 1000 mg 钙的食物组合

组合一		组合二	
食物及数量	含钙量/mg	食物及数量	含钙量/mg
牛奶 500 mL	540	牛奶 300 mL	324
豆腐 100 g	127	豆腐干 60 g	185
虾皮 5 g	50	芝麻酱 10 g	117
蛋类 50 g	30	蛋类 50 g	30
绿叶菜（如小白菜）200 g	180	绿叶菜（如小白菜）300 g	270
鱼类（如鲫鱼）100 g	79	鱼类（如鲫鱼）100 g	79
合计	1006	合计	1005

4）碳水化合物。

推荐碳水化合物摄入量占总能量的 50%～65%。碳水化合物是生命细胞结构的主要成分及主要供能物质，并且有调节细胞活动的重要功能。机体中碳水化合物的存在形式主要有三种，葡萄糖、糖原和含糖的复合物，碳水化

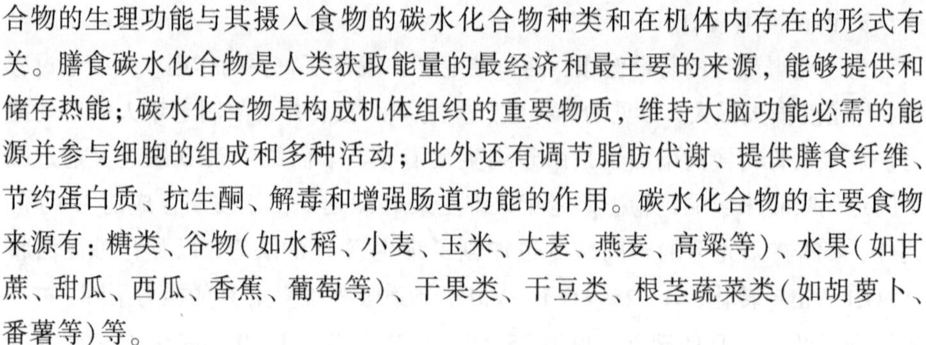

合物的生理功能与其摄入食物的碳水化合物种类和在机体内存在的形式有关。膳食碳水化合物是人类获取能量的最经济和最主要的来源，能够提供和储存热能；碳水化合物是构成机体组织的重要物质，维持大脑功能必需的能源并参与细胞的组成和多种活动；此外还有调节脂肪代谢、提供膳食纤维、节约蛋白质、抗生酮、解毒和增强肠道功能的作用。碳水化合物的主要食物来源有：糖类、谷物（如水稻、小麦、玉米、大麦、燕麦、高粱等）、水果（如甘蔗、甜瓜、西瓜、香蕉、葡萄等）、干果类、干豆类、根茎蔬菜类（如胡萝卜、番薯等）等。

5）脂肪。

推荐脂肪量不超过摄入总能量的35%，且饱和脂肪酸<总能量的10%，多不饱和脂肪酸占总能量的6%~11%。人体所需要的三种脂肪酸是饱和脂肪酸、单不饱和脂肪酸（是人体需要量最大的脂肪酸）、多不饱和脂肪酸（该类脂肪酸最不稳定，在炸、炒、煎高温下，易被氧化）。

6）膳食纤维。

推荐摄入量为25~30 g/d。膳食纤维可分为水溶性膳食纤维和非水溶性膳食纤维。水溶性膳食纤维是指可溶于水，也容易被大肠内的发酵细菌消化。

这些膳食纤维通常存在于燕麦、大麦、豆类或者柑橘类水果中，能降低血糖、降低胆固醇水平、预防心血管疾病、改善肠道功能。非水溶性膳食纤维（如纤维素、木质素等）不溶于水，不容易被大肠内的细菌发酵，有助于增加大便的体积，促进肠道蠕动，防止便秘和肠道疾病，对肠道菌群的建立也起到了积极的作用。

7）微量元素和维生素。

微量元素锌和铁是一种必需的微量营养素，参与酶的催化、转录、免疫细胞的信号转导、DNA合成和其他微量营养素的代谢。据报道，老年人的血清锌浓度较低，会削弱免疫系统，使其易受感染，从而增加发病风险。随着年龄的增长，尤其是由于缺锌，T细胞介导的功能受损。老年人锌营养不良可能是食物咀嚼不良、口腔问题等导致的。60岁以上的老年人锌摄入量低于系统功能正常人群摄入量的50%，因此，老年人锌的推荐膳食摄入量男性为11 mg/d，女性为8 mg/d。含锌高的膳食有海鲜、家禽、红肉、豆类、全谷物、坚果和乳制品等，与植物比较，锌的吸收更多来自动物。缺铁在老年人中也很常见。随着年龄增长，身体无法维持铁储存和铁供应之间的平衡，这就导致了贫血的发生。食物摄入减少、服用多种药物、胃肠道吸收不良和隐匿性的出血等都是缺

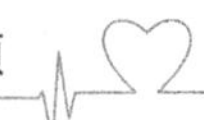

铁的原因。建议每日铁的摄入量为 8 mg/d，最高为 45 mg/d。低水平的铁会导致疲劳、肌肉丧失，造成老年人衰弱，以及可能引起抑郁、认知功能受损等。饮食中的各种成分通过影响铁的生物利用度起着关键作用。茶和咖啡中的丹宁和多酚对铁吸收有抑制作用，而富含维生素 C 的食物成分能增加铁的吸收。

8）B 族维生素复合物。

B 族维生素复合物由 8 种水溶性维生素组成，在维持细胞功能与脑萎缩方面起着重要作用。在老年人中，B 族维生素和叶酸的缺乏会影响认知功能，并引发抑郁症状。该维生素的推荐膳食量为 0.9～2.4 μg/d。60～69 岁人群中有 24%血浆胃泌素水平升高，80 岁以上人群中有 37%血浆胃泌素水平升高，进而导致维生素吸收不良。B 族维生素主要存在于动物性食物中。强化 B 族维生素的食品，可以作为素食者的替代疗法。

在一项平行随机对照试验中，参与者每日接受一种由铁、钙、维生素 D、B 族维生素组成的营养补充剂，持续 24 周，每日能量摄入增加 20%。干预后衰弱分数显著降低。上述试验结果表明，给予老年衰弱患者高于推荐量的蛋白质、钙、维生素 D_3、微量元素及 B 族维生素有助于改善衰弱状态。

9）水。

水推荐摄入量约为 30 mL/(kg · d)，老年人体内的水分占体重的 50%～55%。水不仅可把营养素输送到人体各个器官，也可把代谢的废弃物带出体外，还有调节人体的温度和酸碱度，参加体内各种生化反应的作用。

10）微生态制剂。

健康老年人可长期口服微生态制剂，如口服双歧杆菌三联活菌制剂（420 mg、3 次/d）、益生菌（2.0 g、1～2 次/d）来改善肠道健康。微生态制剂近年被逐渐用于研究改善肠道功能，常用的微生态制剂包括益生菌、益生元及合生元。微生态制剂可以保护肠道屏障，减少病原菌过度生长，减少细菌易位和内源性感染。微生态制剂联合肠内营养可以抑制肠道内的有害菌群，纠正肠道微生态失衡，改善胃肠道功能，促进胃肠道营养吸收。国内研究结果显示，酪酸梭菌活菌胶囊、双歧杆菌三联活菌制剂、双歧杆菌乳杆菌三联活菌片、嗜热链球菌三联活菌片、枯草杆菌肠球菌二联活菌肠溶胶囊等可改善肠道健康。

营养干预是预防老年人衰弱的重要手段之一，建议老年人饮食上保证充足的能量供给，并补足蛋白质，必要时可联合补充营养制剂，保持合理的体重指数（BMI）。

(2)特殊类型老年人的营养补充

1)老年衰弱合并心血管疾病患者。

总体原则是建议食物多样化，粗细搭配，平衡膳食；总能量摄入与身体活动要平衡，提倡低脂肪、低饱和脂肪膳食，即膳食中脂肪提供能量<30%，其中饱和脂肪酸不超过总能量的10%；每日烹调油用量控制在20~30 g，膳食胆固醇摄入量<300 mg/d，每日食盐<6 g，足量摄入新鲜蔬菜(400~500 g/d)和水果(200~400 g/d)。

2)老年衰弱合并肌少症患者。

食物中的蛋白质等可促进肌肉蛋白质的合成，有助于预防和改善肌少症，推荐蛋白质摄入量1.0~1.5 g/(kg·d)，建议富含亮氨酸等支链氨基酸的优质蛋白>50%，建议蛋白质总量平均分配至一日三餐中；在控制总脂肪摄入量前提下，增加深海鱼油、海产品等ω-3多不饱和脂肪酸的食物摄入，推荐二十碳五烯酸+二十二碳六烯酸(EPA+DHA)摄入0.25~2.0 g/d；推荐检测血清维生素D水平，并积极予以补充(15~20 μg/d)；鼓励增加深色蔬菜和水果以及豆类等富含抗氧化营养素食物的摄入，减少肌肉相关的氧化应激损伤；推荐在锻炼后额外补充营养制剂，每次摄入15~20 g富含必需氨基酸或亮氨酸的蛋白质以及200 kcal左右能量；推荐使用高能量、高蛋白肠内营养乳剂。

3)老年衰弱合并糖尿病患者。

不必过度限制能量摄入来减轻体重，以避免去脂体重丢失，超重和肥胖者可保持体重稳定，推荐总能量摄入为20~30 kcal/(kg·d)；能量供应以碳水化合物为主，占总能量的45%~60%，无须过度严格控制含蔗糖食物；宜多选择能量密度高且富含膳食纤维、低升糖指数的食物，以改善糖代谢和降低心血管病的发生风险；蛋白建议摄入1.0~1.3 g/(kg·d)，以优质蛋白为主；对于长期食物或营养素摄入不足的老年人，每日可补充复合无机盐和维生素；糖尿病及应激性高血糖患者口服营养补充剂推荐使用肠内营养乳剂。

4)老年衰弱合并恶性肿瘤患者。

对于处于稳定期的肿瘤患者，推荐总能量摄入25~30 kcal/(kg·d)；蛋白质目标摄入量为1.2~1.5 kcal/(kg·d)，肾功能正常的患者蛋白质目标摄入量可提高至2.0 kcal/(kg·d)；在条件允许的情况下，可尽量减少碳水化合物的供给量，以降低血糖负荷，并提高脂肪供能比例，有利于机体蛋白质合成，改善肿瘤患者营养状况；必要时予以补充生理需要量的维生素及微量元素，避免

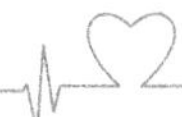

机体维生素及微量元素缺乏；肿瘤患者口服营养补充剂推荐使用肠内营养乳剂。

9. 衰弱老年人在什么情况下可以口服营养补充剂?

衰弱老年人不能耐受正常膳食时，我们可以选择合适的营养补充剂，为人体提高代谢和生长所需的营养物质，营养补充剂适用于以下几种情况：①无法经口进食、经口进食困难或经口摄食不足的老人；②有胃肠道疾病的老年患者，如胃肠道瘘患者、短肠综合征患者、溃疡性结肠炎患者、克罗恩患者、胰腺疾病患者、结肠手术术前与诊断准备患者、胃瘫痪或神经性厌食患者等；③有胃肠道外疾病的老年患者，如围手术期患者的营养支持、肿瘤患者辅助放化疗、心血管疾病患者、烧伤创伤患者、肝肾功能衰竭患者等。

10. 适用于衰弱老年人的肠内营养剂有哪些?

对于存在营养不良风险和营养不良的衰弱老年人，应努力去除诱因，并积极进行科学合理的营养支持。肠内营养剂按氮源分为三大类：氨基酸型、短肽型(也称要素型)、整蛋白型(也称非要素型)。

(1)氨基酸型肠内营养剂

储存于常温下的散剂，是以氨基酸为氮源组成的，适用于胃肠道功能障碍及重症代谢障碍的患者，如短肠综合征、消化道瘘管、克罗恩病、溃疡性结肠炎、消化不良综合征、大面积烧伤者等不能接受含蛋白质的肠内营养剂的患者。该类主要品种含18种氨基酸，并含有少量谷氨酰胺。另一品种含游离氨基酸、谷氨酰胺、脂肪、硒、铬等微量元素。

(2)短肽型肠内营养剂

贮存于常温下的散剂或乳剂，主要由乳清蛋白水解物、麦芽糖糊精、植物油、矿物质、维生素、微量元素等组成。其适用于代谢性胃肠道功能障碍、危重疾病、营养不良的术前喂养、术前或诊断前的肠道准备。主要品种含有麦芽糊精、水解乳清蛋白、矿物质、维生素和微量元素等。

(3)整蛋白型肠内营养剂

整蛋白型肠内营养剂的剂型可以分为散剂、混悬剂或乳剂。散剂与混悬剂可贮存于室温下，而乳剂应贮存在 25 ℃以下，切勿冰冻。其适用于机械性胃肠道功能紊乱患者、厌食及相关疾病患者、代谢性胃肠道功能障碍患者、营养不良患者的术前喂养、危重疾病患者、术前或诊断前肠道准备等。

(4)营养素组件型制剂

营养素组件亦称不完全膳食，是仅以某种或某类营养素为主的经肠营养膳食，它可以对完全膳食进行补充或强化，以弥补完全膳食在适应个体差异方面的不足，亦可采用两种或两种以上的组件膳食构成组件配方，以满足患者的特殊需要。组件膳食主要包括蛋白质组件、脂肪组件、糖类组件、维生素组件和矿物质组件，但目前国内临床上尚未见到商品化的组件膳食。

11. 如何改善衰弱老年人的营养状况?

老年人衰弱的发生率与营养状况存在显著相关性。改善营养状况可以降低老年人衰弱的发病率。可以通过以下三个方面改善营养状况。

(1)营养平衡

保持谷类、薯类、肉类、豆类、坚果类、水果、新鲜蔬菜的均衡搭配，以满足人体对营养物质的需求。适量摄入蛋白质：吃一些富含蛋白质的食物，包括豆制品(豆腐、豆浆)、奶制品、肉制品、蛋类。蛋白质摄入不足会引起机体免疫力下降及精力不足等，但是蛋白质补充过量会增加机体肝脏和肾脏的代谢负担，导致肠道内毒素堆积，甚至会引起骨质疏松，因此，蛋白质补充要适量。肾病患者要适当减少蛋白质的摄入量，且要以摄入优质蛋白为主。

(2)粗细搭配

粗粮中含有丰富的膳食纤维，可以促进肠胃蠕动，从而促进消化，而且长期吃细粮，容易导致 B 族维生素缺乏。因此粗细搭配可以促进消化功能，进而

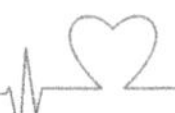

改善营养状况。粗细搭配有利于合理摄取营养，特别是膳食纤维、维生素、矿物质，还可以提高食物蛋白质的营养价值。在疾病预防方面，粗细搭配有利于避免肥胖和糖尿病等慢性疾病。

(3)饮食护理

老年人生理功能有不同程度的减退，肠胃蠕动次数也会减少，消化食物的时间也会增加，老年人的味觉还会出现不同程度减弱，大多数老年人喜食重口味食物，但重口味饮食容易给心脏、肾脏增加负担，引起血压升高，故应为老年人提供松软、清淡、易消化饮食。

12. 如果出现肌力减弱、行动不便时应该如何补充营养?

补充维生素D强化骨骼肌，增加肌肉力量。在日光下运动、多食用海鱼、蛋黄等均可增加维生素D的摄入。

补充必需脂肪酸、维生素C、维生素E、类胡萝卜素、硒等抗氧化营养素，可延缓肌肉衰弱。深色的蔬菜和水果、豆类均含有丰富的抗氧化营养素。

13. 如果出现体重下降、营养不良应该如何补充营养?

增加蛋白质的摄入以延缓衰弱，富含蛋白质的食物有奶制品、豆制品、蛋、瘦肉、鱼类等。因大豆蛋白的消化率较高，易于吸收，如存在消化不良等状况建议通过食用豆制品补充蛋白质。此外，亮氨酸也对肌肉蛋白的合成具有积极的作用，若出现严重的肌肉减少可在专业人士指导下服用含有亮氨酸的必需氨基酸补充剂。

当机体呈现衰弱状态时，对食物的代谢和吸收也会出现变化。因此，鼓励老年人关注自身饮食结构，积极自测营养状况和定期称量体重非常重要。尤其是存在多种慢性病、生理功能明显变差的老年人，往往存在特殊的营养需求，更应接受专业的营养不良风险评估和医学营养专业人员的指导，科学精细调控饮食，做好营养支持。

14. 吞咽障碍老年人如何进行营养管理?

吞咽障碍老年人应选择适宜的食物，不吃容易引发呛咳、误吸的危险食物，在康复师的评估下根据吞咽阶段性病情变化，调整食物形态、改变烹饪方式、添加增稠剂等，以适应逐渐减退的咀嚼和吞咽能力。大部分吞咽障碍患者容易误吸稀液体，需要在液体中加入增稠剂以增加黏度，可减少误吸，增加营养素的摄入。

15. 从中医中药的角度如何调理衰弱老年人的营养状态?

中医药是中华文明的瑰宝，其应用前景广阔，但目前仍缺乏基于中医学理论的营养评定及干预方法。研究显示，中医中药、药膳可能对老年患者的营养状态有一定的改善作用。《千金方》曰："凡欲疗疾，先以食疗。"中医认为良好的饮食在疾病治疗过程中起着非常重要的作用，这与目前西医理论有着异曲同工之处。

中医药膳是指在"药食同源""养医同理"等中医药理论指导下，将食物与药材按一定比例配比烹饪加工成的特殊膳食。药膳效用温和、色香味美，老年人群易于接受，乐于尝试，有助于改善生活质量。研究显示，药膳疗法可以改善社区老年人群的衰弱及营养状况。针灸也是中医学的重要组成部分，是中医特色疗法之一，具有疏通经络、扶正祛邪、调和阴阳等作用。研究表明，针灸对消化系统及胃肠道功能具有调节作用，可促进食欲、改善腹泻/便秘症状等，发挥其调节营养吸收及胃肠蠕动的功能。总体而言，目前中医疗法对老年人营养状况影响的相关研究证据有限，其疗效还有待进一步高质量的临床研究来证实。

百事通小贴士

从中医的角度出发，衰弱老年人该如何管理四季膳食？

春季，老年人应该多吃点升发的食物。春季很多应季的菜、茶都“合春气”而具升发之性，适当摄入有助于升发阳气，疏肝解郁。例如，江南一带的马兰头、枸杞头、荠菜、春笋等应季蔬菜；绿茶也是春季养生佳品。但以上食物性寒凉，吃的时候要注意不要过量，否则会导致脾胃寒凉，出现腹胀、腹痛、厌食等症状。香椿、韭菜等春季蔬菜性味偏温且具升发之性，尤其适合老年人春季食用。适量吃点香椿炒蛋、韭菜炒蛋等佳肴有助于升发肝气。

夏季老年人饮食应注意：①忌过冷。现代饮食中冷饮美食种类繁多，随处可见，如冰饮料、冰淇淋、冰西瓜、冰啤酒等，被人们视为夏日解暑的佳品。《颐身集》曰：“夏季心旺肾衰，虽大热不宜吃冷淘冰雪、蜜水、凉粉、冷粥。饱腹受寒，必起霍乱。”说明古人观察到夏季摄入冷饮冷食，尤其是吃饱了再摄入冷食，容易引起腹泻、腹痛等胃肠道症状。建议老年人在夏天应以进食常温食品为宜。②忌过油。麻辣小龙虾、烤羊肉串等美食近些年来成了人们夏季乘凉时的一种流行饮食。其实这些食品过于油腻，并不适合夏天多吃，容易加重胃肠负担，导致消化不良。③重卫生。夏季蝇虫较多，容易诱发经口传染性疾病，因此夏天必须注意饭前便后要洗手，且不要去路边小摊等卫生条件差的餐饮场所就餐。

夏季养生应该吃些什么呢？①宜微苦：夏季炎热，五行属火，其气通心，所以夏季容易心火亢盛，导致心烦意乱、睡眠不佳。性味为“苦”的食品能够清心泻火，如苦瓜、西芹、慈菇、莲子(带芯)等尤其适合夏季食用。②宜酸甘：夏季暑邪较盛，容易耗气伤津。中医认为“酸甘化阴”，具有酸甘性味的食物可以生津止渴解暑，适合夏季养生服用。酸梅汤、糖拌西红柿、醋拌莲藕、醋拌黄瓜等均属于“酸甘”食物，均为夏季养生佳品。③祛湿热：夏季除了天气炎热，在夏末的“长夏”季节自然界湿热较重，养生应以“祛湿清热”为要。薏苡仁、莲子、赤小豆、绿豆、荷叶等均有祛湿清热的功效，可将这几类食物用水浸泡一夜后煮成粥汤食用。

秋季，老年人可以适量进食冬瓜、白菜、木耳、西葫芦、胡萝卜、鸭梨、香蕉等果蔬。中医认为，某些白色的果蔬有润肺的功效，适合秋季养生。在这里推荐一款可以润肺生津益气的“七白润羹”：大鸭梨1个去核切块、荸荠肉8个、莲藕5片、白萝卜5小块、银耳1朵、甘蔗3小段、脆山药半段切块，加水1.5升，武火煮沸，文火煮30 min，带汤一起吃水果蔬菜肉即可。该羹味道甘甜，口感清爽，颜色清透，所选食材均为药食同源，且具有润燥生津、止咳化痰的功效，非常适合老年人秋季养生。需注意的是，血糖控制不理想的老年人可以将鸭梨改为半个，甘蔗可以去掉不放，放入少量甜叶菊矫味也可。很多老年人在秋季有“贴秋膘”的饮食习惯，认为秋季好好补一补，冬季就会更健康。但是在物质丰富、经济发达的今天，过量摄入肉类、油脂类食物非常不利于老年人血脂、血糖、血压、尿酸等指标的控制。因此，正确的“贴秋膘”的方式是根据自身体质，选择合适的果蔬肉类食品来“清补”。比如，经常咽干口燥、干咳痰黏，属于“肺阴不足”的老年人，进食牛奶、鸭梨、银耳、荸荠、山药等食物可达到“润肺滋阴”的补益功效；常胃口差、腹泻，属于“脾胃气虚”的老年人，适当进食板栗、山药、莲子等可达到“健脾益气”的补益功效。这些都是“贴秋膘”的健康补益方法。

冬季天气寒冷，树木凋零，落叶归根，植物将精华收于内部，以抗严冬；很多动物都会囤积食物，蓄积脂肪，或者冬眠，或者蛰伏，这些都是将能量藏于体内、减少能量输出的方式。人体和自然界是一个整体，“道法自然、天人合一”，人体在冬季也应该通过“进补”来安和神志、调养脏腑。

俗话说，“三九补一冬，来年无病痛”“今年冬令进补，明年三春打虎”。可见冬令进补是冬季养生的重要方法。什么是冬令进补呢？冬令进补是在冬季自然界及人体阳气内敛的状态下，服用食物或药物并采用养生的起居方式，达到补益气血阴阳、调和五脏六腑功能的综合养生方法。

冬令进补最重要的是补什么呢？《黄帝内经》(《素问·气调神大论篇》)云：“冬三月，此为闭藏。水冰地坼，勿扰乎阳，早卧晚起，必待日光，使志若伏若匿，若有私意，若已有得，祛寒就温，无泄皮肤，使气极夺。此冬气之应，养藏之道也；逆之则伤肾，春为痿厥，奉生者少。”这里的“勿扰乎阳”“必待日光”“祛寒就温”等指明了冬季养生的关键所在即“养阳”。《黄帝内经》(《素问·六节藏象论》)云：“肾者主蛰，封藏之本，精之处也；其华在发，其充在骨，为阴中之少阴，通于冬气。”这里又说明了冬季养生重在“补肾”。因此，“养阳”和“补肾”就是冬季养生、冬令进补的主要目的。

老年人如何制订适合自己的冬令进补方案？还是要遵循中医学辨证论治的原则，即量体裁衣，因人而异。①首先要确定“是否虚”；虽然老年人大多气血亏虚，但还是有不少人保养得当，身体健康。因此，体虚可进补，无虚则不用补。②确定“哪里虚”：体虚分为气、血、阴、阳亏虚，按照脏腑又分为肝、心、脾、肺、肾。老年人要想有针对性地进补，最好去正规中医院找中医详细地“四诊和参”后辨明体质，再针对性地进补。

老年人冬令进补可以选择哪些食物呢？常见的适合冬令进补的食物有：①益肾填精类，如牛肉、羊肉、乌鸡、桂圆、黑芝麻、黑豆、核桃。②滋阴润肺类，如银耳、百合、桑葚干等。③健脾益气类，如大枣、莲子、山药、红茶等。以上补益类食物多有“滋腻碍胃”，不容易消化或容易上火的特点。因此，萝卜、白菜等适合搭配肉食的蔬菜也是进补必备的食材；鸭梨、苹果等冬季常见水果有清热生津的功效，可搭配温热性食物以平衡燥热之性。推荐一款具有温阳散寒、补中益肾功效的冬季养生茶，即桂圆红枣生姜茶：桂圆干 3 颗、红枣 4 个、生姜丝 2 g、红茶适量。还有一款具有滋肾、温阳、补血、益气的养生汤，当归生姜羊肉汤：羊肉 700 g、当归 15 g、生姜 5 片、黄芪 30 g、大枣 5 枚炖汤，吃肉即可。

第八章

社会支持

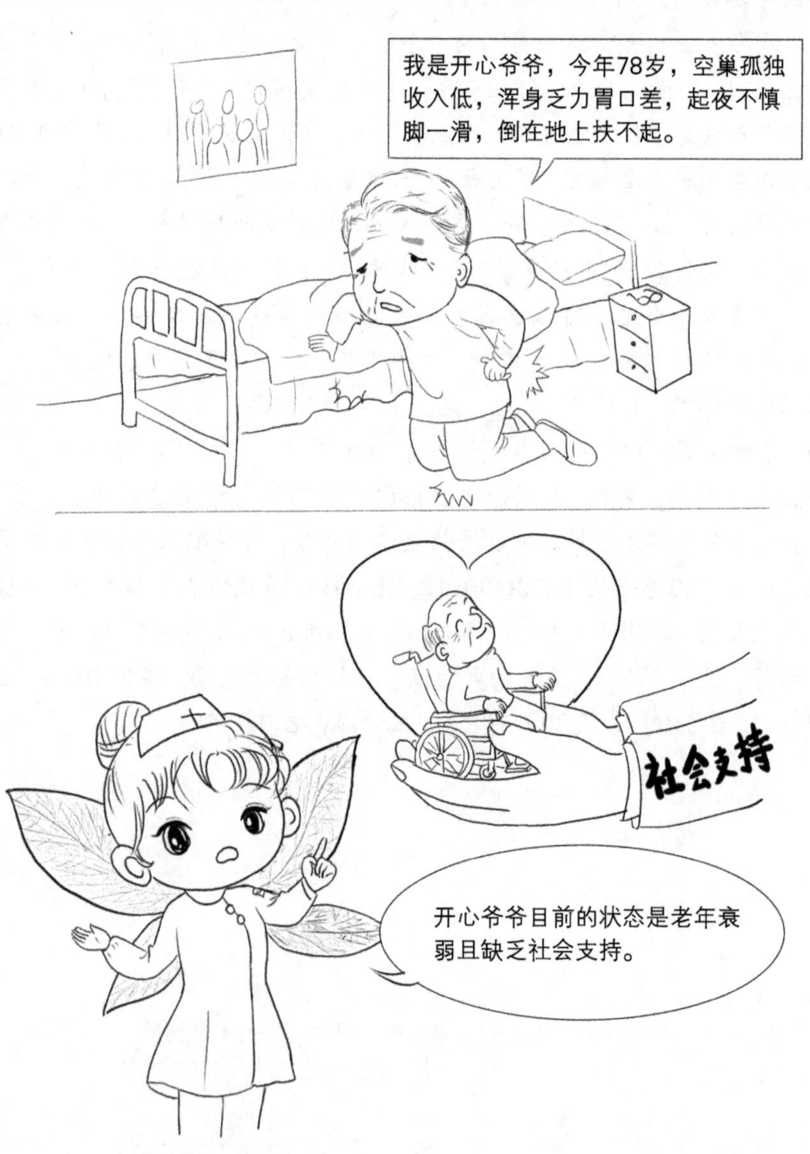
我是开心爷爷，今年78岁，空巢孤独收入低，浑身乏力胃口差，起夜不慎脚一滑，倒在地上扶不起。
社会支持
开心爷爷目前的状态是老年衰弱且缺乏社会支持。

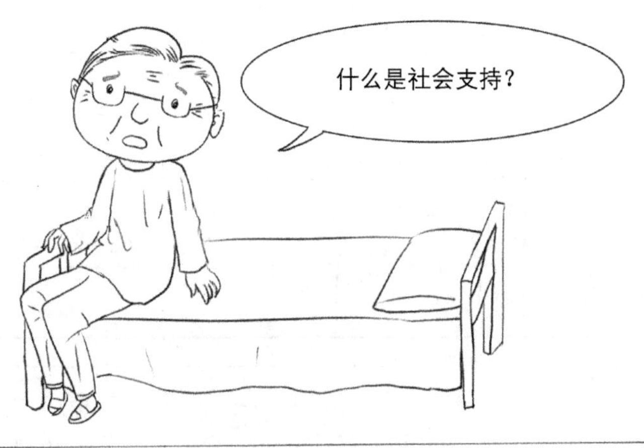

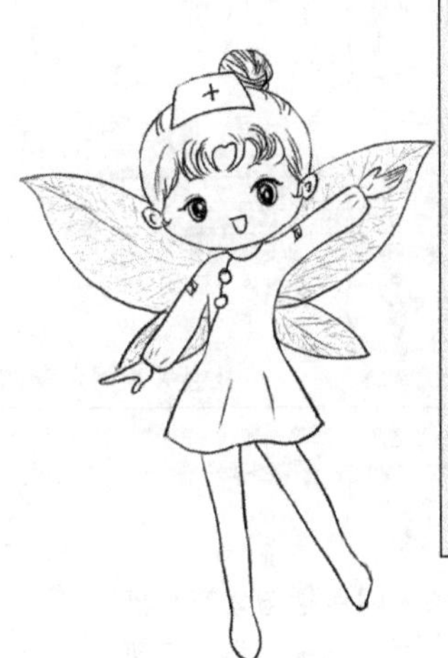

社会支持系统也称为“社会关系网”，源自社会病原学，是和个体的生理、心理及社会适应能力联系在一起的。按社会学的讲法，社会支持是指个人在自己的社会关系网中所能获得的、来自他人的物质和精神上的帮助和支援。

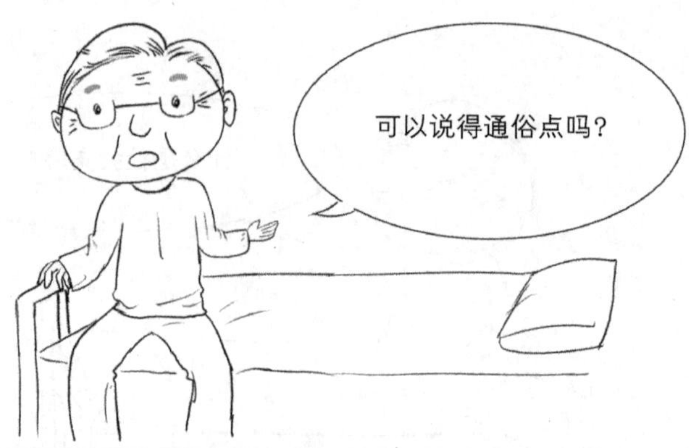

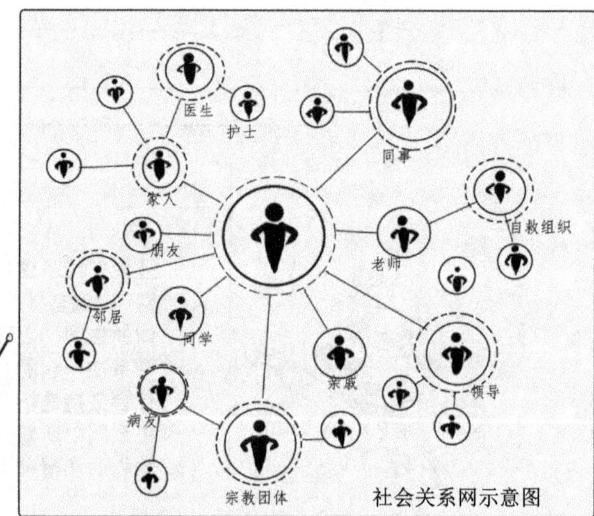

社会关系网示意图

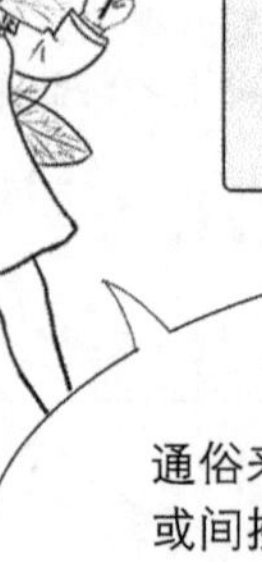

通俗来讲，个体的社会关系网包括与之有直接或间接关系的所有人或人群，就像这张图上所示，一个人所拥有的社会支持网越强大，就越能够很好地应对各种来自环境的挑战。

你说的这些社会支持网我都没有。我只有高中文化程度，有一个儿子，在外地工作，3～4个月回家看望我和幸福奶奶一次，平时基本不跟人打交道。

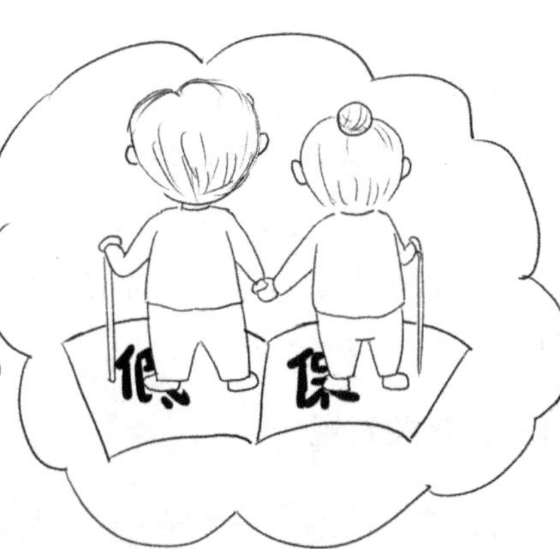

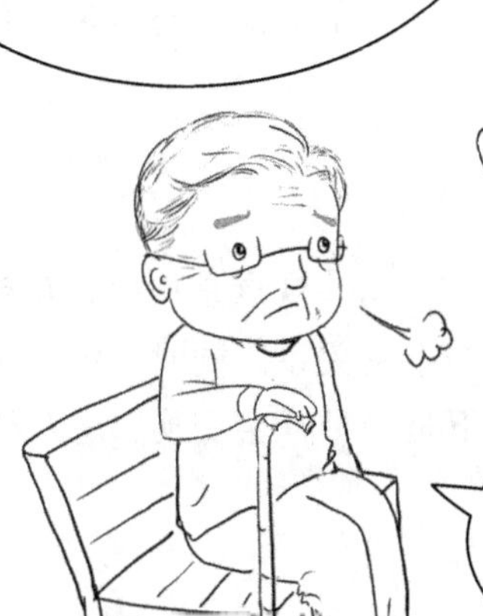

我是下岗工人，享受城镇居民基本医疗保险，靠低保生活，和幸福奶奶相依为命。这次摔跤后我感觉越来越力不从心，生活自理都变得有困难了。

爷爷处于社会支持缺乏状态，持续的社会支持缺乏会加重您的衰弱。

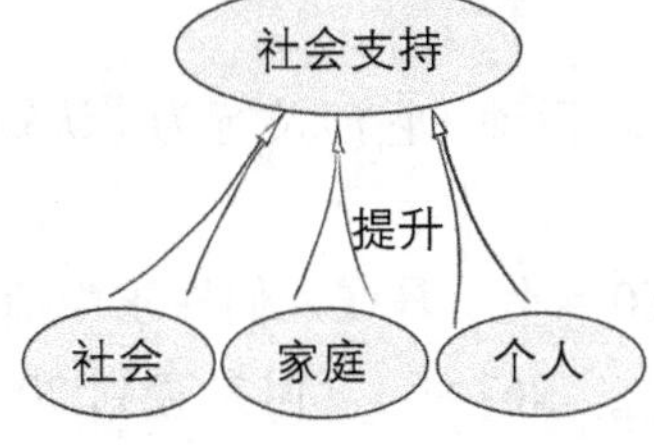

通过社会、家庭和个人的努力可以提升您的社会支持，改善衰弱，提高生活质量。让百事通带您去了解吧。

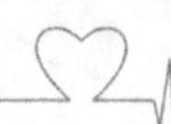

1. 什么是社会支持?

按社会学学术上较为正式的定义，社会支持是指一定社会网络运用一定的物质和精神手段对社会弱势群体进行无偿帮助的行为的总和。20 世纪 70 年代，Raschke 提出社会支持是指人们感受到的来自他人的关心和支持。此外，还有一些心理学家也对社会支持的定义提出了自己的看法。整体来说有四大方面的看法。

(1)亲密关系观

人与人之间的亲密关系是社会支持的实质。这一观点是从社会互动关系上理解社会支持，认为社会支持是人与人之间的亲密关系。同时，社会支持不仅仅是一种单向的关怀或帮助，它在多数情况下是一种社会交换，是人与人之间的一种社会互动关系。

(2)“帮助的复合结构”观

这一观点认为社会支持是一种帮助的复合结构，认为帮助行为能够产生社会支持。

(3)社会资源观

社会支持是一种资源，是个人处理紧张事件、问题的潜在资源，是通过社会关系、个体与他人或群体间所互换的社会资源。

(4)社会支持系统观

社会支持需要深入考察，是一个系统的心理活动，它涉及行为、认知、情绪、精神等方方面面。

心理学界对社会支持的研究始于 20 世纪 60 年代，是在人们探求生活压力对身心健康影响的背景下产生的(Homes&Rach，1967 年)。但是直到 20 世纪 70 年代，社会支持才首次被作为专业概念由国外学者 Cassel(1976 年)和 Cobb(1976 年)在精神病学文献中提出，之后，很多著名学者对其进行了广泛深入的探讨和研究。

百事通小贴士

在心理学中，所谓的社会支持指的是一个人从自己的社会关系（家人、朋友、同事等）中获得的客观支持以及个人对这种支持的主观感受。社会支持不仅指物质上的条件和资源，也包括在情感上的支持。

社会支持从性质上可以分为两类：一类为客观的、可见的或实际的支持，包括物质上的直接援助和社会网络、团体关系的存在和参与，后者是指稳定的婚姻（如家庭、婚姻、朋友、同事等）或不稳定的社会联系如非正式团体、暂时性的社会交际等的大小和可获得程度，这类支持独立于个体的感受之外，是客观存在的现实。

另一类是主观的、体验到的情感上的支持，指的是个体在社会中受尊重、被支持和理解的情感体验和满意程度，与个体的主观感受密切相关。有学者将其分别命名为社会支持的可利用度和自我感觉到的社会关系的适合程度，在进行心理学的科学评定时用以评定其社会支持的大小。可通过交谈、观察和量表等方法评估个体获得的社会支持。

2. 老年衰弱与社会支持的关系是什么？

衰弱老年人因生理储备功能下降和多系统功能失调，易引起活动能力下降、步行速度减慢等躯体症状，整体身体素质更差，社交范围受到限制，并且认为自身疾病带给家庭巨大的负担，负性心理渐趋严重，使社会支持水平降低。社会支持水平低使老年人无法很好地利用各种社会关系获得支持和帮助，无法体会到积极感情，从而导致其生活质量降低，幸福感下降，治疗的态度及积极性下降，亲密关系和社区意识减弱，这将进一步加剧老年人的衰弱。衰弱与社会支持之间存在负相关关系，即社会支持水平越高，衰弱程度越低，反之，社会支持水平越低，衰弱程度越高。

3. 衰弱老年人为什么需要社会支持?

积极的社会支持对衰弱老年人、家庭和社会均产生很大的益处，尤其对衰弱早期或衰弱前期的老年人，良好的社会支持能维持衰弱老年人的自主性，有利于衰弱老年人对健康信息的摄取，促进健康行为的转变，进而提高生活质量，缓解衰弱程度，降低失能发生率。与正常老年人相比，衰弱老年人对日常生活照料及医疗护理需求更为迫切。为衰弱老年人及其家庭照顾者提供社会支持，对于改善衰弱老年人的生存状态、强化家庭照护功能、减轻家庭照料的经济与精神双重负担具有重要意义。

社会支持可以通过多种途径对衰弱产生积极的影响。首先，高水平的社会支持可以提供情感支持，帮助老年人应对生活中的压力和挑战，从而减少衰弱的发生。当老年人感受到来自他人的尊重、支持和理解时，他们的心理状态会得到改善，从而有助于减轻衰弱的症状。其次，社会支持还可以提供实际帮助和资源，帮助老年人解决生活中的问题，从而提高生活质量和改善健康状况。例如，社会支持可以提供医疗资源、康复服务等，帮助老年人更好地管理自己的健康状况，减少衰弱的发生。此外，社会支持还可以提高老年人的社会参与度和归属感，从而有助于预防衰弱。当老年人积极参与社会活动、与他人建立联系时，他们的社交能力和认知能力会得到提高，从而减少衰弱的发生。

总之，社会支持作为健康行为的一个强大驱动力，能够成为一种帮助个人调节行为变化的途径。社会支持对衰弱具有积极的影响，提高社会支持水平有助于预防和改善衰弱。

4. 怎样判断衰弱老年人的社会支持程度?

社会的发展、家庭结构的改变使得对衰弱老年人的长期照护势在必行，而影响整体照护质量的重要因素之一就是社会支持。为了能够更好地为衰弱老年人提供个性化的社会支持，需要提前了解其社会支持程度，评估他们的社会支持现状，评估包括社会环境、生活环境及家庭环境三个方面，目前常采用国际

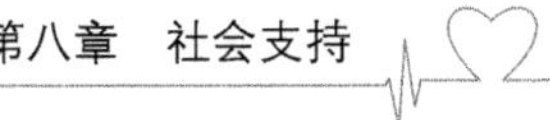

通用的量表进行评估。在评估过程中，需要注意考虑老年人的个体差异和特定需求，以便为他们提供个性化的支持和服务。

5. 如何评估衰弱老年人的社会环境？

社会环境包括文化背景、法律法规、社会制度、社会支持、劳动条件、人际关系、经济状况、生活方式、教育、社区等诸多方面，这些与衰弱老年人的健康有着密切联系，影响衰弱老年人的健康水平。对衰弱老年人社会环境的评估目前常用的是社会支持评定量表（SSRS）（表 8-1）和社会关系评估量表（lubben social network scale，LSNS）（表 8-2）。社会支持评定量表共有 10 个条目，包括客观支持、主观支持和对社会支持的利用度这三个维度，能够帮助人们对自己的社会支持有一个全面的评定。社会关系评估量表包括 10 个条目，每个条目 0～5 分，总分 50 分，总分<20 分表示社会关系及社会支持差，≥20 分表示社会关系及社会支持良好。通过这两项评估可以获得衰弱老年人社会支持和社会关系的真实情况，用以指导干预方案。

表 8-1 社会支持评定量表（SSRS）

评估内容	评分细则	分值/分	得分/分
1. 您有多少关系密切，可以得到支持和帮助的朋友？（只选一项）	一个也没有	1	
	1～2 个	2	
	3～5 个	3	
	6 个或 6 个以上	4	
2. 近一年来您（只选一项）	远离家人，且独居一室	1	
	住处经常变动，多数时间和陌生人住在一起	2	
	和同学、同事或朋友住在一起	3	
	和家人住在一起	4	
3. 您和邻居（只选一项）	相互之间从不关心，只是点头之交	1	
	遇到困难可能稍微关心	2	
	有些邻居很关心您	3	
	大多数邻居很关心您	4	

续表8-1

评估内容	评分细则	分值/分	得分/分
4. 您和同事（只选一项）	相互之间从不关心，只是点头之交	1	
	遇到困难可能稍微关心	2	
	有些同事很关心您	3	
	大多数同事很关心您	4	
5. 从家庭成员处得到的支持和照顾（在合适的框内划“√”）	A. 夫妻（恋人）	每项从无/极少/一般/全力支持分别计1~4分	
	B. 父母		
	C. 儿女		
	D. 兄弟姐妹		
	E. 其他成员（如嫂子）		
6. 过去，在您遇到急难情况时，曾经得到的经济支持和解决实际问题的帮助的来源	无任何来源	0	
	下列来源（可选多项）：A. 配偶；B. 其他家人；C. 亲戚；D. 朋友；E. 同事；F. 工作单位；G. 党团工会等官方或半官方组织；H. 宗教、社会团体等非官方组织；I. 其他（请列出）	有几个来源就计几分	
7. 过去，在您遇到急难情况时，曾经得到的安慰和关心的来源	无任何来源	0	
	下列来源（可选多项）：A. 配偶；B. 其他家人；C. 亲戚；D. 朋友；E. 同事；F. 工作单位；G. 党团工会等官方或半官方组织；H. 宗教、社会团体等非官方组织；I. 其他（请列出）	有几个来源就计几分	
8. 您遇到烦恼时的倾诉方式（只选一项）	从不向任何人倾诉	1	
	只向关系极为密切的1~2个人倾诉	2	
	如果朋友主动询问您会说出来	3	
	主动倾诉自己的烦恼，以获得支持和理解	4	
9. 您遇到烦恼时的求助方式（只选一项）	只靠自己，不接受别人帮助	1	
	很少请求别人帮助	2	
	有时请求别人帮助	3	
	困难时经常向家人、亲友、组织求援	4	

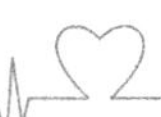

续表8-1

评估内容	评分细则		分值/分	得分/分
10. 对于团体（如党团组织、宗教组织、工会、学生会等）组织活动，您（只选一项）	从不参加		1	
	偶尔参加		2	
	经常参加		3	
	主动参加并积极活动		4	
评定总分	评分结果	评估者签名	评估日期	
量表计分方法：第1~4，8~10条：每条只选一项，选择1、2、3、4项分别计1分、2分、3分、4分，第5条分A、B、C、D四项计总分，每项从无到全力支持分别计1~4分，第6、7条如回答"无任何来源"则计0分，回答"下列来源"者，有几个来源就计几分。总分即10个条目计分之和，客观支持分为第2、6、7条评分之和，主观支持分为第1、3、4、5条评分之和，对支持的利用度为第8、9、10条评分之和，总得分和各分量表得分越高，说明社会支持程度越好。一般认为总分小于20分为获得社会支持较少，20~30分为具有一般社会支持度，30~40分为具有满意的社会支持度。				

表8-2　社会关系评估量表（LSNS）

家庭网络

1. 一个月内你至少见到或听到多少次你家的亲戚？
①0次　②1次　③2次　④3或4次　⑤5~8次　⑥9或更多次

2. 告诉我谁和你关系最亲近，以及一个月内你见到或听到他几次？
①0次　②1次　③2次　④3或4次　⑤5~8次　⑥9或更多次

3. 你感觉到亲近的人有多少次？
①0次　②1次　③2次　④3或4次　⑤5~8次　⑥9或更多次

朋友网络

4. 你有多少个亲近的朋友？
①0个　②1个　③2个　④3或4个　⑤5~8个　⑥9或更多个

5. 一个月内，你见到或听说这些朋友多少次？
①0次　②1次　③2次　④3或4次　⑤5~8次　⑥9或更多次

6. 告诉我在这些朋友中，谁和你关系最亲近，以及1个月内你能见到或听到他几次？
①0次　②1次　③2次　④3或4次　⑤5~8次　⑥9或更多次

知己关系

7. 当你要做一个重要决定时，你会告诉其他人吗？
①从不　②很少　③有时　④经常　⑤很多时候　⑥总是

8. 当其他人有重要的决定时，他们会告诉你吗？
①从不　②很少　③有时　④经常　⑤很多时候　⑥总是

续表8-2

其他
9a. 每天有没有其他人依靠你做一些事？如购物、做饭、修理、照顾孩子、打扫卫生等。 没有—如果没有，继续第 9b 题　有—如果有，第 9 题得分为 5 分并且跳到第 10 题 9b. 你是否帮助过其他人，如购物、修理、照顾孩子等？ ①从不　②很少　③有时　④经常　⑤很多时候　⑥总是
生活安排
10. 你是独自还是跟其他人生活？ ①独自生活　②跟其他无关系的人生活　③跟亲戚或朋友生活　④跟配偶生活

以开心爷爷为例，开心爷爷的社会支持评定量表得分为 14 分，社会关系评估量表得分为 6 分，综合判断开心爷爷获得的社会支持较少，社会关系及社会支持度差。

6. 为什么要对衰弱老年人进行生活环境评估?

随着计划生育国策的实施，家庭结构类型逐渐从联合家庭、主干家庭的“大型化”向核心家庭的“小型化”转化，出现了我国家庭特有的“4-2-1”结构，使得代际关系出现断裂和逆家长制，从而造成老年人家庭地位的边缘化，独居老年人的数量也随之增多。老年人的健康状况与其所生存的环境有着密不可分的关系，尤其是衰弱老年人。他们没有能力调节和适应环境的变化，不良的生活环境常常导致疾病的发生，因此，对衰弱老年人做生活环境评估至关重要。

7. 如何评估衰弱老年人的生活环境?

可使用老年人居住环境安全评估要素量表(表 8-3)评估衰弱老年人居家环境中是否有障碍或不安全的因素，如地面是否平整、干燥、有无管线或杂物放置，厨房设备是否安全，煤气灶旁有无易燃物品，浴室是否有防滑措施、安全扶手，浴盆高度是否合适等。

表 8-3　老年人居住环境安全评估要素

处所	评估内容	评估要素
一般居室	光线	是否充足
	温度	是否适宜
	地面	是否平整、干燥、无障碍物
	地毯	是否平整、不滑动
	家具	放置是否稳定、固定有序、有无妨碍通道
	床	高度是否在老人膝下、与其小腿长度基本相同
	电线	安置如何，是否远离火源、热源
	取暖设备	设置是否妥当
	电话	紧急电话号码是否放在易见、易取的地方
厨房	地板	有无防滑措施
	燃气	"开""关"的按钮标志是否醒目
浴室	浴室门	门锁是否内外均可开
	地板	有无防滑措施
	便器	高低是否合适、有无扶手
	浴盆	高度是否合适、盆底是否有防滑胶垫
楼梯	光线	光线是否充足
	台阶	是否平整无破损、高度是否合适、台阶之间色彩差异是否明显
	扶手	有无扶手，扶手是否牢固

随着年龄增长，衰弱老年人的生理机能和行动能力进一步下降，容易在家中发生跌倒、滑倒等意外伤害。通过对生活环境进行评估，可以识别出潜在的安全隐患，并提出相应的改造建议，减少居家安全事故的发生。此外，每个衰弱老年人的身体状况、兴趣爱好和生活习惯都不同，因此评估需要遵循个体化原则，制定符合他们特定需求的改造方案，提高其生活自理能力和提升其幸福感，帮助其选择一个良好的独立生活环境，让衰弱老年人有一个安全、方便、舒适的生活环境。

8. 如何评估衰弱老年人的家庭环境?

家庭是衰弱老年人主要的生活场所，融洽的家庭关系、良好的家庭环境有助于衰弱老年人的身心健康。家庭评估的内容主要包括家庭成员的基本资料、家庭类型和结构、家庭成员之间的关系、家庭成员的角色作用、家庭的经济状况、家庭功能、家庭压力、家庭对衰弱老年人生活与健康状况的认识等，可以使用 APGAR 家庭功能评估量表进行评估。该量表包括适应度 A(adaptation)、合作度 P(partnership)、成长度 G(growth)、情感度 A(affection)和亲密度 R(resolve)的评估。该量表可由医生、护士、患者家属或者患者本人进行评定，适用于所有的老年人。其中，“经常”得 2 分，“有时”得 1 分，“很少”得 0 分。得分 7~10 分为家庭功能无障碍，4~6 分为家庭功能轻度障碍，0~3 分为家庭功能严重障碍。APGAR 家庭功能评估量表见表 8-4。

表 8-4　APGAR 家庭功能评估量表

项目	经常	有时	很少
1. 当我遇到困难时，可以从家人处得到满意的帮助	2	1	0
2. 我很满意家人与我讨论各种事情以及分担问题的方式	2	1	0
3. 当我想从事新的活动或发展时，家人能接受并给予帮助	2	1	0
4. 我很满意家人对我的情绪(喜、怒、哀、乐)表示关心和爱护的方式	2	1	0
5. 我很满意家人与我共度时光的方式	2	1	0

结合漫画中开心爷爷的家庭现状，开心爷爷的家庭功能评估得分为 2 分，为家庭功能严重障碍。

因此，通过以上四个量表可以全面判断衰弱老年人的社会支持程度，了解其社会支持需求。

9. 衰弱老年人有哪些社会支持需求?

衰弱老年人的社会支持需求是多元化的，涵盖了从物质生活到精神文化生活的各个方面，需要家庭、社区、政府以及社会各方力量共同构建和完善服务体系，以满足这一特殊群体的需求。衰弱老年人的社会支持需求主要包括以下几个方面。

(1)生活照料服务

日常生活照顾，如吃饭、洗澡、穿衣、行走等基本生活自理能力的协助。家务帮助，包括清洁、购物、烹饪和整理房间等。

(2)医疗健康支持

基本医疗服务，如定期体检、慢性病管理、药品配给与用药指导。康复治疗与训练，例如物理治疗、运动疗法和言语康复训练等。

(3)心理健康关怀

心理健康关怀包括心理咨询、心理疏导及抑郁、焦虑等情绪障碍的干预。

(4)社区资源对接

社区养老服务设施的使用，比如日间照料中心、老年活动中心、养老院等。社区居家养老服务，如上门照护、紧急呼叫系统等。

(5)经济保障

养老保险、长期护理保险等社会保障制度的支持，确保其有足够的经济来源用于生活和医疗支出。对低收入或无收入老人的救助政策，以及贫困老年人的补贴和服务。

(6)精神文化生活

亲情陪伴与社交互动，以减少孤独感，满足情感慰藉需求。文化娱乐活动，如读书会、书画班、合唱团等，丰富老年人的精神文化生活。

(7) 法律援助与权益保护

提供法律咨询和援助，保护老年人的合法权益不受侵犯，包括财产继承、赡养等问题。

(8) 教育与信息获取

计算机与互联网使用培训，使老年人能够获取最新资讯，适应数字化社会。终身学习的机会，参与各类适合老年人的兴趣课程与知识讲座。

10. 在为衰弱老年人提供社会支持前还需要做什么？

前文说到衰弱老年人的社会支持需求首先是生活照料服务。衰弱老年人常多病共存，即前面提到的共病，身体功能储备下降，生活自理能力在很大程度上受影响，日常生活往往依赖他人照料。在为衰弱老年人提供社会支持前还应对衰弱老年人进行躯体功能状态的客观评估，躯体功能状态评估的重点是日常生活活动能力。

百事通小贴士

评估衰弱老年人的日常生活活动能力(activity of daily living，ADL)至关重要，原因包括以下几个方面：

(1) 识别功能衰退程度：日常生活活动能力是评价个体独立生活能力的重要指标。对于衰弱老年人来说，他们的身体机能、认知能力和精神状态可能都在逐渐下降，通过评估日常生活活动能力可以帮助确定他们在吃饭、穿衣、洗澡、如厕、移动以及购物、做饭、清洁等更复杂的日常活动中所遇到的困难和依赖程度。

(2) 个性化照护计划制定：了解衰弱老年人在各项日常生活活动中的具体问题后，可以为他们制定康复计划、护理方案或提供必要的辅助设备，以维持或提高其自理能力，延缓功能退化速度。

(3)健康状况监测与预测：日常生活活动能力评分的变化可作为衰弱老年人健康状况及生活质量的重要指标。衰弱老年人的日常生活活动能力下降通常预示着健康状况恶化，可能是疾病进展、并发症出现或者即将发生不良事件(如跌倒、住院等)的信号。

(4)资源分配与服务需求匹配：依据日常生活活动能力评估结果，家庭成员、医护人员和社会服务机构可以合理分配资源，提供恰当的支持服务，比如居家照料、社区养老服务、长期护理保险赔付等。

(5)干预效果评估：对衰弱老年人进行日常生活活动能力评估还能用于跟踪治疗或评估干预措施的效果，以便及时调整治疗策略，确保提供的照顾和支持始终与老人的实际需求相适应。

(6)提高生活质量与保持尊严：维持衰弱老年人尽可能高的日常生活活动能力水平有助于保持其尊严和个人自主性，从而显著提升他们的生活质量。

11. 如何评估衰弱老年人的日常生活活动能力?

日常生活活动能力评估的方法有直接观察法和间接评定法。直接观察法由评估者直接观察衰弱老年人完成各项活动的状况。间接评定法由护理人员通过谈话或评估量表向被评估者或其家属朋友等了解情况，以此来评估其功能状态，并由此判断衰弱老年人是否需要社会支持。

正常人可在无须任何协助的情形下独立完成日常生活活动，衰弱老年人会因慢性病的症状、生理功能的改变或心理困扰，造成身体功能受限，在进行日常生活活动时，可能需要部分协助或使用辅助器具方可完成。有研究发现衰弱老年人功能丧失常常先丧失洗澡的功能，再依次失去穿衣、如厕、清洗或进食等日常生活活动能力。日常生活活动能力的评估包括基本日常生活活动能力(basic activity of daily living，BADL)和工具性日常生活活动能力(instrumental activity of daily living，IADL)。

1)基本日常生活活动能力。

基本日常生活活动能力是老年人最基本的自理能力，是其维持基本生活所需要的自我照顾能力，该能力可以影响衰弱老年人基本生活需求的满足，常用Barthel指数评定量表(Barthel index，BI)对衰弱老年人进行评估。Barthel指数也常被成为巴氏指数，是对患者日常生活活动的功能状态进行测量，个体得分取决于对一系列独立行为的测量，评估内容包括10个项目，即进食、洗澡、修饰、穿衣、大便控制、小便控制、如厕、床椅转移、平地行走、上下楼梯，适用于所有老年人。该量表可由医生、护士、患者家属或患者本人进行评定。评估大约需要5 min。通过计算各项得分及总分，可以确定老年人各项活动的独立程度。总分100分，包括自理能力等级、等级划分标准和需要照护程度。得分越高，表示独立性越好，依赖性越弱。自理能力等级：无需依赖总分100分，不需他人照护；轻度依赖总分61~99分，为少部分需他人照护；中度依赖总分41~60分，为大部分需他人照护；重度依赖总分≤40分，为全部需要他人照护。Barthel指数评定量表见表8-5。

表8-5　Barthel指数评定量表

项目	计分	
进食	指用合适的餐具将食物由容器送到口中，包括用筷子、勺子或叉子取食物，对碗或碟的把持，咀嚼，吞咽等过程	
	判断标准	①完全独立(10分)：指的是在合理时间内能独立进食准备好的各种食物，不需要帮助。食物可由其他人做或端来。食物可做成细碎状或糊状。主要包括：老年人能把食物放到手能够到的地方，能吃到；约10 s吃一口，在30 min内完成吃饭；能穿脱进食的辅助工具、自助具等；进食过程中自己能收拾洒或漏出的食物。 ②需部分帮助(5分)：进食过程无须他人帮助(持、取、进、嚼、吞)，但切熟食、抹酱料、夹菜、盛饭等某个步骤需要一定帮助。主要包括：辅助工具、自助具的穿脱、就餐时碗或碟的挪动、开瓶盖等均需辅助；吃饭活动在诱导下完成；剩饭、洒饭在30%以上，且在他人监护下才能完成；不能收拾洒或漏出的食物；不能用勺，只能用手抓着吃。 ③需极大帮助(0分)：主要包括老年人需要合适的座椅等支撑背部的东西，放置食物于伸手可及的桌子上时需极大帮助或完全依赖他人；吃饭在30 min内不能完成且需要辅助；胃管进食或禁食的老年人

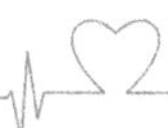

续表8-5

项目		计分
洗澡		准备好洗澡水，老年人独立完成洗澡（包括洗头）的过程，不包括更衣及移动等准备过程
	判断标准	①独立完成（5分）：在具备洗澡环境条件下的盆浴或浴缸、淋浴、抹身、用桶或盆、冲凉椅或浴床，无指导能进出浴室并自理洗澡，完成洗澡过程（冲洗、擦、浴室内移动），不需要他人备水至床旁或协助某过程。 ②需他人帮助（0分）：在洗澡过程中需要部分或完全辅助；需要照看或给予口头指令
修饰		包括洗脸、刷牙、梳头、刮脸等，指24~48 h的情况。修饰场所、移动、剪指甲等评定时不考虑在内
	判断标准	①独立完成（5分）：在床边、洗漱盆旁边或洗手间内，能洗手、洗脸；能梳头发；能打开牙膏盖、涂上牙膏刷牙；能刮胡子（与剃须刀种类无关）；能化妆。 ②需他人帮助（0分）：以上情况均需要部分或完全辅助完成
穿衣		包括穿/脱衣服、系扣、拉拉链、穿/脱鞋袜、系鞋带等。即使是穿脱被改造过的衣服，如在袜子或裤子上系有环或圈等，只要能完成就不影响得分
	判断标准	①独立完成（10分）：应能自行穿衣服、袜子，会系鞋带、能穿紧身衣及能穿脱支具，穿衣后将纽扣扣上或拉链拉上，穿鞋后把鞋带系好。 ②需部分帮助（5分）：自己能完成一半以上穿脱衣服的行为，需要在他人诱导或照护下整理衣物、系扣子、拉拉链、系鞋带等；能在20 min内穿换完毕。 ③需极大帮助或完全依赖他人（0分）
大便控制		指24~48 h的情况
	判断标准	①可控制大便（10分）：造口老年人自行更换造口袋。 ②偶尔失控（5分）：有时有大便失禁（由于腹压失禁，去厕所途中失禁）或需他人提示；造口老年人部分依赖护士更换造口袋。 ③完全失控（0分）：失禁或昏迷的老年人每个月中有超过一半的时间出现失禁。造口老年人完全依赖护士更换造口袋；老年人长期便秘，需要别人定时帮助如厕的情况应视作大便失禁
小便控制		指24~48 h的情况
	判断标准	①可控制小便（10分）：无论白天还是晚上均无尿失禁。 ②偶尔失控（5分）：<1次/24 h，>1次/周，或需他人提示。 ③完全失控、导尿（0分）

续表8-5

项目	计分	
如厕	老年人因排泄能去到卫生间，并能完成便后擦净、整理衣裤、冲水、洗手等过程	
	判断标准	①独立完成(10分)：能穿脱裤子；能使用手纸；能自行排便；能自行刺激排便；能自行便后处理。 ②需部分帮助(5分)：需他人搀扶、需他人帮忙冲水或整理衣裤等。体力的支持如搀扶、帮助穿脱裤子、便后处理等；使用药物等刺激排便时需辅助；常常弄翻尿盆或便盆。 ③需极大帮助或完全依赖他人(0分)：以上情况均需全辅助
床椅转移	老年人从床上到座椅上的体位改变活动，包括仰卧、起立、移动、坐下全过程，其距离在110 cm以上	
	判断标准	①可独立完成(15分)：可独立完成翻身、起坐、从床到轮椅及轮椅到床的移乘；能坐轮椅；行为无安全顾虑。 ②需部分帮助(10分)：需1人搀扶或使用拐杖；上述动作小部分需帮助或使用拐杖，或少量帮助，有安全的顾虑。 ③需极大帮助(5分)：需2人搀扶或帮助，较大程度上依赖他人；能翻身、起坐，但移乘需要辅助。 ④完全依赖他人(0分)：翻身、起坐、移乘均不能完成，或需2人协助方可移动
平地行走	在院内、屋内或在病房及其周围活动，不包括走远路，可以借助辅助工具，可独立在平地上行走45 m	
	判断标准	①可独立在平地上行走超过45 m(15分)：指的是在病房周围的平地行走行为，不包括走远路；可使用支具或拐杖等辅助器行走，并且能自行穿脱支具；行走时不需要他人的辅助或照护。 ②需部分帮助(10分)：穿脱支具或步行需要他人辅助、照护或诱导；使用轮椅时，能够转换方向且能走到床、桌子等处；只需1人帮助或进行语言指导。 ③需极大帮助(5分)：行走时较大程度上依赖他人搀扶，或能使用步行器、驱动轮椅(包括电动轮椅)等少量辅助器自行在平地上移动45 m以上。 ④完全依赖他人(0分)：不能动(能驱动轮椅45 m；使用电动轮椅但平衡不好，需要照护)
上下楼梯	老年人可步行且能连续上下10~15个台阶	
	判断标准	①独立完成(10分)：老年人能连续上下15~20个台阶。 ②需部分帮助(5分)：需扶楼梯、他人搀扶或使用拐杖等。 ③需极大帮助或完全依赖他人(0分)

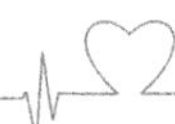

2)工具性日常生活活动能力。

工具性日常生活活动能力是指衰弱老年人在家中/寓所内进行自我护理活动的能力，该能力提示衰弱老年人是否能够独立生活并具有良好的日常生活活动能力。影响衰弱老年人独立生活能力的因素较多。工具性日常生活活动能力可通过直接观察、间接询问或评估的方法进行评估。常采用Lawton-Brody工具性日常生活活动能力评估量表对衰弱老年人进行评估，评估内容包括购物、做家务、理财、准备食物、外出乘车、使用电话、洗衣、服药8个方面，适用于社区老年人。该量表可由医生、护士、家属或患者本人进行评定。评估大约需要5 min。可以是患者自填问卷或与患者、家属、护士等知情人交流完成。在实施评估时，让衰弱老年人挑选最符合自身最近一个月实际情况的答案，根据每一项的得分计算总分。其中购物、做家务、准备食物、外出乘车、洗衣5项中有3项以上需要协助，即为轻度失能。总分为24分，得分越高，提示衰弱老年人工具性日常生活活动能力越强。Lawton-Brody工具性日常生活活动能力评估量表见表8-6。

表8-6 Lawton-Brody工具性日常生活活动能力评估量表

项目		评分/分
购物	独立完成所有购物需求	3
	独立购买日常生活用品	2
	每一次上街购物都需要人陪伴	1
	完全不上街购物	0
做家务	能做比较繁重的家务(如搬动沙发、擦地板、擦窗户)	4
	能做比较简单的家务，如洗碗、铺床、叠被子	3
	能做家务，但不能达到可被接受的整洁程度	2
	所有家务都需要别人协助	1
	完全不能做家务	0
理财	可独立处理财务	2
	可以处理日常的购物，但需要别人协助处理与银行的往来事务	1
	不能处理财务	0
准备食物	能独立计划、烹煮和摆设一顿适当的饭菜	3
	如果准备好一切佐料，会做一顿适当的饭菜	2
	会将已做好的饭菜加热	1
	需要他人把饭菜做好、摆好	0

续表8-6

项目		评分/分
外出乘车	能自己搭乘大众交通工具或自己开车、骑车	4
	可搭计程车或大众交通工具	3
	能自己搭计程车但不会搭乘大众交通工具	2
	当有人陪伴可搭乘计程车或大众交通工具	1
	完全不能出门	0
使用电话	独立使用电话，含查电话簿、拨号等	3
	仅可拨熟悉的电话号码	2
	仅会接电话，不会拨电话	1
	完全不会使用电话	0
洗衣	自己清洗所有衣物	2
	只清洗小件衣物	1
	完全依赖他人清洗衣服	0
服药	能自己负责在正确时间用正确的药物	3
	需提醒或少许协助	2
	如果事先准备好服用的药物分量，可自行服用	1
	不能自己服药	0
总分/分		24

12. 如何为衰弱老年人提供社会支持？

应根据衰弱老年人的社会支持评估结果结合其个性化的需求向他们提供社会支持，并鼓励其遵守综合管理计划，尤其是对有认知缺陷的衰弱老年人，更应加大社会支持力度。

首先，提高衰弱老年人的主动意识，鼓励其经常参与社会活动，如下棋、打太极、跳广场舞等，丰富日常生活，增加活动量，提高身体素质，提高社会交往情感体验的满意度，尽可能延缓衰弱的进展。有学者对上海老年人进行了为期 2 年的纵向观察研究，发现积极参加工作、和邻居交往的老年人衰弱恶化风险分别降低了 30%、40%。但是，有些衰弱老年人更愿意待在家中不愿外出，

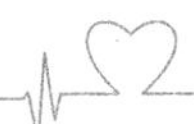

一是疾病等导致行动不便，二是害怕跌倒、骨折等意外事件的发生。因此，社区和家庭应为衰弱老年人及时提供帮助，在做好意外事件预防，保障安全的前提下，鼓励其参加社会活动，促进身心健康。

其次，家庭支持对衰弱方面的保护性影响更强，这与家庭支持较其他支持在情感上更亲密、更有意义、更持久和更可靠有关。要调动衰弱老年人家庭的热情，充分发挥家庭的积极作用，衰弱老年人的配偶及子女应给予他们更多的关怀和照顾，时常与其沟通、交流，倾听其心声。另外家属还肩负着纠正衰弱老年人不良的生活习惯、监督其按时按量服药、坚持锻炼身体的责任。同时要为其提供精神和物质上的支持，提升其幸福感，达到缓解衰弱进展的目的。

以患者为中心的医疗家庭模式(patient-centered medical home，PCMH)是一种在美国被广泛采用，将协调、以患者为中心、可获得、安全和高质量作为原则的护理模式，该模式中多学科医疗团队为衰弱老年人提供全面和协调的护理，使其受益最大化。针对衰弱老年人群的照护，社区卫生服务机构及养老机构应建立多学科医疗团队(全科医师、护士、营养师、康复师等)，充分利用医疗卫生资源，做好早期筛查和综合评估工作，识别危险因素，尽早给予相应的措施，以改善老年人的衰弱状况。此外，医护人员可以通过家访、自我管理组、咨询小组和讨论小组等形式帮助衰弱老年人(特别是年龄较高、低收入及离异或丧偶的人群)增强抗病的积极性，提高治疗的依从性。同时，社区应尽可能地创造社交活动和提供社交活动场所，如社区老年大学、社区老年文化节等，以增加老年人参加活动的积极性，增强自我效能。

衰弱老年人的社会支持还可以来自志愿者、社会工作者等社会团体。根据衰弱老年人的身体状况、专业特长和闲暇时间的不同，志愿者和社会工作者可以组织各种工娱活动，让衰弱老年人结合自身的兴趣爱好参与一种或多种社会活动。如在暑期，医院可以组织小学生志愿者开展为衰弱老年人的志愿服务，他们不仅给老人们带来欢乐和心灵的慰藉，还丰富了自己的暑期生活。志愿者可以陪同或帮助衰弱老年人看病就医。对无法行走的衰弱老年人，可以通过聊天或读书等志愿者服务，满足他们的精神和心理需求。

随着信息通信技术的发展，衰弱老年人与家庭成员之间的联系变得高效畅通。尤其是在不方便外出期间，老年人更加频繁地利用社交网络服务、视频通话等与家人、朋友、外界保持联系。但是，由于老年人自身知识结构不适应信息技术的发展、各器官的生理性衰退不适用电子信息设备、社区与家庭信息支持的缺乏等，截至2021年6月，我国50岁及以上网民仅占28.0%。基于此，社区及养老机构应以信息通信技术为载体开展形式多样的信息提供方式，如建设电子阅览室、微信公众号等实现连续性健康教育。电信、网络部门需不断有效解决互联网适老化问题，使中老年网民更加深入地融入互联网生活，提高其信息技术获取的能力，跟上时代的步伐，不断促进智能化养老发展。

对衰弱老年人的社会支持离不开政府和相关政策的支撑。国际上普遍使用“灾难性卫生支出”(catastrophic health expenditure，CHE)这一概念和指标对一个国家或地区的家庭因疾病造成的医疗卫生经济负担和财务脆弱风险进行衡量。有研究显示，衰弱可能使社区老年人灾难性卫生支出风险增加，表明衰弱对家庭生活水平的整体质量产生了巨大的负担。并且大多数衰弱老年人认为因疾病导致经济压力加大，希望可以增加医疗保障方面的支持。此外，杜旻研究发现，社会支持措施如公共财政和集体补贴的收入及医保类型等有助于老年人社会衰弱的缓解。因此，社会福利、医疗保障体系、社会网络支持系统等社会支持的建立和完善迫在眉睫，政府应大力增加养老相关保障支持力度，使社会支持水平能够得到全面提高，以期帮助老年人更好地应对衰弱。

13. 国家为衰弱老年人提供了哪些社会支持环境?

中国的养老社会支持体系是一个由政府主导、市场和社会多元参与的综合性服务体系，采取一系列举措旨在保障衰弱老年人的基本生活权益和生活质量。

举措一，建立健全的养老保险制度：我国的养老保险包括基本养老保险、补充养老保险、医疗保险及长期护理保险等，力图让基本保障惠及所有衰弱老年人。基本养老保险包括城镇职工基本养老保险和城乡居民基本养老保险，为不同人群提供退休后的经济保障。补充养老保险包括企业年金、职业年金，作为公共养老金制度的补充。医疗保险体系基本覆盖城乡老年人口，并在部分地区试点长期护理保险制度。针对衰弱老年人常见慢性病及重大疾病需求，推出特殊医保政策和报销机制。

举措二，完善社会支持服务：建立以居家养老为基础、社区为依托、机构养老为补充、医养相结合的养老服务体系，完善社区、居家养老服务机构布局，准确评估不同健康状况、不同生活自理能力、不同收入水平衰弱老年人的社会支持服务需求，让更多的人“老有所养”。国家鼓励和支持各类主体投资兴办养老机构，提供集中式养老床位。推进社区嵌入式养老服务中心，提供日间照料、助餐、助浴、康复训练、紧急救援等多种服务。推广家庭医生签约服务和家庭照护支持。鼓励家庭成员照顾衰弱老年人，通过立法手段给予家庭照顾者一定的补贴或税收优惠。宣传多代同堂理念，优化衰弱老年人居住环境，实现适老化改造。

举措三，推动衰弱老年人才开发与志愿服务：发挥衰弱老年人才的作用，支持有意愿和有能力的衰弱老年人继续参与社会工作和服务。鼓励开展志愿服务，推动社会各界人士关心、关爱衰弱老年人，开展多种形式的助老活动。

举措四，政策优惠带动养老财政投入：政府加大财政投入，用于改善养老服务基础设施、提高服务质量、实施普惠性养老政策等。提供税收减免、贷款优惠等政策支持，鼓励社会资本进入养老服务业。同时加强养老服务业的市场监管和质量评估，确保服务质量和安全。

举措五，科技支撑与信息化建设：利用现代信息技术，构建智慧养老平台，实现养老服务资源的有效整合和精准匹配。

通过以上措施，中国正在逐步构建多元、健全、适合国情的养老社会支持体系，以期满足衰弱老年人多样化、个性化的养老需求。

百事通小贴士

我国人口老龄化进展迅速，应对准备不足，具有“未富先老”和“未备先老”的双重特征。尽管国家连续发布了若干指导意见，明确指出了开展医养结合服务，推进医疗机构与养老机构等加强合作。与此同时，卫生行政部门围绕体系规划、机构标准也在不断完善相应规章制度，发布了一系列相关标准，为推动医养结合工作创造良好政策环境。但是，国家整体养老社会支持体系仍不完善，而且当政策以自上而下的方式推进到实际操作层面时，不难发现，由于缺乏长远规划和分期目标，制定的政策普遍存在标准泛化、细则欠妥、联系破碎、人文缺失等诸多不足。

从社会环境设施层面看：第一，当前我国养老服务供给能力明显不足。近年来养老机构数量有明显增长，但是与老龄化趋势相比，需求与供给之间缺口仍然巨大，同时，资源绝对不足与浪费并存。第二，养老服务的医疗机构供给不足，且发展现状困境重重，表现在养老医疗资源少，且地区分布不均，医疗机构缺乏合理有效的层级划分，服务对象不明晰，从而造成大型综合医院人满为患、老年人“压床”现象屡见不鲜，不能充分发挥优质医疗资源的作用，更关键在于给真正需要就医的老年人带来了诸多不便。医疗建筑空间和环境设计也未充分考虑老年人使用的安全性和便捷性，分区混乱、流线冗长、细部欠缺等。第三，社区照顾供给不足，而需求较大，供需不平衡。如北京某社区调查发现，社区能够组织社会及娱乐活动服务的老年人比例为四分之一，能提供法律救援的占到11.2%，而对于日常购物、聊天解闷、起居照顾等其他社区服务，均不到2%。另外，调查还发现，有80%以上的老年人希望社区能够为老人量血压，有70%以上的老年人希望社区能够提供上门送药、打针的服务。对于治疗、康复等专业护理和家庭病床这些服务，均有200多名老年人希望社区能够提供此服务。其他如健康教育、定期开展咨询、陪同看病等需求也超过了50%。第四，老年用品市场需求大，但发展落后。作为世界第一老龄人口大国，中国没有全球性的老年产品企业，缺乏这一领域足够的知识产权，更缺乏高端老年科技发展后劲。中国的老年用品业尚处于分散型、自发型、盲目型的发展状态，缺乏整体布局和系统性规划，技术自主创新乏力、行业标准缺失，老年用品市场仍处于起步阶段。

从家庭支持层面看：第一，家庭结构类型由“大型化”向“小型化”转化，出现了我国家庭特有的“4-2-1”结构。尽管目前我国全面推行两孩政策，但实际上，从金字塔结构的推演上发现，两孩政策对老年人照护的贡献非常小。调查显示，2010年，城乡老年人平均子女数为3.2个，其中城市为2.7个，农村为3.6个，较2000年和2006年均显著减少；空巢老人数量明显增多。2015年我国城乡空巢老人比例超过50%，城镇空巢老人占50.9%，农村占51.7%，农村比城镇高。第二，家庭照护上，“一老生病，全家受困”，调查数据显示，现在75%衰弱老年人的主要照顾者是家庭成员，由社区等社会力量在照顾提供方面所起到的作用很有限。2013年，北京市以西城、朝阳、通州3个区作为抽样区县对60周岁以上老人做的调查结果显示，失能老人的照料者主要是儿子(31.1%)、配偶(28.2%)、女儿(20.2%)。而照顾失能老人工作繁重，平均照料期限是5年。

从经济支持层面看：城市衰弱老年人的经济支持来源主要是正式支

持，即政府；农村衰弱老年人的经济支持来源主要是非正式支持，即家庭。在调查中经过对比可以明显看出，城乡衰弱老年人的支出均高于全部老年人的平均支出，而农村衰弱老年人经济状况为负收入，形势严峻。

从心理支持层面看：衰弱老年人的心理支持状况不容乐观，衰弱老年人普遍处于没有朋友或是朋友数量很少的现状。

14. 如何为衰弱老年人布置安全的日常生活环境？

还记得起夜在卫生间跌倒的开心爷爷吗？经护理人员指导，开心爷爷的儿子对其卧室及卫生间进行了改造，增加了坐便器的高度，在厕所安装了安全扶手，地面放置了防滑垫，添置了带有坐便器的沐浴椅，开心爷爷可以坐在沐浴椅上洗澡，解决了洗澡不能久站的问题，同时在夜间沐浴椅还可以当作床旁坐便器使用，这样就能有效地降低其跌倒受伤的风险。

衰弱老年人生活环境的布置要注意尽量去除妨碍行动的因素，或调整环境使其能补偿机体缺损的功能，防止环境因素诱发或加重老年人不适症状的发生，促进生活功能的提升，尽量达到“健康、安全、便利、整洁”的要求。

1）卧室：衰弱老年人居住的房间应采光好、舒适且安全，室温要尽量保持在 22～24 ℃，房间要有窗户，定时开窗通风。卧室设施设置要点见表 8-7。

表 8-7　衰弱老年人卧室设施设置要点

设施名称	设施设置要点
床	①终末期患者尽量选择专用病床，理想高度是 76～81 cm，床面高度可以升降，可升起床头或床尾，方便老年人上下、喂饭、洗澡和进行其他活动 ②床旁安装扶手，条件允许时可在床周围放置有防滑功能的地毯 ③衰弱卧床的老年患者需准备可床上使用的移动餐桌
床铺	①准备足够的枕头、床单和被褥，枕头可以选择不同的形状和功能 ②保持床铺清洁、干燥，让患者更舒适
床头柜	①准备储物篮，放置眼镜、纸巾、遥控器、书籍等杂物 ②尝试将老人最喜欢的物件放置在其视线范围内，这样可以减轻他们的不安情绪

续表8-7

设施名称	设施设置要点
电话或摇铃	确保老年人在需要帮助时及时呼叫照护人员
字画、鱼缸、绿色植物等	根据老年人的喜好准备，一定要先和老年人商议
窗帘	安装深色窗帘，以便在老年人需要休息时遮挡阳光
椅子	①椅子要有扶手，坐垫不宜太软，高度(一般是46 cm)方便老年患者安全起立和坐下 ②为了探视方便，也可以再额外准备几把椅子，供探访者使用

2)洗手间：洗手间对衰弱老年人来说是一个危险的地方。如果衰弱老年人可以自己去洗手间，那么尽可能让洗手间安全、便利。衰弱老年人的洗手间设施设置要点见表8-8。

表8-8　衰弱老年人洗手间设施设置要点

设施名称	设施设置要点
洗手间的门	①应当足够宽，方便轮椅和拐杖进入 ②容易开关，可以去掉门锁
坐便器	①高度方便老年患者起身及坐下，过低的坐便器使用增高装置 ②如果使用洗手间的坐便器存在困难，可以购买一个床旁坐便器
镜子	如果老年患者需要坐着刮胡子、刷牙、吹头发，那么需要准备可调节高度的镜子
淋浴间	①玻璃门换为帘子 ②准备浴凳
安全设施	①安装防滑扶手，地面应有防滑垫 ②安放必要的呼叫设备

3)餐厅：餐厅是家庭生活的重要场所，尽可能确保衰弱老年人可以到厨房来参与家庭生活。如果家人在餐厅吃饭，确保坐在轮椅上的老年人也能够参加。厨房地板要用防滑垫，且不能出现易使人摔倒的毯子等障碍物。

4)客厅：如果衰弱老年人能够活动，可以在客厅为他准备一把舒适的椅子，椅子最好可以调节、备有脚凳、小毯子和可以容纳个人物品的小储物篮。

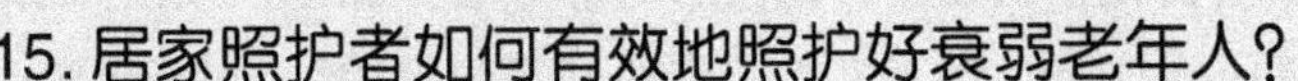

15. 居家照护者如何有效地照护好衰弱老年人？

我国目前社会经济正处于发展期，养老机构供需不平衡，居家养老是我国衰弱老年人目前和今后较长时间内主要的养老模式。尊老、敬老、养老是我国的优良传统，同时家庭是最能够为个体提供心灵慰藉的地方，多数衰弱老年人更愿意居住在家里，依靠居家照护者提供生活照料和精神慰藉。

照护衰弱老年人是一项长期、细致且复杂的任务，居家照护者需要具备良好的照护能力。照护能力指照护者为被照护者提供帮助、照护的能力，其中照护知识和技能是照护者照护能力最重要的体现。良好的照护能力能改善衰弱老年人的健康状况，提高其生活质量及生活满意度。

要照顾好衰弱老年人，居家照护者首先要具备良好的职业操守，如尊老敬老、爱岗敬业、遵纪守法、自律奉献。同时还要具备良好的心理素质，居家照护者具备良好的心理素质是做好老年护理的保障。良好的心理素质包括：较强的观察能力、独立思考的能力、良好的人际沟通、健康的生活方式。此外，居家照护者还应具备老年人生活照料的基本技能、一定的医疗护理常识或疾病护理技能。

建议居家照护者从以下方面开展对衰弱老年人的有效照护。

(1) 支援储备

居家照护者对衰弱老年人的照护需要极大的恒心和耐心。居家照护者常常会付出很多的精力，有时甚至感到力不从心，因此必须提前做好准备。准备一本通讯簿，里面记录家庭成员、医疗团队相关人员如医生、护士、药剂师、医疗设备公司等的联系方式，以备不时之需。

(2) 日常照护

1) 环境安全与舒适：确保居住环境清洁、整洁、安静，空气流通良好，阳光充足。

2) 健康管理：帮助衰弱老年人建立规律的生活作息，包括睡眠、饮食和适当的活动时间。鼓励老年人参与力所能及的日常生活活动，维持其自理能力。

3) 营养管理：提供均衡营养饮食，食物应易于咀嚼和消化，高蛋白、易吸收，并含有足够的维生素和矿物质。根据衰弱老年人的具体情况调整餐食形态，如软食、流食或糊状食品，确保水分和膳食纤维摄入充足，预防便秘。喂食时注意观察吞咽功能，避免呛咳、误吸和窒息风险。做好衰弱老年人的日常生活笔记，笔记内容包括其出现的症状、摄取的食物和饮料的量。

4）个人卫生与皮肤护理：通过阅读健康教育书籍、请教护理人员等方法，学会协助衰弱老年人在家可能需要的翻身、下床、如厕、洗澡、洗头、饮食选择等日常生活照护技能。定期为衰弱老年人清洁身体，保持皮肤干燥无皱褶，预防压力性损伤。口腔护理不可忽视，每日协助刷牙漱口，必要时进行口腔冲洗或使用吸痰器清理分泌物。

5）体位变换与活动：鼓励并帮助衰弱老年人定期改变体位，包括平卧、侧卧及坐姿转换，促进血液循环，防止深静脉血栓形成。适度进行床上或轮椅上的活动锻炼，维持关节活动度，防止肌肉萎缩。对行动不便的衰弱老年人，天气晴好时可用轮椅推到户外亲近自然，愉悦心情。

(3) 心理关怀

舒适是一种心理体验，给予衰弱老年人情感支持，保持积极正面的沟通，尊重他们的意愿和尊严。可以经常询问衰弱老年人的需求，家人怎样做才能让他更舒适，并尽量按照其需要的方式提供帮助。例如，播放其喜欢的音乐、提供阅读材料或陪伴观看电视节目；帮助其按摩受压部位、泡热水澡、泡脚等。当遇到不能处理的心理问题时，可以请求心理医生帮助，也可以请衰弱老年人最喜欢的朋友到家里帮忙疏解其情绪。

(4) 用物与环境准备

根据衰弱老年人的需要，调整家居设施以降低发生意外伤害的风险。如安排适宜的床铺和卧具，使用减压床垫和枕头防止压力性损伤。床旁安装扶手，装夜灯，室内用防滑地板预防跌倒。床头准备储物篮，放置眼镜、纸巾、遥控器、书籍等杂物方便拿取。卫生间安装防滑扶手，地面应有防滑垫，安装必要的呼叫设备，调整坐便器的高度以方便其坐下及起身，若使用卫生间的坐便器存在困难，可以购买一个床旁坐便器。

(5) 医疗照护

与专业人员沟通，了解衰弱老年人的照护重点，内容包括其怎样服药、休息时间安排、饮食计划等。定期监测其生命体征，记录病情变化，大小便的时间、量及颜色，以及其他一些情况。对于服用的药物，严格按照医嘱及时给药，每种药物都要记录名称、剂量、服用开始和结束日期、药物治疗目的和用药指导，以方便其他家庭成员及医疗团队了解衰弱老年人的病情。对于肢体活动障碍、长期卧床的衰弱老年人，协助完成康复训练或物理治疗计划，如有条件，可请专业人员指导家庭护理技巧。与医生、护士、社工等专业人士保持紧密联系，获取专业的护理指导和资源支持。在必要时寻求社区医疗服务，例如家庭护理服务、上门诊疗等。总之，有效地照顾衰弱老年人需要全方位的关注，包括生理、心理和社会层面的需求，并在实践中不断学习和完善护理技能。同时，关注居家照护者自身压力调节，确保居家照护者自身的身心健康。

16. 如何为衰弱老年人的居家照护者提供社会支持?

衰弱老年人的居家照护者，如果缺少照护知识、照护技能及社会家庭支持，则会有过大的照护压力，不仅对自己的身心健康产生不良影响，也会影响对衰弱老年人的照顾质量，给衰弱老年人的身心健康带来不利影响。因此，为了使衰弱老年人得到高质量的照护，对照护者给予积极的社会支持，帮助缓解压力也是十分重要的。

照护者压力主要包括健康、精神、社会生活和经济四个方面，高社会支持可能通过改善照护者健康、社会生活和经济而减少抑郁情绪的发生。疏解照护者压力的措施如下。

(1) 改变认知

1) 认识到自己不是唯一合格的照护者：对许多照护者而言，照顾衰弱老年人的压力是每天都要面对的现实。照护者应该认识到并非只有自己一人是最适合的照护者，当你有其他事务时，其他家人、保姆、钟点工也能够为衰弱老年人提供照护。

2) 多与其他人交流：多与家人、朋友、其他照护者、健康教育者、心理咨询人员沟通，焦虑、沮丧时主动向他人倾诉、打破自己封闭的思维，选择合适的资源以得到更多的支持，更有效地处理自己的照护相关问题。

3) 正确认识自己的照护行为：衰弱老年人的家庭主要照护者，应该尽力为衰弱老年人提供良好的照顾，如果你已经尽力了，就应该确定自己已经做得很好，不要将衰弱老年人病情加重、跌倒等意外事件都归咎于自己没有尽力，不要长时间沉迷于后悔与自责中。

4）参与除照顾衰弱老年人外的其他活动：照护者应记住照顾衰弱老年人只是生活的一部分，而不是自己生活的全部。照护者可以利用有限的时间一边照顾衰弱老年人，一边积极参与自己目前力所能及的工作、学习、照顾家庭其他成员、娱乐及锻炼等活动，使自己尽量保持身心健康，这样才能更加长久地为衰弱老年人提供照顾。

（2）为突发事件做准备

照护者应该事先对照顾衰弱老年人可能突发的事件做好相应的准备。如对衰弱老年人疾病加重或死亡事件进行处理策略的准备，与其他家庭成员讨论衰弱老年人突然病重如何送往医院，衰弱老年人死亡的后事处理等。在衰弱老年人认知状况尚好时，与衰弱老年人或其他家人提前讨论衰弱老年人疾病抢救及死亡后相关事项，以确保减轻照护者负担。

（3）注意自己的身心健康

照护者因为长期以照护对象为中心，常常忽略自己的健康和个人的需要。需注意观察自身有无生活节奏紊乱、莫名哭泣、爱发脾气、感到麻木和冷漠、不能完成日常任务、感到没有自己的时间等预警信号，应定期评估健康状态，注意有无原有疾病加重的情况。

（4）寻求帮助

主动寻求他人帮助，如请他人（比如其他家人、邻居、朋友或者亲戚等）帮助照顾衰弱老年人一段时间，或是将衰弱老年人送到活动中心与其他老年人交谈。在经济条件许可的情况下，衰弱老年人的照护者可以聘请保姆、陪伴人员等帮助自己照顾衰弱老年人，经济困难者可以寻求家庭、亲戚、单位、社区的经济帮助或者照顾帮助，使自己有更多时间从事工作，避免因为照顾衰弱老年人影响家庭的必要经济收入。

（5）学习照护技术和知识

主动寻找国家、医疗卫生服务机构提供的有关照顾相关知识学习的网站、宣传资料、电话救助热线、学习班等。通过疾病相关知识的教育手册、知识讲座等，学习衰弱老年人疾病、康复、照顾相关知识及照护技巧等，使得照料过程不手忙脚乱，做到得心应手。不同性别的照护者利用社会和其他资源的能力不同，研究发现，男性照护者更愿意获得社会的外援帮助，但与家人的沟通不如女性，因而获得家庭内部的支持少，但是多数男性照护者主动用管理和看护相结合的方法来照顾衰弱老年人，确实可以减轻不少负担。

(6)简化衰弱老年患者的管理与照护

尽可能简化对衰弱老年患者的管理与照护。尽量通过提供适当的餐具、助行器和其他辅助器具等，让有部分自理能力的衰弱老年人能够自己完成进食、洗漱、行走等日常生活。选择适当的时间带衰弱老年人就诊，但应该减少衰弱老年人就诊频率及候诊时间。

第九章 心理干预

劳动模
证书

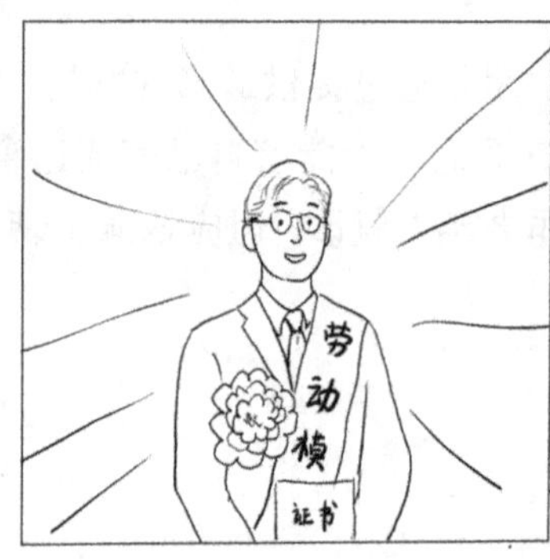

开心爷爷年轻时是劳动模范，受人尊敬。

福
哎～
爸，我今年加班回不来了

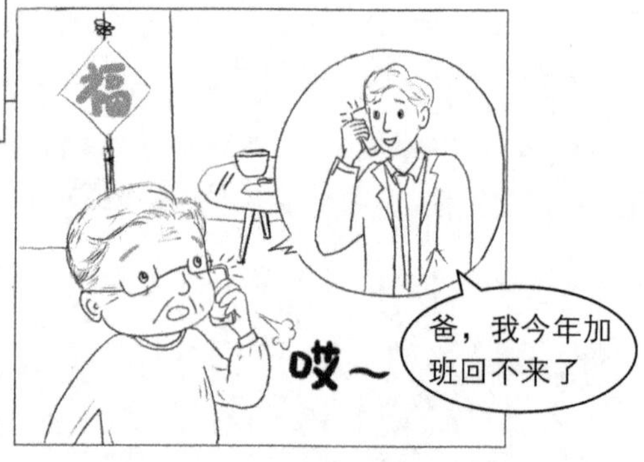

前几年正式退休啦，无所事事闲得发慌。唯一的儿子在外地工作，忙起来一年才回家一次，今年过年公司加班回不来了，开心爷爷不开心了。

张罗了一大桌年夜饭，可惜孩子们不回来，也见不到可爱的小孙女了，幸福奶奶也不幸福了。

谢谢百事通!
福
爷爷奶奶过年好!今年就让百事通陪爷爷奶奶过年吧，我们一起看春晚，热闹热闹。

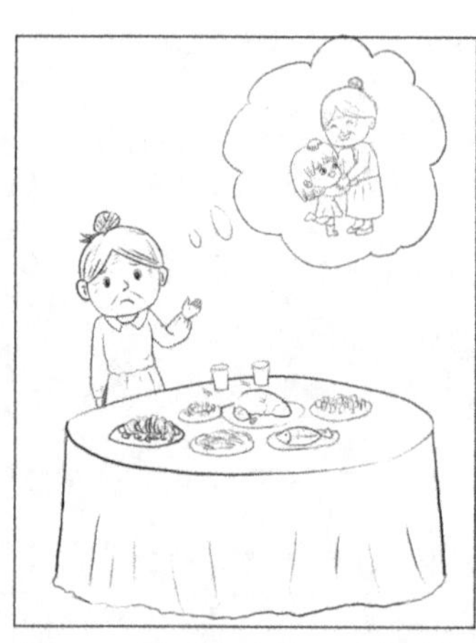

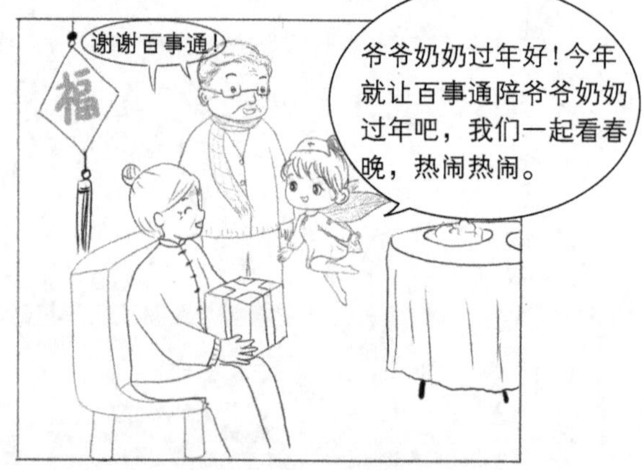

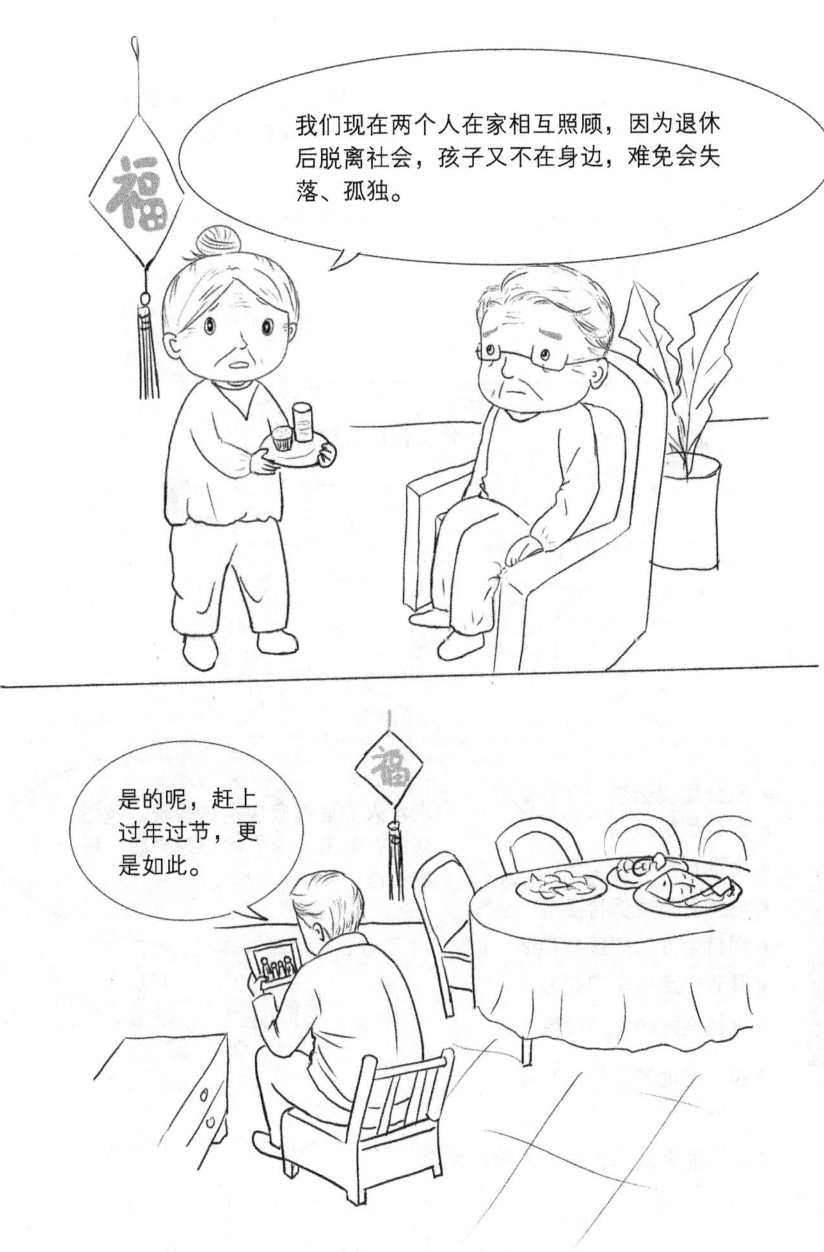
福
我们现在两个人在家相互照顾，因为退休后脱离社会，孩子又不在身边，难免会失落、孤独。
福
是的呢，赶上过年过节，更是如此。

爷爷奶奶除了保持良好的身体健康，也要重视心理健康哦。

什么是心理健康？

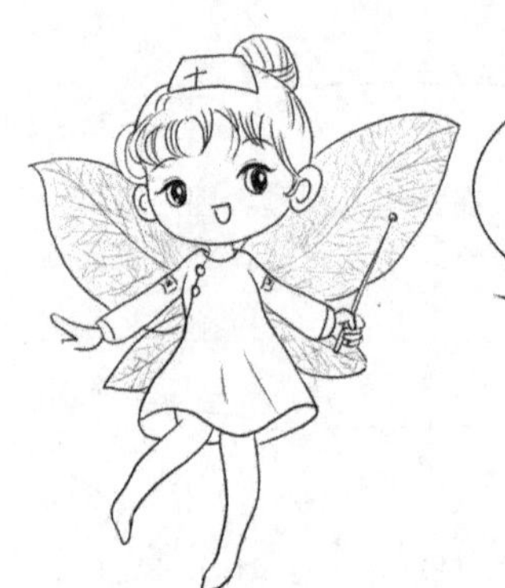

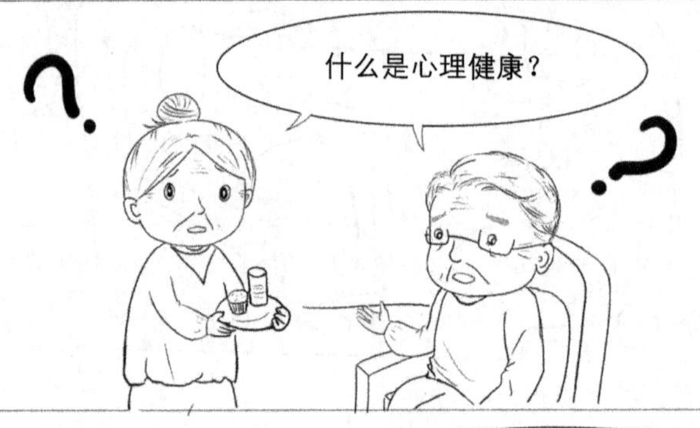

老年人心理健康包括

- 充分的安全感
- 充分了解自己
- 生活目标切合实际
- 与外界环境保持接触
- 保持个性的完整与和谐
- 具有一定的学习能力
- 保持良好的人际关系
- 能适度地表达与控制自己的情绪
- 有限度地发挥自己的才能与兴趣

老年人心理健康包括这些哦，通俗来讲，就是有良好的心理素质、好的心态。

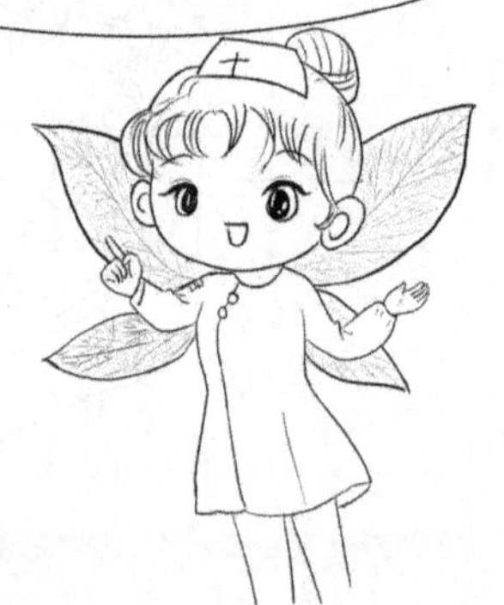

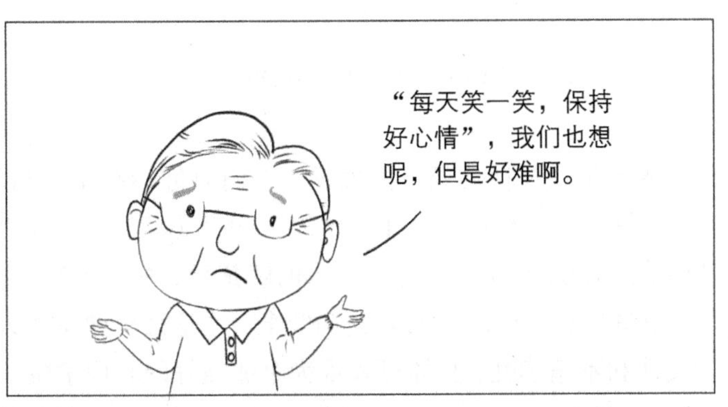

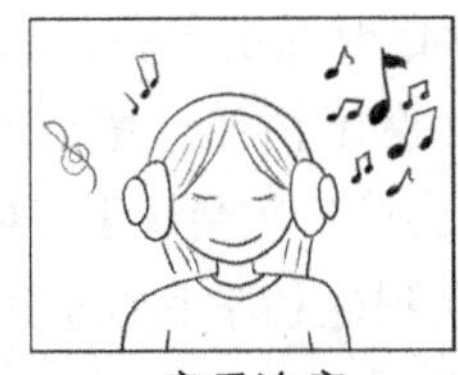
音乐治疗

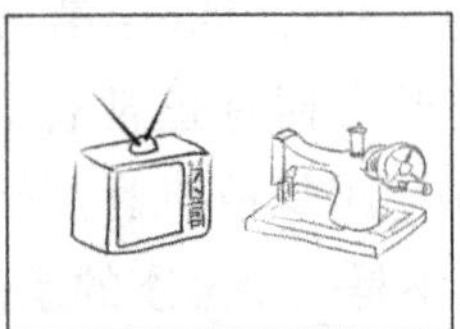
怀旧治疗

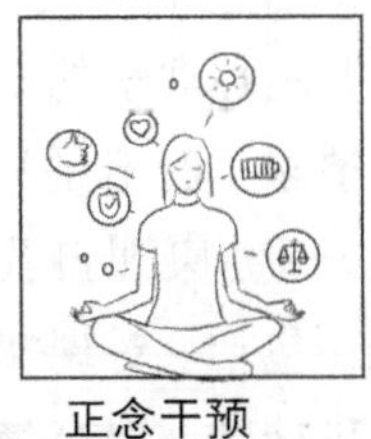
正念干预

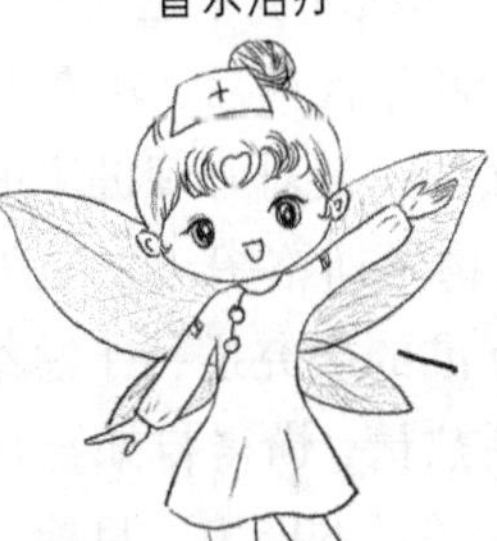

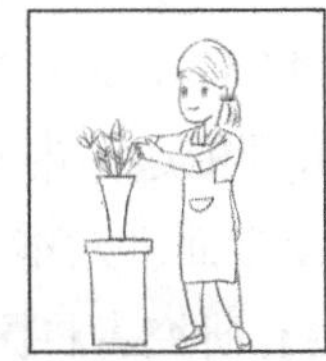
园艺疗法

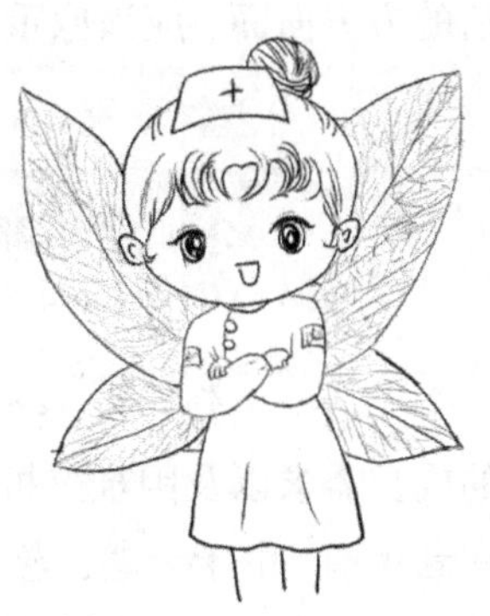

1. 什么是心理健康问题?

随着社会文明的进步以及社会经济的发展，人们对健康有了更高的追求。世界卫生组织表示，健康是一种在身体上、精神上的完美状态，以及良好的适应能力，而不仅仅是没有疾病和衰弱的状态。也就是说，一个人在躯体健康、心理健康、社会适应良好和道德健康四方面都健全，才是完全健康的人。心理健康概念具有多义性和不精确性，具体可表现为个体良好的心理素质。

今天我们广泛理解的“心理健康”可以追溯到公共卫生、临床精神病学和其他知识分支的发展。1946 年第三届国际心理卫生大会首次对心理健康进行明确定义，其表现为拥有正常智力、具有稳定情绪、意志健全、有幸福感等。1950 年世界卫生组织精神卫生专家委员会第二次会议上，对心理健康的定义如下：心理健康不是一个静态的条件，会受到生物学和社会因素的双重影响，可通过积极参与或者改变其所处的社会及物质环境来达到一种综合性的满足，形成和维护与他人的和谐关系。20 世纪 60 年代前后，在人本主义心理学的影响下，心理健康的内涵逐渐扩大，开始强调人类对心理健康的追求，而不是只关注消极方面。人本主义心理学代表人物马斯洛提出“人的心理健康即自我实现”。有研究者将国内外对心理健康标准的研究进行了总结，包括：对现实有正确的认识、懂得自我调控、拥有生活热情、懂得自知与自我接纳、拥有稳定与协调的人格结构、拥有与人建立亲密关系的能力。目前，心理健康仍然是一个很广泛的概念，但心理健康作为健康的重要组成部分，贯穿人的一生，影响到生活的方方面面，应该像重视身体健康那样重视心理健康。

2. 心理健康问题的界定标准是什么?

一个人从出生到死亡，会经历不同的人生阶段，每一个人生阶段都会面对不同的成长需求以及困难挫折。心理学家埃里克森提出的人格发展八阶段理论指出在老年期，由于衰老，老人的健康每况愈下，对此他们必须做出相应的调整和适应，因此存在自我调整与绝望感的心理冲突。当老人们回顾过去时，可能怀着充实的感情与世告别，也可能怀着绝望走向死亡。自我调整是一种接受

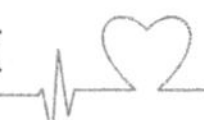

自我、承认现实的感受，这是一种超脱的智慧之感。如果一个人的自我调整大于绝望，他将获得智慧的品质，也就是"以超然的态度对待生活和死亡"。具体而言，老年人心理健康的标准有以下十条。

(1)充分的安全感

安全感与心理健康存在强烈的相关。安全感会影响自我意识，也就是影响到一个人对自己的认识，从而影响到一个人的自我接纳能力及对自己的评价，最终影响到心理健康。安全感影响情绪，情绪是心理健康中重要的部分之一，安全感低的个体通常有更多的消极情绪，安全感高的个体有更多的积极情绪。安全感影响人际关系，安全感高的人在人际关系中更容易和他人建立信任，更自信、智慧。安全感影响环境适应，人一生都面临着环境适应的难题，安全感高的人能更好地适应环境的改变，能与外界有更好的相处方式，也就有更健康的心理状态。

(2)充分了解自己

充分了解自己就是指能够客观分析自己的能力，并作出恰如其分的判断。能否对自己的能力作出客观正确的判断，对自身的情绪有很大的影响。如过高地估计自己的能力，勉强去做超过自己能力的事情，常常会得不到预期的结果，从而使自己的精神遭受失败的打击；过低地估计自己的能力，自我评价过低，缺乏自信心，常常会产生抑郁情绪。

(3)生活目标切合实际

在生活中要根据自己的经济能力、家庭条件及相应的社会环境来制定生活目标。生活目标的制定既要符合实际，也要留有余地，不要超出自己及家庭经济能力的范围。道家的创始人老子曰："乐莫大于无忧，富莫大于知足。"

(4)与外界环境保持接触

人类依赖于外界环境，与外界环境保持接触，一方面可以丰富自己的精神生活，另一方面可以及时调整自己的行为，以便更好地适应环境。与外界环境保持接触包括三个方面，即与自然、社会和人的接触。老年衰弱期的个体多数退休在家，空闲时间过多，尤其在当今信息时代，社会飞速发展，老年人往往是被忽视的个体，难以融入社会，缺乏与外界环境的接触。

(5)保持个性的完整与和谐

个性中的能力、兴趣、性格与气质等各个心理特征必须和谐、统一，生活中才会感到幸福和满足。例如一个人的能力很强，但对其所从事的工作没有兴趣，也不适合他的性格，所以他未必能够感到成功和满足。相反，如果他对自己的工作感兴趣，但能力很差，力不从心，也会感到很烦恼。

(6)具有一定的学习能力

在现代社会中，为了适应新的生活方式，就必须不断学习。比如：学习使用智能手机才能使用移动支付和视频通话，学习使用网络才能更快地了解社会新闻。学习可以锻炼老年人的记忆和思维能力，对于预防脑功能减退和老年痴呆有益。如果不保持学习，很容易与社会脱轨，生出自卑感，损害心理健康。

(7)保持良好的人际关系

人际关系的形成包括认知、情感、行为三个方面的心理因素。情感方面的联系是人际关系的主要特征。在人际关系中，有正性积极的关系，也有负性消极的关系，而人际关系的协调与否对人的心理健康有很大的影响。

(8)能适度地表达与控制自己的情绪

对不愉快的情绪必须给予释放或宣泄，但不能过分发泄，否则，既影响自己的生活，又加剧了人际矛盾。另外，客观事物不是决定情绪的主要因素，情绪是通过人们对事物的评价产生的，不同的评价结果会引起不同的情绪反应。有一位老太太，大儿子是晒盐的，小儿子是卖伞的。老太太总是发愁，阴天她为大儿子担心，晴天为小儿子担心。一位心理医生对老太太说："您真有福气，晴天您的大儿子赚钱，雨天您的小儿子赚钱。"老太太一想很有道理，便高兴起来了。

(9)有限度地发挥自己的才能与兴趣

一个人的才能与兴趣爱好应该对自己有利，对家庭有利，对社会有利。否则只顾发挥自己的才能和兴趣而损害了他人或团体的利益，就会引起人际纠纷，从而增添烦恼。

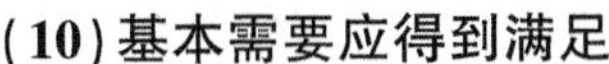

(10)基本需要应得到满足

马斯洛需要层次理论指出，一个人有5个不同层次的需要：生理需要、安全需要、归属和爱的需要、尊重的需要和自我实现的需要。只有在基本的生理需要、安全需要等得到满足之后，才能有更健康的心理状态。

当前社会对心理健康的关注重点主要集中于青少年，但心理健康问题贯穿人的一生，会影响到身体健康。重视心理健康问题，充分发展积极的心理品质，改善消极的心理问题，提升心理健康水平是所有人都应该积极做到的。

3.心理有问题就变成“疯子”了吗？

在心理问题不受重视的年代，人们往往会混淆心理问题和精神疾病，对心理和精神问题的认识不客观、不理智，甚至一些心理问题或精神疾病被冠以“疯子”“傻子”等歧视性的称呼。然而，心理问题和精神疾病和身体疾病一样，是一种客观的问题，有科学的治疗方法。

实际上，“精神”与“心理”都是对思维、意识、意志等心理现象的描述，含义相似。不过人们在认识和使用这两个词时似乎有所不同且在不同领域含义也不尽相同。“精神”一词早在先秦就已出现，最早是指天地万物之精气，又包含神志、心神、精力、活力、神采、韵味及内容和实质等意思。“心理”一词古代指心中包含的情理和思想感情等。在专业领域中“精神”的含义是西方思想传入以后的解释，多指人的意识思维活动和自觉的心理状态，包括情绪、意志等，是物质的最高产物；“心理”来源于希腊语“psyche”，也就是灵魂或心灵，指感觉、知觉、记忆、思维、情感、意志、性格、意识倾向等心理现象的总称，是客观世界在人脑中的主观映象。

精神障碍与心理障碍的内涵有所区别。精神障碍是指一类具有诊断意义的认知、情绪及行为等方面的改变，并伴有痛苦体验和(或)功能损害的精神方面的问题。心理障碍指心理、行为偏离正常，以精神症状、社会功能下降和本人感到精神痛苦为特征的一组障碍，包括学习障碍、社会行为和人际交往障碍以及家庭生活和职业选择问题等，甚至还包括一些不完全具备精神病学诊断意义的现象。按严重程度的不同可以分为心理困扰、心理问题、心理障碍，更严重并达到诊断意义的则命名为精神障碍和精神疾病。

长期以来，传统精神病学主要服务于具有明显认知、情绪及行为等方面改变的精神分裂症、情感性精神障碍等严重精神疾病。也就是说，心理疾病主要是心理异常，身体的各方面机能都还能正常运转，只是患者因重大事件造成了心理创伤，出现对生活失去兴趣、情绪长时间低落、社交能力受损、认知能力受损等异常症状。在别人看来，就是精神异常的表现。而精神疾病大多数情况下都是大脑受到过严重的创伤，导致脑部的结构发生了变化，从而导致精神疾病的出现。但是心理疾病如果长时间得不到合适的治疗和处理，就有可能演变成精神疾病。

由于误解及传统精神病学服务的方式，许多心理障碍患者不愿去医院寻求帮助。为了适应精神卫生事业的发展，顺应精神卫生日益增长的需求，满足求助者对疾病诊断名称和归类的需要，提高对心理困扰、心理问题、精神障碍（尤其非精神病性障碍）以及成长性问题、职业耗竭、心理健康维护等方面的关注，20 世纪八九十年代国内许多地区相继开设了专门针对这些问题的机构、心理科（也称医学心理科、临床心理科、心身科、行为医学科、精神康复护理等），治疗及干预手段除传统的生物学手段外，还大力推行了认知行为治疗、精神分析、家庭治疗等心理治疗方法。治疗人员构成也从单纯的医师扩展到经过严格训练的、具有心理学系统教育背景的心理治疗师。此外，我国医院等级评审系统也特别强调：心理科为三级甲等医院的必备科室。

用一条直接和平静的湖面来作个比喻吧，心理疾病就如直线出现波纹或湖面激起了浪花，精神疾病就像直线弯曲及断裂或者湖水倾泻而出。所以心理疾病和精神疾病不管是在表现方面还是在治疗方式上都有一定的差别。人类在生活中必然面对各种困境，也必然产生各种心理困扰，因此要正确对待心理问题，重视心理问题。

4. 老年衰弱期为什么会有心理问题?

老年衰弱期最为明显的特征是身体的生理储备下降、不良的负性事件增加，不仅表现为躯体功能的衰退，也表现为认知能力的下降以及情绪、性格等不同层次上的心理变化，很容易出现心理压力和负面情绪。

为什么老年衰弱期容易出现心理问题呢？首先，生物在进化过程中形成了一个高度保守的神经调节系统，即压力系统，以应对威胁或被视为威胁其稳态的各种压力刺激。这个系统在各种器官和激素的调节下最终促进释放应激激素皮质醇(COR)。COR 广泛作用于躯体与大脑的多个部位，使人在压力下做出各种反应，这个过程中还存在一个负反馈机制，用来调节 COR 水平。COR 在维持应激相关的稳态方面起着基础性作用，显著影响炎症和免疫反应的水平和质量。老年人负反馈的敏感性下降，随着年龄的增加，细胞将对 COR 产生更多阻抗，更多 COR 进入血液，增加促炎细胞因子的释放，降低抗炎细胞因子水平，从而使神经元损伤，并改变一些与衰老有关的病理生理过程，如自身免疫、炎症、高血压、2 型糖尿病和肥胖等。COR 在脑中积累会增加阿尔茨海默病的早发风险，表现为健忘、恍惚、注意力不集中等认知功能障碍，以此为代表的神经及内分泌系统的结构和功能的改变是老年衰弱期个体出现心理问题的主要原因。

其次，进入衰弱期的老年人逐渐脱离了原有的社会角色，生活空间和交际范围变小，其原有的知识体系和技能水平也往往无法跟上时代的步伐，极易与社会脱节，产生“无用”和失落感。除社会适应性较差以外，相较于年轻一代，老年人对应激的耐受性也普遍偏低，而老年期恰是诸如丧偶、亲友亡故此类应激事件的高发期，不单直接冲击着老年人的精神健康，更容易让老年人产生一种无所适从和孤寂之感，且无法在短时间内从这种情绪中抽离出来。若缺乏妥善的心理调节和疏导，就容易使老年人陷入抑郁、焦虑等负面心理状态，既降低了老年人自身的生活质量和幸福指数，也加剧了家庭和社会的负担。

最后，老年衰弱期患者受身体和疾病影响，自我照护能力差，无法行使部分责任，会对照护者产生依赖，由此有较高的自我感受负担。研究发现，自我感受负担会影响患者对疾病的应对方式，影响患者战胜疾病的信心。除此之外，在面对较差的身体情况时，难免会产生一系列负面情绪，如自卑、失落、沮丧、孤独、抑郁、焦虑、疑病(对自身健康过分关心)等。

5. 哪些因素会对老年人心理健康程度产生影响?

第一，受教育程度是老年人心理健康状况的影响因素之一，可能是因为文化水平高的老年人能够更好地应对社会环境的变化与自己身体的老化状态，对生活中发生的各类应激事件的耐受性也相对较高。

第二，从性别来看，男性心理健康状况明显优于女性，因为与老年男性相比，老年女性大都在经济地位和家庭地位上处于劣势，且女性平均寿命较长，丧偶率高，更容易在日常生活中遇到缺乏照料的情况。

第三，从居住地来看，城市老年人的心理健康状况优于农村老年人，这与城市基础设施完备，教育、医疗水平明显高于农村有关。同时独居老年人的心理健康状况会更差，主要是因为与配偶或子女同住很大程度上满足了老年人的情感和照料需求，既能有效减少孤独、抑郁等负面情绪，又相对延缓了认知老化的进程。

第四，生理健康有关的因素对老年人心理健康状况的影响举足轻重，如躯体功能、睡眠时间、自理能力、有无慢性病、是否仍在工作、社交活动都对老年人抑郁程度有显著影响。躯体功能和自理能力下降带来的失落感和无用感，以及慢性病和睡眠不足所造成的困扰在很大程度上加深了老年人的抑郁状况。积极参与社交活动不仅能帮助减少老年人的负面情绪，也有利于延缓老年人认知能力的衰退。

第五，人格特征对老年人心理健康有直接影响，外向型性格相对于神经质人格更有利于老年人心理健康。同时，人格特征还能通过不同的应对方式对老年人心理健康产生间接影响。面对问题，外向型性格老年人倾向于采用对外求助的方式，神经质性格老年人则多选择自责，不利于负面情绪和心理压力的排解。

第六，社会因素也极其重要。首先是社会支持，也就是特定的社会网络通过物质或精神手段为老年人提供的照顾和帮助。社会支持度越高，老年人心理健康状况越好。一方面，社会支持可以直接作用于老年人心理健康，即维持老年人良好的情绪体验；另一方面，社会支持能在应激事件和心理健康间发挥调节和缓冲作用。其次是社会文化，包括社会对老年人群体如何评价以及社会有无尊老、敬老的良好氛围等。若是整个社会认为老年人生理衰退已无法创造社会价值，那么就容易让老人产生“上了年纪不中用”“是社会和家庭的负担”这样的消极想法。相反，如果能正确认识到老年人的社会价值，尤其是老年群体日益增长的文化价值，在整个社会形成尊老、敬老的良好氛围，那么无疑会对老年人心理健康状况产生积极影响。

第七，家庭因素是极其重要的因素。婚姻状况、经济状况、子女数量、与子女联系频率、与子女见面频率、是否帮忙照看孙子/女都与老年人心理健康状况相关。其中，子女多与父母见面对缓解老年人心理抑郁状态的积极效用最为明显，这是电话、短信等日常联系及单纯的经济支持所无法替代的。

进入老年衰弱期之后，一个人的生活会发生各种变化，随之而来的就是心理健康状况的变化，积极发现危险因素，积极识别心理问题，对心理问题引起重视，采用科学的心理干预方法，不仅有助于心理健康状况的改善，也有助于延缓衰老，改善身体情况。

6. 老年衰弱期常见心理问题有哪些?

一是身心功能衰退带来的焦虑、恐惧感。

进入老年衰弱期，人的各种生理功能都逐渐衰退：五官失灵、行动不便、反应迟钝、敏感性降低；心理上也出现相应改变：记忆力减退、智力减退、感觉减退。老人对衰老的正常身心变化不了解，心理上不能接受变老的事实，易产生焦虑不安、恐惧的情绪体验。有的甚至否认变老或疾病的存在，做不适宜该阶段的剧烈行为，给自己带来潜在危险。

二是社会角色转变带来的失落感、无用感。

衰弱期个体多为已经退休的老人，老人退休前在工作及家庭生活中一直扮演着主要的角色，退休后由于社会环境和角色的转变，长期习惯的生活方式突然改变，存在较大心理落差。老人感到在社会、家庭中毫无价值，觉得生活没有意义，引发离退休综合征。老人退休后，从有众多人际交往的环境回到狭小的家庭圈子，此时，儿女又相继组建家庭，老人的人际交往需求也得不到满足，强烈的无用感使许多老人精神忧郁、悲观厌世。

三是生活事件的应激带来的无助感、孤独感。

疾病、丧偶、家庭不和睦等是老人比较容易遇到的生活事件。重大的生活事件，对老人来说可能是一次心理危机，会激发很强烈的情感暴发。当痛苦的情感得不到表达和支持时，就容易形成创伤后应激障碍，给老人的生活带来长期的负面影响，如酗酒、药物滥用、心境障碍、社会适应不良等。

四是性格改变带来的不融洽。

老人的生理已经进入衰弱期，但心理依然在发展。进入老年后，部分老人变得性情固执多疑，认为自己总是对的，生活中养成的一些不利于健康的坏习惯，听不进别人的劝告，不愿改变过去有害健康的老习惯，对别人产生不同程度的戒心和不信任感。

研究表明，长期患病的老人性格也会发生一些改变，子女若无法理解老人性格的改变，会导致老人失落、多疑、角色紊乱等心理问题。

五是依靠家人照顾带来的愧疚感、被抛弃感。

家庭成员的关系对老人的心理有重要影响，在家庭和睦、子女孝顺的家庭中，老人经常受到良好刺激，能充分调动机体内在的潜能，有利于心理健康。长期需要人照顾的老人，自认为给他人和子女带来了麻烦，常自责，心理压力过大。随着“4-2-1”家庭(即四个老人、一对夫妻、一个孩子)的增多，家庭规模小型化，老人得不到充分照顾，主观上认为被亲友和社会所抛弃，也易出现情绪上的波动。

六是人际关系敏感。

人际交往状况对老人的心理健康有着重要的影响，邻里关系不和、人际关系紧张的老人，更易感受到孤独和抑郁。有相当比例的老人存在人际交往问题，人际关系趋于紧张。随着人际关系的恶化，老人会自我封闭，出现孤独感、不信任感，甚至患上抑郁等心理疾病。

7. 如何知道自己是否有心理问题?

根据中国老年保健医学研究会老龄健康服务与标准化分会给出的老年人心理健康评估指南，对老年人的心理健康进行评估时要全面考察以下 5 个方面：

第一是认知效能。老年人能保持基本的日常认知功能，如注意、学习、记忆、思维等，才能生活自理，完成日常任务，这是保证生活质量的重要环节。老年人还能在学习新事物中发挥智力潜能，不断提高认知效能。

第二是情绪体验。老年人一生经历不同的生活事件，情绪体验较深刻，情绪反应持续时间较长，因此要有良好的情绪调适能力，才能使情绪稳定，保持积极的情绪状态。

第三是自我认识。老年人要凭借自己丰富的阅历，不断认识自我，才会正确地了解和评价自己，有自知之明，具有完好的自我。

第四是人际交往。老年人要有一定的交往能力，主动与他人联系，尤其要和家人沟通，理解他人，关爱和帮助他人，要参与社会，融入社会，获得社会支持，这是积极老龄化的重要环节。

第五是适应能力。老年人要在与人和环境的相互作用中不断调适自己，积极应对自身老化带来的各种困难和面临的生活事件，保持良好心态，有较强的心理承受能力，能耐受挫折，尽快恢复。

中国科学院心理研究所老年心理研究中心据此编制了《老年心理健康量表》，可用此量表进行较为全面的测量。此外，还可以使用简明健康状况问卷(SF-36)了解老年人的活力、社会功能、情感职能、精神健康情况；使用症状自评量表(SCL-90)从感觉、情感、思维、意识、行为、生活习惯、人际关系、饮食睡眠等角度进行评定。

简易智力状态检查量表(MMSE)可以评估老年人认知功能障碍等级。流调中心用抑郁量表(centre for epidemiology studies depression scale，CES-D)可以测量抑郁心情的程度；老年抑郁量表(geriatric depression scale-15，GDS-15)可以测量老年人是否存在情绪低落、活动减少、易激怒、退缩、痛苦等抑郁症状。焦虑自评量表(self-rating anxiety scale，SAS)是评估焦虑程度的成熟工具。对自我价值和自我接纳的测量可以使用自尊评价量表(the self-esteem scale，SES)。如果想评估一个人的社会功能，选择戈德堡心理健康调查问卷可以测出人如何应对生活中的常见情况；社会供给量表(the social provisions scale，SPS)可以确定社会支持状况。社会适应能力量表(social-adaptive functioning evaluation，SAFE)可以评估老年人的社会适应能力。在此，我们仅列出老年抑郁量表(GDS-15)评估方法(表9-1)，如读者对其他量表有兴趣，可以查阅相关资料。

需要注意的是，人的心理健康状况一直处于动态变化中，在生活中要多多观察，如果发现有异常且持续时间较久，影响较大，要及时求助专业心理医生进行评估和治疗。

表9-1　老年抑郁量表(GDS-15)

序号	评估内容	评分/分	得分/分
1	您对您的生活基本上满意吗？	是=0；否=1	
2	您是否常感到厌烦？	是=1；否=0	
3	您是否常常感到无论做什么都没有用？	是=1；否=0	
4	您是否比较喜欢待在家里而较不喜欢外出及不喜欢做新的事？	是=1；否=0	
5	您是否感到您现在的生活没有价值？	是=1；否=0	
6	您是否减少很多的活动和嗜好？	是=1；否=0	

续表9-1

序号	评估内容	评分/分	得分/分
7	您是否觉得您的生活很空虚？	是=1；否=0	
8	您是否大部分时间精神都很好？	是=0；否=1	
9	您是否害怕将有不幸的事情发生在您身上？	是=1；否=0	
10	您是否大部分时间都感到快乐？	是=0；否=1	
11	您是否觉得您比大多数人有较多的记忆问题？	是=1；否=0	
12	您是否觉得“现在还能活着”是很好的事情？	是=0；否=1	
13	您是否觉得精力充沛？	是=0；否=1	
14	您是否觉得您现在的情况没有希望？	是=1；否=0	
15	您是否觉得大部分的人都比您幸福？	是=1；否=0	

注：1~4分，不考虑抑郁；5~9分，可能抑郁；≥10，抑郁症。

8. 正念干预

正念是积极心理学范畴下的一种心理干预方法，强调一种有意识地以一种不加评判和接受的方式关注个人当下体验。正念包括两个组成部分：一是注意力的自我调节，观察和意识到每时每刻的感觉、思想或感受，它既需要将注意力集中在正在发生的事情上的能力，也需要有意识地将注意力从经历的一个方面转移到另一个方面的能力；二是对个人经历的特定取向的接纳，也就是对自己的经验持有一种好奇、开放和接纳的态度。

目前正念及其衍生的各种干预方法已经得到了成熟发展和广泛的运用，除了能有效降低心理痛苦、压力、抑郁、焦虑水平之外，还能对身体疾病有很好的辅助治疗效果，如能改善高血压患者的血压情况，稳定糖尿病患者的血糖，对冠心病患者的心功能也有很好的改善作用。正念需要注意力的参与，也能很好地改善老年衰弱个体的认知能力。

正念干预也是一种可以线上进行的干预方式，在时间和空间上具有灵活性，实施方便，具体的干预模式在实施时可以根据不同情况进行调整，请尽量在专业人员的指导下进行，也可以在专业音频的指导下进行自我练习。下面介绍一种为期六周的干预方案以供参考，见表9-2。

表 9-2　为期六周的正念干预方案

周次	集中正念练习	日常正念练习
第 1 周	正念介绍：正念呼吸	每日 10 min 正念呼吸
第 2 周	身体扫描：山湖冥想	每日 10 min 身体扫描
第 3 周	正念行走：观呼吸	每日 10 min 正念行走
第 4 周	正念饮食：正念动中禅	每日一次正念饮食
第 5 周	慈心冥想：慈心身体扫描	每日向亲友传递慈爱，表达谢意
第 6 周	正念朗读与正念叙事	回顾与总结：将正念融合到生活中

(1) 第 1 周

正念介绍：介绍正念的定义及核心特征，①对当下体验的全然觉察；②对体验的不评判、接纳和开放。介绍正念的基本态度：保持初心、不评判、信任、无为而为、放下、温和、耐心、接纳和开放等。

正念呼吸：这是一种通过专注和正念来练习呼吸的方法，它能够帮助人们通过认识呼吸，培养对呼吸的关注，从而实现放松身心与缓解压力的效果。在练习时，要全神贯注于自己的呼吸，注意随着每一次的呼吸而动，同时也要观察从口腔和鼻腔中经过的气流，感受吸气时气流从鼻腔进入体内，呼气时气流通过口鼻离开身体。如果在练习中产生任何想法或情绪，只须秉持不做判断的态度，静静地接受它们的存在，并努力将注意重新集中到呼吸上，只关注呼吸时的气流。这样的呼吸练习还能够有效促进肺部的健康，增强免疫力，提升生活质量。

(2) 第 2 周

身体扫描：这是正念练习常见的内容之一，其目的在于细致地感知身体的每一个部分，以增强对身体的感知能力。这种练习可以帮助我们更好地控制自己的情感，提升我们的专注力，从产生评判的想法调整至关注自身的身体感觉。在身体扫描中，练习者闭上眼睛，以特定的次序(从头顶至脚底或从脚底至头顶)，逐一扫视全身各处，从而体会到身体各部分的感受与变化。

山湖冥想：大山给人一种威严肃立、沉稳宁静的感觉。在山的冥想中借助大山的意象，滋养意志和心境，与山同坐，感受四季的更迭、人生的起伏，从而如山一般沉稳，安坐于当下。湖泊能够与水的一切变化保持联系，既包容湖面的水波，又保持深处的平稳与宁静。同理，在湖的冥想中借助湖水的意象，尝试欣然接纳一切，在内心找到湖泊一样波澜不惊的力量。

(3) 第 3 周

正念行走：又称作行禅，是在行走中进行的正念训练。在训练过程中，慢慢地行走，关键在于觉知身体的感受，既包括脚底与地面的接触，也包括腿部、脚部的各种感觉。在这一过程中，也要进行自然地呼吸，无须特意进行控制。随着注意力的转移，练习者再次体会到双脚和双腿的感受，并感受到练习带来的精神上的宁静和愉悦。

(4) 第 4 周

正念饮食(葡萄干练习)：葡萄干练习是一种与正念饮食相关的练习，在品尝食物(如葡萄干)的同时，保持正念的态度，从而进行正念练习。首先对葡萄干或任何大小适中、便于拿取的食物进行观察，观察其大小、形状、纹理等，充分调动感官进行觉察。随后可以放入口中，此时，可以留意食物在口中的变化，在含着食物时，感受其在口腔中的味觉变化，再慢慢地咀嚼，仔细感受咀嚼时口腔中唾液的分泌、食物味道的变化与口腔中肌肉的感觉。在其他用餐场合也可以使用这种方法进行正念练习。

正念动中禅：隆波田动中禅是由泰国僧侣隆波田创造的禅修方法，以佛教思想为基础，结合传统的静坐禅修，形成了一种独具特色的正念动中禅练习，包含手部动作和往返经行两种练习方式。

(5) 第 5 周

慈心冥想：向不同的对象传递慈心的情感，可以分别对自己、帮助过自己的人、朋友、陌生人、敌人及世界上所有的生命表达慈心，通过发送祝福给自己或他人(可以是真实或想象中的人或事物)，促进对自己以及他人的积极情感。

慈心身体扫描：带着慈爱的心进行身体扫描练习，这个练习旨在通过关注自己的慈悲心和慈爱，充分地感受慈爱的能量在身体中的流动。这种能量有助于放松肌肉。

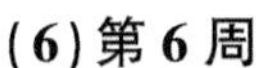

(6)第6周

正念朗读与正念叙事：带着正念朗读准备好的文本，专注于当下，不作评判。在生活中融合并应用正念：正念可以融合到生活中的很多事件中，比如课程期间布置的家庭作业，可以使练习者应用在活动期间学到的技能，以应对日常生活中出现的各种情况，并认识到他们对自己的积极影响。

总体而言，正念干预是一种能对身体和心理的各个方面都产生积极效果的心理干预方法，具有便捷性和易行性，很适合老年衰弱期个体进行训练。

9. 音乐治疗干预

音乐治疗以心理治疗的理论和方法为基础，运用音乐特有的生理、心理效应，使求治者在音乐治疗师的参与下，通过各种专门设计的音乐行为经历音乐体验，达到消除心理障碍的目的。

在经历了约70年的发展后，音乐治疗在方法技术和治疗效果等方面取得了突出的成绩，应用到老人、成年人、儿童等各个群体，涉及行为障碍、情绪障碍、身体残障、语言损伤、视觉损伤、听觉损伤、孤独症、学习障碍、社交障碍、急慢性病、临终关怀等方面。它还可以应用于普通人群的心理治疗、消除心理障碍、恢复或增进心理健康等方面。音乐治疗不仅可以采用个体治疗的形式，还可以根据治疗人群的需要进行团体治疗。国内外研究人员也将音乐运用于多个领域的团体治疗。

针对老人开展的音乐治疗团体活动形式多样，有主动式、被动式、即兴式和歌曲写作等方法技术。聆听并开展歌曲讨论可以帮助老人回忆起年轻时的一些记忆，陪伴他们体验曾经的美好生活。主动式的歌唱可以通过调整呼吸等手段唤醒身体，更重要的是能让老人抒发情感唱出心里的话。还有合唱和乐器演奏等团体活动，能够有效地增强老人的人际交往能力，鼓励其积极面对生活，体验到不同以往的乐趣，真正使其感到老有所乐。

以下介绍一种可供参考的音乐治疗方案。该治疗方案结合了主动式和被动式两种技术，总共七个单元，每周1次，每次一小时左右，见表9-3。

表 9-3　音乐治疗方案

时间	主题	目标	内容
第一周	相识于音乐	相互认识，建立关系，订立契约，说明目的	1. 成员熟悉 2. 水果昵称游戏 3. 订立活动契约
第二周	看得见的音乐	描述及展现对音乐的想象，寄托自身情感，寻找共鸣	1. 朗读故事片段，引导参与者用身体进行人浪游戏 2. 用“实物”来表现音乐 3. 总结并邀请一位参与者分享感受
第三周	音乐冥想	调节与缓解情绪；放松身心	1. 静心冥想音乐 2. 介绍柯达伊手势 3. 用柯达伊手势指挥两组参与者轮唱
第四周	节奏律动	放松身体；提高肢体协调能力，觉察生命状态和感受	1. 活动“手指操” 2. 做“小雨、中雨、大雨”游戏 3. 运用达尔克罗兹体态律动身体和动作来打节奏
第五周	声音魔术	表达自我；提高观察力、认知力和想象力；通过提高对声音想象的转化和表达能力，增加积极情绪	1. 游戏“我动你猜” 2. 通过简单的声效心理情景剧，让参与者为短片制作声效
第六周	唱出稳定天地	用音乐表达自我，接纳自我；学会与他人分享情绪	1. 以“我的生活”“风景”“我想对你说”为题改写歌词 2. 歌词或旋律创编完毕，轮流请参与者唱出来与其他人分享
第七周	音乐生命回顾	唤起积极感受；巩固积极人生态度，肯定自我；形成互助意识，处理离别情绪	1. 通过播放歌曲引导参与者体验层次的音乐讨论 2. 做《音乐日记》、“音乐漂流瓶”来进行生命回顾 3. 分享小组心得

10. 问题解决疗法干预

问题解决疗法是一项积极的心理治疗技术，主要通过个性化、结构化的干预策略，系统化、循序渐进地以问题为导向引导抑郁患者正确认识问题，辅以解决问题技能(设立合适的目标、头脑风暴法确定解决方案等)帮助患者更好地管理生活问题、改善其日常生活体验，从而有效解决问题，提高患者的应对能力，减轻因问题难以解决带来的抑郁症状。目前，多项研究证实问题解决疗法有利于改善青春期、成年、老年人群的抑郁症状，促进其积极行为。

问题解决疗法主要包括三个核心概念：问题、社会问题解决、解决方案。问题是指个体目前在现实生活中遇到的难题或困难，且个体自身无法独立解决。社会问题解决是一种认知—行为过程，即个体尝试识别并处理日常生活中遇到的难以解决的问题的过程。解决方案为问题解决过程的结果，根据特定情境制定应对策略，并运用到实际问题上。问题解决疗法认为，无法有效解决问题是产生抑郁情绪的原因。该理论认为个体对问题的认知影响问题解决的策略和效果，强调对问题的积极认知，并通过强化患者对建设性解决问题的信念以及训练患者问题解决技能来帮助患者独立解决日常生活中出现的难以应对的问题，从而改善个体因无效应对问题所致的压力及抑郁症状。

问题解决疗法通过以下 6 个步骤开展治疗：

(1)识别和定义问题：帮助患者识别现阶段存在的所有问题，并引导患者具体清晰地罗列，根据患者个人选择，选择重要的，相对容易解决的问题开始干预。

(2)确定合理可实现的解决目标：引导患者确定可通过自身努力实现的解决目标。设立的目标可在规定的时间内完成，且具有客观性，可行性，合理性。

(3)生成多个备选解决方案：通过头脑风暴的方法，帮助患者生成尽可能多的问题解决方案，通过这一过程帮助患者学会通过理性思考找到解决办法。

(4)评估并选择最佳方案：引导患者对多个备选方案权衡利弊，最后形成一个最优方案。

(5)制定并实施具体的实施方案：根据患者选定的解决方法，制定具体的行动方案，鼓励并督促患者按计划开展行动。

(6)评价方案效果：对实施的方案进行讨论并评价有效性，在治疗师的引导下讨论遇到的问题并分析解决措施的效果。

国外多项研究针对老年抑郁患者开展了问题解决疗法干预，在改善抑郁、焦虑等负性情绪上取得一定成效。此外，问题解决疗法也被证实对轻度认知功能障碍老年人的抑郁症状有改善效果，且对认知功能的下降有一定的缓解作用。

11. 怀旧疗法干预

怀旧治疗是常见的一种心理干预及治疗方法，可以减轻老年人的孤独感、焦虑和抑郁。它是一种利用记忆来保护心理健康和提高生活质量的方法，但是它又不只是回忆过去的事件或经历，而是一个系统地反思自己生活的过程，重点是在于重新评估、解决过去的冲突、发现生活的意义和评估以前的适应性应对反应。

怀旧疗法按怀旧的过程可以分为内心独白类怀旧和人际交往类怀旧，相对应的有个体和团体两种组织形式：个体怀旧治疗（IRT）和团体怀旧治疗（GRT）。IRT 是护理人员评估过去的事物对个体的积极和潜在影响的一种方法。利用咨询或治疗性会谈的方法，以一对一的方式帮助个体进行深入的怀旧，特别是对他们生活中的具体事件进行深刻回忆，使得个体从中寻求自己人生的意义，正视过去及其对现在生活的启迪。而 GRT 是一个采用小组形式的结构化组织过程。最佳治疗方式为 8~10 人或 10~15 人，对于有精神障碍的老年人，参加人数最好为 6 人。一般执行周为 6~10 周，每周 1 次或 2 次，每次 30~90 分钟。

GRT 可以促进成员之间的互动，帮助患者改善厌烦情绪、做好对死亡的准备、增加自我认同感、提高解决问题的能力、促进交际沟通、维系与亲友的亲密关系、重现过去痛苦、教育后人等。虽然在理论上其只是有目的的引导老年人回忆过去的特定事件，分享其真实感受，但在实际实施的时候需要专业的有心理学相关资质的引导人员协同并逐步制定相应的干预方案。GRT 需要引导人员有较强的协调能力、语言组织能力、敏锐的洞察力以及应变能力，以促进成员互动、调动团体成员积极性、激励群体成员达到治疗的目的。IRT 是以个人的形式进行的，具有较强的针对性和易于实施性。然而，它也需要心理治疗师的帮助来发现和记录患者在任何时候表达的隐藏问题，并给出一些心理指导。

怀旧疗法相比于其他干预方法具有特定的优势。第一，其不涉及学习更复杂的新技能，特别是对老年人而言，且治疗活动有利于增加老年人的社会化，增加他们接触社会的机会；第二，老年人对这些记忆很熟悉，使他们在治疗过程中感到很舒适，且老年人均经历过艰难的岁月，他们更有共同语言，因此更愿意分享彼此的故事，在增进彼此感情交流的同时，增加老年人的交际沟通能力；第三，对治疗师来说，干预技术相对简单，可供受过训练的护士或学生使用；第四，适用范围广泛，可用于抑郁、痴呆、焦虑、孤独等疾病的心理问题。表 9-4 为怀旧治疗主题制定案例。

表 9-4　怀旧治疗案例

周次	主题	引导物	目的
第一周	你好！ 很高兴认识你	便笺纸	介绍实验目的、流程，互相介绍自己，让患者了解、熟悉彼此
第二周	我的少儿时代	玩具、便笺纸	让患者回忆童年的事迹，互相分享童年的乐趣
第三周	照片上的我们	一张老照片	引导患者回忆过去的人物、关系及当时的情形
第四周	我的婚姻	老照片	引导患者回忆自己的人生大事、快乐时光，如恋爱、结婚、怀孕、生子、抚养子女等(未婚者谈论自己对婚姻的看法)
第五周	我知道的 国家大事	一部老电影、 一首老歌	引导患者回忆年轻时经历的国家或社会大事、度过的艰难岁月，谈谈时代的伟人、故事、市井生活
第六周	我的苦恼	便笺纸	引导患者说出自己的忧伤事件，指导并让患者正面面对
第七周	我的家庭关系	便笺纸	引导患者回忆与父母、配偶、子女、兄弟姐妹相处时最难忘的或最感动的事情，分享照顾的感受及经验
第八周	夕阳无限好， 我的人生未完待续	玩具、便笺纸	总结治疗效果及近期收获，展望未来生活

12. 心理剧干预

心理剧由维也纳精神病学家莫雷诺在20世纪30年代创立，是最早的团体心理治疗方式，也是格式塔疗法的前身。心理剧实施所须具备的五项基本要素是导演、主角、舞台、配角与观众。其程序通常包括热身、表演、分享三个阶段，这三个阶段可能因不同的治疗目的或心理剧导演而扩展或调整。导演设计主题和程序，并运用角色互换、替身、镜照、具体化、最大化、独白等技术，使演员在过程中改善心理健康，发掘潜能，获得成长。

心理剧干预方法的优点主要有以下几点。首先，心理剧不是以谈话为主，而是让当事人重新表演生活事件中的相关内容，使参演主角的人格特征、人际关系、心理冲突和情绪呈现在舞台上。这可以削减老人的习惯性言语防御功能，使老人通过角色扮演的方式体会角色的情感与思想，表达出无法用言语描述的内心情感和态度。通过表演，老人可以更加清晰地认识自己以及自己和家庭成员、社会成员的关系。其次，在整个心理剧过程中，还邀请了其他团体成员作为观众，这既可以为当事人提供心理上的支持，也可以对观众中存在的类似问题起到间接的帮助作用。心理剧让观众证实个体的症状、问题以及“怪异”的行为并非某个人所独有，它们通常也非常普遍地出现在别人身上。这种经验的分享打破了个体对这种多元性的无知状态。再次，心理剧的疗效是显著、稳定的，能够有效消解老人的心理困扰，解决心理问题。一些心理学家在研究中发现，较长时间的角色扮演可以改变人们的心理结构，使其个性发生实质性的变化。已有的研究也表明，心理剧对于改善人际关系、治疗焦虑症、抑郁症、强迫症均有非常明显的效果。最后，心理剧是以艺术的形式来表现内心冲突和情绪波动，对主角及配角的演出技术要求不高，老人可以根据已有的生活经验去探索、去思考。它有趣生动、简单易行，在轻松、自然、充满感染力的氛围中能达到更高的认可度和接受度，比单纯的劝说效果更快、更好。在表演过程中，老人可以尝试体验在实际生活中不敢尝试或不愿尝试的行为，感受新的角色、新的行为模式带来的全新反馈，其所达成的效果相对于谈话式的心理咨询或心理治疗来讲，会更具治疗性。

在使用心理剧进行干预的时候，要注意以下问题。第一，选择的主题一定要贴近老人的生活，为团体中大多数老人共有。第二，由于心理剧在20世纪

80 年代中后期才引入到我国，大多数老人对它比较陌生。在开展心理剧辅导前必须做好充足的准备，让老人了解它的基本形式、操作过程及一些原则，防止心理剧变成一种娱乐活动或者比赛，失去它的治疗作用。第三，在整个心理剧的演出分享过程中，导演一定要保护主角不受伤害，避免其他成员对担任主角的老人进行质疑，甚至批评。第四，成为心理剧导演的治疗师需要以更专心、更洞察、更开放的态度去处理成员的问题。治疗师一定要有较高的专业能力，善于自我提升、自我探索，不断提高自己的水平。

13. 绘画疗法干预

绘画疗法起源自 19 世纪，最早由弗洛伊德从对精神患者的诊断中发现绘画与心理间的联系。他鼓励精神病患者借助绘画自由表达所思所想，借此对其病情加以评估治疗。该方法打开了分析艺术作品以理解人类内心世界的大门。荣格作为精神分析学派的另一位大师，为人们理解绘画形象的象征意义指明了方向。他认为，绘画形象实质是个体的情绪和人格特征的反映，是潜意识的体现，同时也是个体寻求自我安慰的一种方式。19 世纪末，绘画心理技术将研究对象转向了对儿童群体的观察。20 世纪初期，对绘画心理分析技术的探讨逐步奠定了精神分析理论在绘画心理分析中不可撼动的地位，绘画也逐渐成为一种艺术治疗媒介。

经过实践的检验与发展，绘画疗法形成了经典和非经典两类主题。经典的绘画主题有树木画、房屋画、人物画以及三者的组合形式。此外，诸多学者发展总结出了更为丰富的绘画形式和各具特色的绘画主题，包括风景构成画、曼陀罗绘画、心理魔法壶、时间家族线、生命线等非经典的绘画主题。

绘画疗法同样独具优势。

首先，获取服务对象丰富的信息。绘画作为一种重要的沟通手段，借助绘画符号避开来访者的心理防御机制，将来访者的潜意识投射在画纸中以展示更多的个人特质，有助于来访者问题的解决，丰富艺术性表达心理治疗的相关研究。来访者在绘画创作过程中能够无意识地反映内心，而常见的访谈心理治疗则是在来访者自觉或不自觉的心理防御机制下进行的，获取的信息未必真实有效。绘画创作特有的符号性、表达性和价值中立的特点有助于突破来访者心理防御机制的约束，使来访者在创作中呈现潜意识的情绪、困扰、思想、价值取向、人际关系状况，并在此过程中帮助来访者消除内心冲突、觉察自我特质、疏解负面情绪、实现自我成长。

其次，治疗效果明显。心理咨询与治疗过程中，绘画疗愈的方式能够避开来访者自我防御机制，使来访者更多地表达自我特质和内心冲突。治疗师获取信息的同时，根据来访者潜意识暴露的问题思考个性化的治疗方法。绘画不仅是一种心理分析的手段，也是心理治疗的重要媒介，治疗师通过帮助来访者调整绘画元素，使其意识到自身存在的问题和可能采取的行动，重新认识自己，定位自己，规划自己。诸多研究表明，绘画疗法不仅有助于提高个体的心理健康水平，还能够增强个体解决问题的能力，实现人格、认知、情绪和行为上的统一。

最后，适用群体普及。绘画疗法以其独特的治疗方式，历经二三百年的发展，经诸多学者的实证研究证明，既可运用于一般群体的心理健康诊疗，也可运用于特殊群体心理疾病的治疗。目前，绘画疗法广泛用作社会大众心理健康的筛查工具；用作心理疾病患者的诊断治疗；用于一般群体心理的自我调适、人格和谐、情绪改善、人际关系调节、不良行为矫正等。

绘画疗法干预在老年群体的运用中发现，该干预方法可以有效提高老年群体的自我价值感和自我觉察能力，能有效减少抑郁、焦虑等负面情绪。同时，衰弱期个体会存在各种身体不适，绘画疗法在缓解躯体不适上同样具有显著效果。

值得注意的是，在使用绘画疗法干预时，要调动老年衰弱个体的积极性，通过培养爱好的方式，促进个体的主动参与，如此才能产生更好的心理健康促进效果。

14. 支持性心理干预

支持性心理干预是指指导者通过与患者的沟通交流，以倾听、建议、劝告和鼓励等方式帮助患者及时调整心态、应对外来应激刺激的方法，最终希望能够维持、重建自尊或提高自信、自我功能和适应技能。

支持性心理干预通常与常规药物治疗结合使用，以提高个体在疾病治疗过程中的依从性。老年衰弱个体在身体状态衰退的情况下，可能处于消极情绪中，对各种身体疾病治疗、心理干预方法的依从性较低。支持性心理干预可以

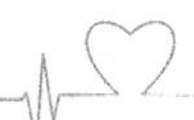

通过给老人讲解相关知识提供健康知识支持，通过鼓励、倾听、交流等方式提供情感支持并灌输希望，与此同时，也可以进一步提供经济支持。

具体而言，专业干预人员提供支持性心理干预主要有以下几步：①倾听。老年衰弱期个体的生理、心理承受着巨大的压力，具有强烈的倾诉愿望。干预人员应主动、热情与老人交流，真诚地倾听其主诉，以便发现其心理问题，让老人感受到关心和关爱。②讲解。掌握老人家属对老年衰弱以及各种疾病、治疗的认知程度，通过健康讲座、健康手册、一对一讲座等方式，采用恰当的语言进行健康宣教，使其对疾病形成正确认识，最大程度减少患者的负面情绪。③保证。老年衰弱期个体可能存在对身体的过度担心，存在疑病心理，在此情况下可以适度给予利他性保证，取得其信任和配合，帮助其树立信心，减少负性思维。④指导。指导老人理性评估各种社会支持系统，学会理性自我鼓励，将个体的负疚感转化为健康管理的动力。同时帮助老人改变对不良生活事件的认识，鼓励老人培养积极的兴趣爱好，增加日常生活活动和人际交往，有效改善社会关系和家庭关系。

如果家属或照料者想在日常生活中对老人进行支持性心理干预，可以参照以下内容：一是观察阶段，让老人列出近几年发生的较大的生活事件（生活中经历的事情），鼓励老人对较大生活事件给出积极的解释，如果解释出现困难，根据不同情况，使用寓言故事等对他们进行引导和启发，使其给出积极的解释。二是言语表达和处境鼓励阶段，也就是让老人用言语表达自己的消极情绪和心理的变化，启发老人进行积极的联想。三是扩大目标阶段，即带领老人体验积极情绪。

值得注意的是，在支持性心理干预中，获取被干预者的信任非常重要，需要与被干预者建立稳定的信任关系，在对老年衰弱个体进行干预时，要有充分的耐心。

15. 园艺疗法干预

园艺疗法是在注册园艺治疗师的协助下参与园艺活动，以实现既定治疗、康复或职业计划中的特定目标。园艺疗法包括两种类型：一种是参与式园艺疗法，包括花卉栽培、修剪、除草；另一种是观赏性园艺疗法，包括游览花园和观看自然图片。在园艺疗法过程中，植物的外观、颜色、姿态和气味提供了多感官刺激，可以刺激记忆和基本的心理社会功能，在认知功能、积极情绪等方面产生积极结果。

园艺疗法是对老年人进行心理干预的常用疗法，在干预的过程中，老年人通过参与植物种植以及生长，逐渐认识到生命、年龄、疾病和死亡的自然规律，并逐渐接受身体机能的衰退和疾病的出现，从而改善精神状态。同时，绿色的环境有助于缓解负面情绪，让老人心情愉悦，能够有效地减少交感神经兴奋的水平以及影响自主神经支配功能。小组式的干预方法还可以为老年人搭建社交平台，减少孤独感。研究发现，园艺疗法干预比讨论新闻、打牌等方式更能提高老年人的幸福感。

表 9-5 是六次园艺疗法干预方案示例，建议至少一周进行一次。

表 9-5　园艺疗法干预方案

节次	主题	内容	目标
第一节	乐享植物	互相认识、订立契约、分享讨论、摸果蔬游戏	1. 互相了解，消除紧张情绪和陌生感 2. 分享交流，调整负面认知 3. 活动身体，突出康复功能
第二节	多味香囊	上节回顾、逢七拍手、制作植物香囊、分享总结	1. 拉近组员关系，提高社交能力 2. 活动双手，灵活大脑，锻炼反应力 3. 提高成就感，促进自我实现
第三节	可爱多肉	上节回顾、相反动作、制作多肉盆栽、分享总结	1. 活动身体、舒缓情绪 2. 巩固小组在健康、社交、自我实现方面的功能 3. 学习多肉知识，通过植物减压
第四节	叶之书签	上节回顾、站报纸、制作叶脉书签、分享总结	1. 合作游戏，提升反应能力，拉近关系 2. 学习书签制作，增强成就感 3. 敞开心扉，实现自我情感表达
第五节	植物香皂	上节回顾、手指操、DIY 干花香皂、分享总结	1. 活动手指，提升记忆力 2. 平和情绪，舒缓身心 3. 合作式制作促进小组整合，提升成就感
第六节	美丽花园	游览小花园、借景吟诗、活动回顾、讨论总结	1. 文化交流，引起共鸣，活跃大脑 2. 总结经验，促进正向思考 3. 延伸正向效果，巩固小组成果

16. 虚拟现实(VR)技术干预

虚拟现实是计算机生成的可以代表真实场景或情况的图像和声音，可以使用头戴式显示器、耳机、操纵杆或手持控制器等特殊电子设备与虚拟场景进行交互，可以将视觉或听觉等各种感觉传输给用户，使其获得沉浸式体验。在医学领域，虚拟现实(VR)被广泛应用于疾病的诊断和治疗。在虚拟现实中，患者可以做出与面对真实世界相似的反应，可以在不对患者造成伤害的情况下提供有效的心理干预。目前，虚拟现实心理治疗技术已广泛运用于焦虑、创伤后应激障碍、孤独症、恐惧症等疾病的评估和治疗中，并取得了可喜的成效。

虚拟现实干预常与正念冥想干预方式结合，以呈现出各种生动的场景，帮助个体在冥想时达到更好的效果，也可以和怀旧疗法相结合，以生动的画面引出个体记忆。虚拟现实技术也可以给个体提供丰富多种的感官刺激，将此技术与普通心理干预方法结合起来，也能更好地刺激老年衰弱个体的认知能力和感受能力。目前也有针对老年人的虚拟现实游戏，可以进行认知训练，这种先进且多维度的干预方式也能够提高老年人的自我价值感。

值得注意的是，在将 VR 技术运用于老年衰弱个体时，要注意虚拟场景的设置要确保安全性和针对性，要确保干预过程的舒适性。

17. 对老年衰弱个体进行心理干预的注意事项

(1)根据个体实际情况选择最合适的干预方式

心理问题不同于身体问题，其有客观的检查方式、具象化的身体指标变化。一个人的心理状态往往是连续性的，受到其基因、家庭、成长经历等因素的影响，每个人也会有不同的表现方式和应对方式。因此在为老年衰弱个体选择合适的干预方式时，应做到以下几点：首先，多尝试，心理干预方式的优点是不会对个体造成伤害，可以多做尝试，让老年人在实践中体验不同干预方式带来的乐趣。其次，是根据老年人的身体情况进行选择，衰弱不同时期老年人

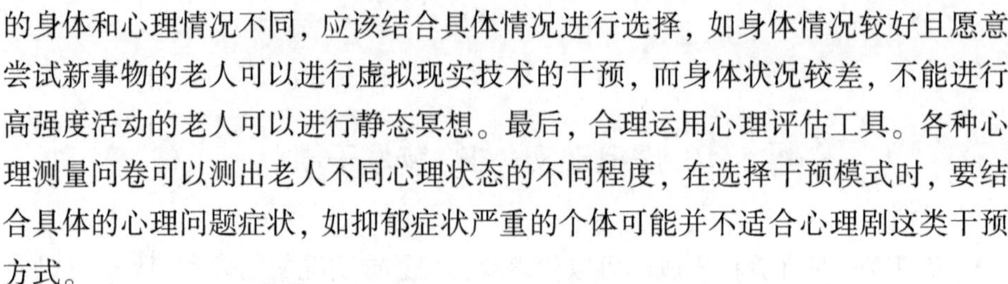
的身体和心理情况不同，应该结合具体情况进行选择，如身体情况较好且愿意尝试新事物的老人可以进行虚拟现实技术的干预，而身体状况较差，不能进行高强度活动的老人可以进行静态冥想。最后，合理运用心理评估工具。各种心理测量问卷可以测出老人不同心理状态的不同程度，在选择干预模式时，要结合具体的心理问题症状，如抑郁症状严重的个体可能并不适合心理剧这类干预方式。

(2)密切跟进干预效果

心理状态是动态变化的，老年衰弱个体的照料者或干预者需要详细记录每次干预的内容和老人干预后的感想转变，在干预周期中，要设置合适的心理测量时间点，检验干预效果，将老人心理状态的变化具象化，也可以根据变化及时调整干预计划。

(3)密切关注老人身体情况

身体状况和心理状况密切相关，尤其对于老年衰弱期的个体而言，身体不适可能会引发多种心理不适，而心理不适也会导致躯体不适，如情绪低落可能出现胸闷气短的情况，干预者和照料者要密切关注老人的身体情况，出现身体不适时，首先应排除躯体疾病，再考虑心理因素导致的躯体化症状，不能过度依赖心理评估和心理干预手段。

(4)保持耐心

心理干预不像药物治疗那样有立竿见影的效果，而是需要长期的坚持，照料者和干预者要时刻鼓励老人，要引导老人发现心理干预带来的积极情绪体验和积极躯体体验，也要将心理干预融入生活中，像支持性心理治疗这种干预方式就可以长期保持，同时将艺术型心理干预方式，如园艺疗法干预、绘画疗法干预培养成老人的兴趣爱好，以便长期保持，长期稳定的心理疗愈可以强化个体的心理弹性，让老人在面对新的压力和应激事件时有更强的应对机制。

第十章

认知训练

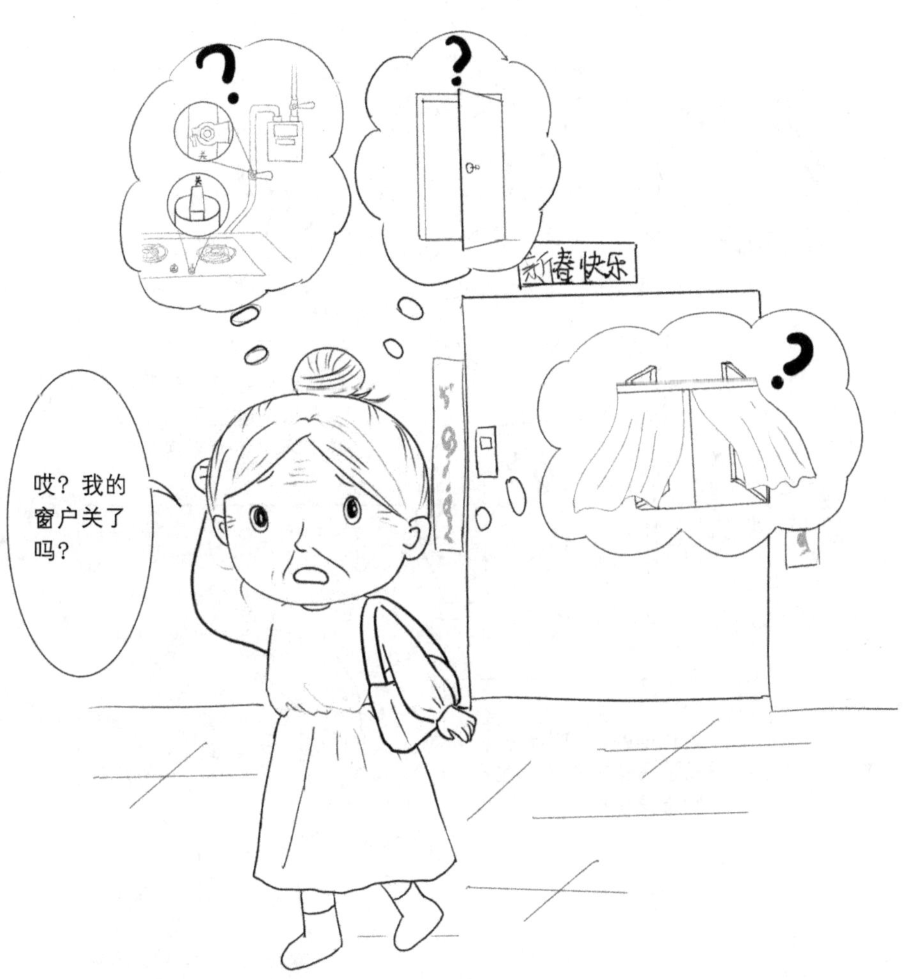

幸福奶奶出门后回忆自己是否关好门窗、锁好大门、关上燃气等。

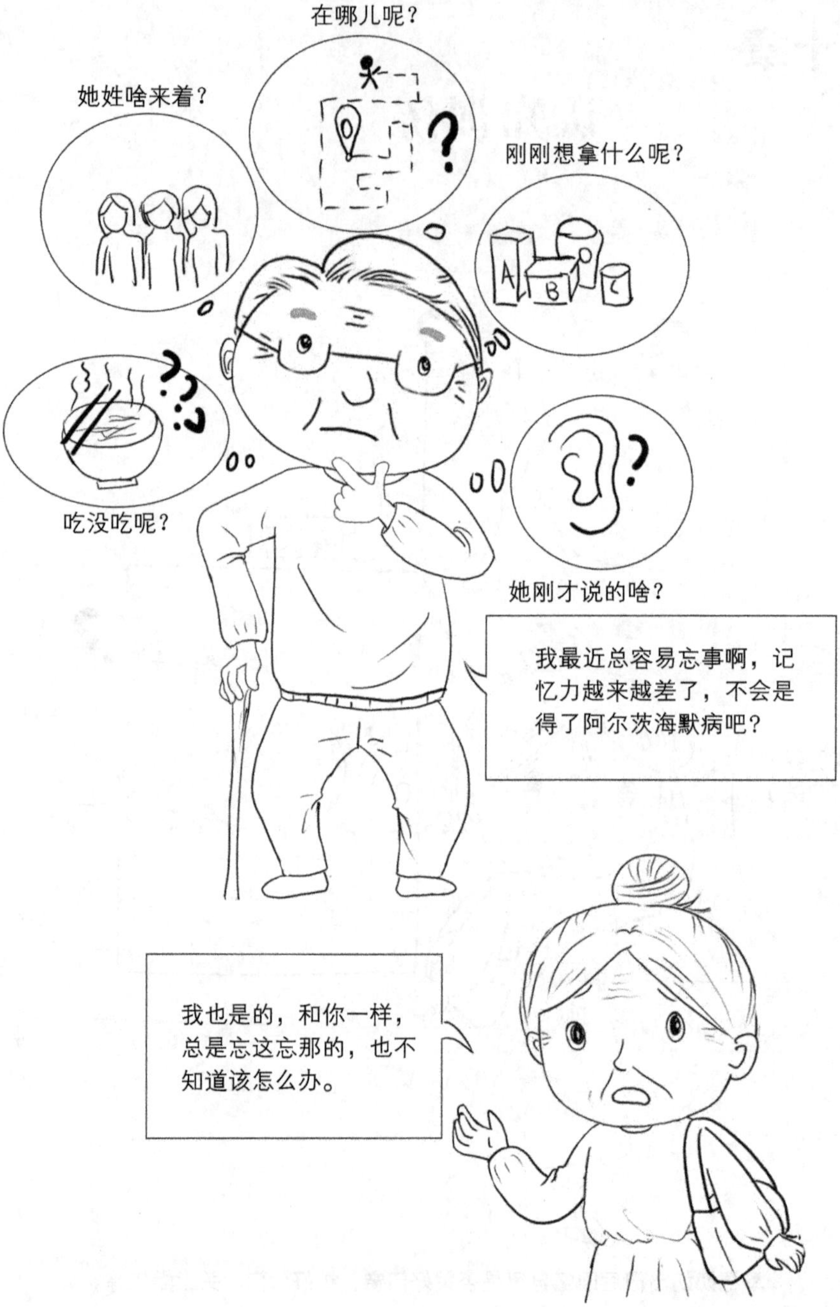

在哪儿呢？

她姓啥来着？

刚刚想拿什么呢？

A B C

吃没吃呢？

她刚才说的啥？

我最近总容易忘事啊，记忆力越来越差了，不会是得了阿尔茨海默病吧？

我也是的，和你一样，总是忘这忘那的，也不知道该怎么办。

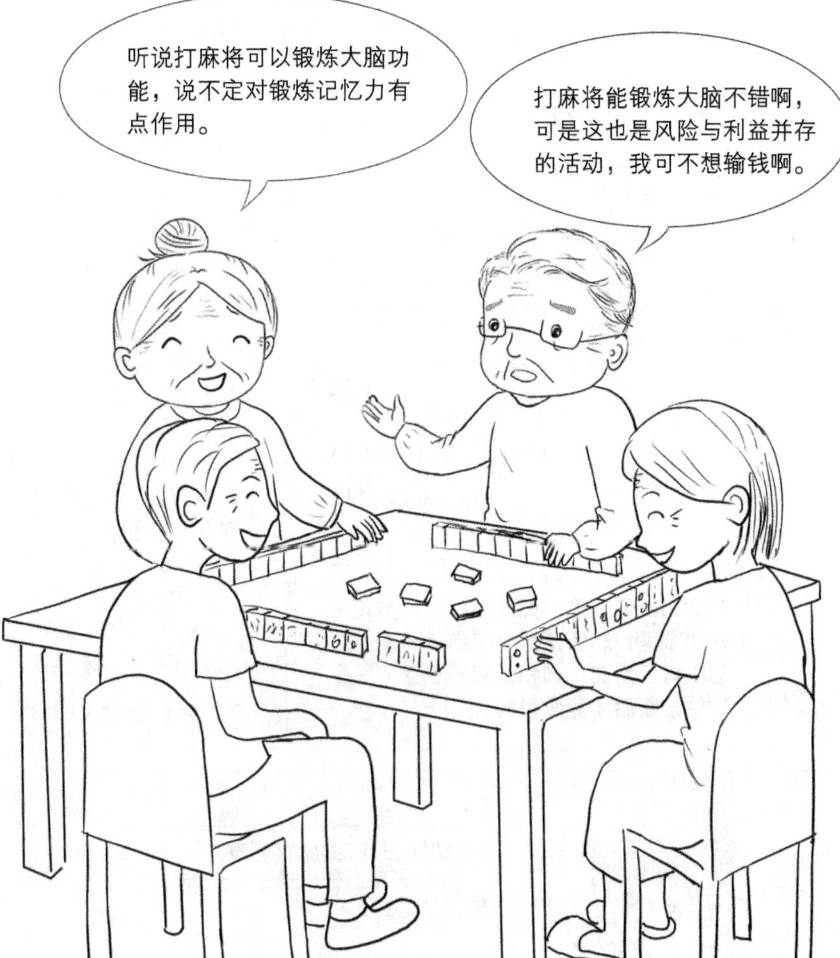
听说打麻将可以锻炼大脑功能，说不定对锻炼记忆力有点作用。
打麻将能锻炼大脑不错啊，可是这也是风险与利益并存的活动，我可不想输钱啊。

我们聊的这些情况我还自己悄悄的去咨询过，有说吃药的，有说吃保健品的，有说运动的，多种多样，就是不知道哪些是有用的。

NO
药
药

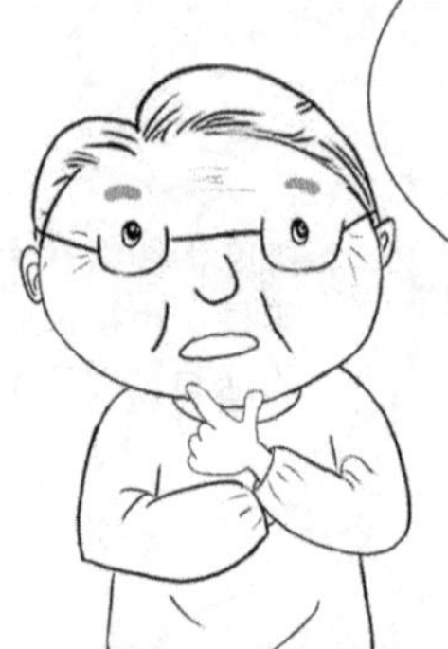

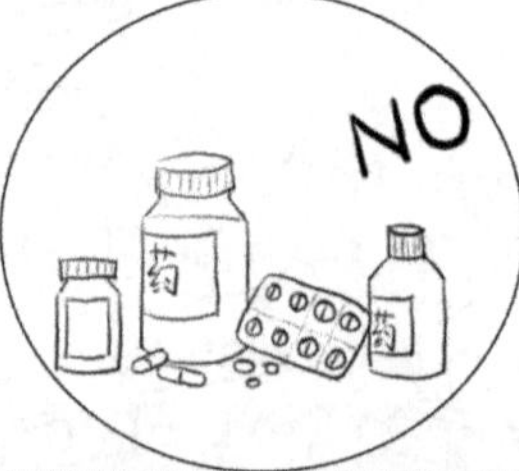

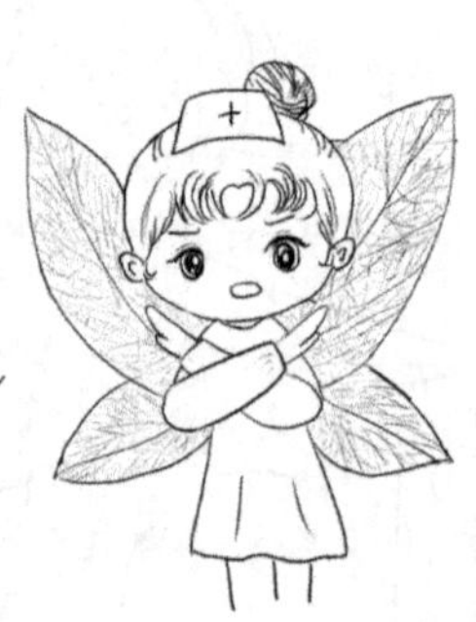

爷爷奶奶们，你们如果怀疑自己出现了认知减退，想要预防老年痴呆的发生，切不可乱用药，药物是需要专业的医生评估诊断后才能服用的。

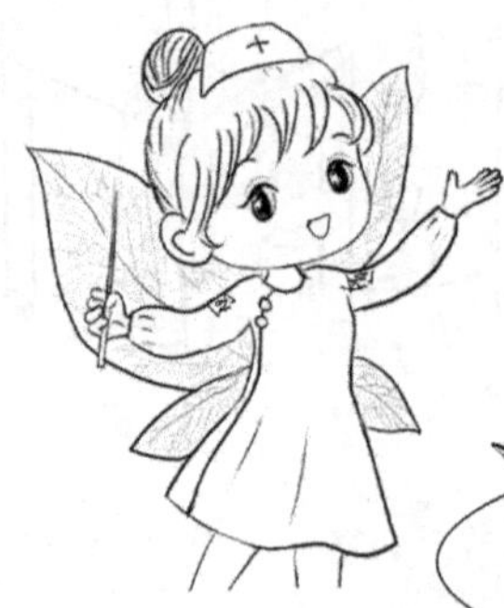

- 认知训练（如感官刺激）
- 记忆力训练
- 模拟购物训练
- 运动疗法等

我们可以适当的进行这些训练哦，跟着百事通一起学习吧。

1. 什么是认知训练?

认知训练属于认知干预的范畴，认识认知训练之前，我们先看看什么是认知干预。

认知干预主要采用非药物干预手段对认知功能进行直接或者间接治疗，有助于延缓老年人的认知功能下降、预防阿尔茨海默病的发生和发展。幸福奶奶来咨询的记忆训练其实就属于这个范畴，对于一些怀疑有认知衰弱的老年人或者确诊轻中度认知障碍的老年人，都可以进行不同方式的认知干预。认知干预分为三种类型，即认知刺激(cognitive stimulation)、认知康复(cognitive rehabilitation)和认知训练(cognitive training)等。

认知刺激的主要干预对象是轻中度认知衰弱老年人，在经过适当培训的照护人员的带领下，通过持续数周的主题讨论、手工制作、集体游戏等小组活动，来改善老年人的认知功能。

认知康复的主要干预多种感觉综合训练，通过参与不同的活动内容，使大脑对视觉、嗅觉、听觉等不同感觉通路输入的信息进行选择、解释、联系和整合，从而提升老年人的认知功能。对象是因认知衰弱影响日常生活能力的老年人，通过医生和照料者协作，采用个体化干预手段或策略，维持和改善老年人日常生活中的进食、穿衣、洗漱等基本功能。

认知训练借助系统设计的任务，针对注意、记忆、逻辑推理等认知域进行难度自适应训练，来提升个体认知功能。认知训练不仅能够提升所训练的认知域，还能够迁移到其他认知域，且能保持一段时间。认知训练有效性的神经基础是大脑可塑性，表现为灰质密度和白质纤维完整性增加、脑区功能效率提升、大脑功能网络连接增强以及多巴胺受体密度改变等。目前认知训练方法成熟、应用广泛，是老年衰弱患者预防老年痴呆的首选方法之一。

2. 老年人为什么要进行认知训练?

认知障碍的老年人，往往最先出现的表现就是认知衰退，5%~10%的认知衰弱患者，在一年内会发展为认知障碍。认知衰退是指一种或者多种认知域的功能受损，如记忆、定向力、理解、判断、计算、语言、视空间等功能领域。认知衰退主要包括主观认知下降和轻度认知障碍。主观认知下降是指自我感知认知水平较前下降，但客观神经检测未见改变，常表现为老年人出现“我是谁?”“我在哪?”“我这是怎么了?”等疑问。轻度认知障碍是指老年人轻度记忆力损害，不影响日常生活能力，是痴呆的前期状态，常表现为老年人出现反应慢、理解下降、记忆力差、说话重复等情况。认知衰退的老年人通常行动能力差，跌倒风险高，平衡能力差等。

认知衰退可能是认知障碍发生的“前奏”，不容易察觉。研究发现5%~10%的认知衰弱老年人在一年内会发展为中度认知障碍。对于老年人认知衰退，目前尚无根治性治疗方法，但如果是确诊有认知障碍的老年人采用早期规律全程的药物治疗，仍可以控制症状，延缓疾病进程，提高老年人生活质量。对吃药能否预防认知障碍存在疑问的老年人，我们可以告诉他们，目前没有专门针对认知障碍进行预防的药物，不过我们可以通过控制认知障碍高危因素来减少认知障碍发生的风险，比如控制好血糖、血压、体重，保持良好的饮食和生活习惯，不抽烟喝酒等。而居家认知训练相对简单，能改善老年人多方面的认知问题，对于预防痴呆以及提升老年人整体认知功能有着统一的共识。因此认知衰弱的老年人进行居家认知训练是行之有效的方法之一。

3. 认知训练的适宜对象有哪些?

(1) 认知正常老年人

认知训练对认知正常老年人的认知功能具有改善作用。认知训练对干预的认知域有改善作用，计算机辅助认知训练可以改善老年人的整体认知功能，且能明显提升其执行、记忆、视空间功能等，并能有效延缓老年人日常生活活动能力的下降。

(2) 主观认知下降的老年人

认知训练在一定程度上能提升主观认知下降老年人的记忆功能和心理健康水平。运动—认知训练联合疗法可以改善认知功能，延缓主观认知下降阶段向轻度认知障碍阶段的进展。

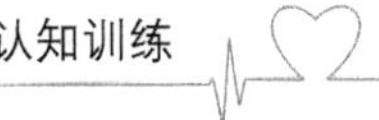

(3)轻度认知障碍老年人

轻度认知障碍(mild cognitive impairment, MCI)是指老年人出现轻度记忆或某项认知功能障碍，尚不足以诊断为痴呆的临床现象，是介于正常老化与痴呆之间的过渡阶段。认知训练不仅能够改善轻度认知障碍老年人的记忆功能、执行功能、注意力、语言功能和整体认知功能，而且能够改善抑郁症状和其他精神症状。

(4)痴呆老年人

认知训练可改善不同程度阿尔茨海默病老年人以及其他痴呆类型老年人的认知功能。与身体锻炼、音乐疗法和营养疗法等其他非药物治疗方法相比，认知训练能更有效地改善阿尔茨海默病老年人的精神行为症状，短期认知训练有助于抑郁症状的改善，还可缓解痴呆老年人的焦虑症状。轻、中、重度痴呆老年人都可进行认知训练，但计算机辅助认知训练只适用于轻度及中度痴呆老年人，重度痴呆老年人建议使用一对一的人工式教学训练方法，或进行适当的认知刺激疗法。

(5)其他疾病伴发的认知衰弱

计算机辅助认知训练能够中等程度改善多发性硬化老年人整体认知功能和某些关键认知域，如注意力、加工速度和执行功能等。针对帕金森病老年人，认知训练除了可以提升整体认知功能以外，对工作记忆、加工速度、执行功能等认知域也有改善作用。认知训练还可以改善脑外伤老年人的整体认知功能，提升脑卒中老年人急性期和恢复期的整体认知功能，但迁移效应不显著。认知训练能够改善重度抑郁老年人的情绪，同时改善老年人的认知功能和日常生活活动能力，但对疾病精神症状改善不显著。针对精神分裂症老年人，认知训练能够有效提升老年人的整体认知功能，使老年人的抑郁总评分降低更加显著；针对加工速度等特定认知域的认知训练具有近迁移效应，但远迁移效应不明显。

4. 认知训练涵盖的认知域有哪些?

认知训练涵盖的认知域应包括但不限于感知觉、定向、注意、记忆、执行、逻辑推理、加工速度及语言等，范围既可以是单一认知域也可以是多认知域。认知训练也要考虑不同认知域的可塑性和干预对象的个体差异。多认知域综合训练对轻度认知衰弱老年人记忆功能的提升效果不如单纯记忆训练；而在认知正常老年人中，单纯记忆训练对记忆功能的提升效果不如执行控制或多认知域综合认知训练。考虑到个体差异，在设计认知训练方案时，可发挥大数据和人工智能算法优势，对训练方案进行个体化调整。

5. 老年衰弱进行认知训练的方法有哪些?

认知训练干预治疗是认知衰弱的重要康复治疗方式，借助认知设计的任务，针对注意、记忆、逻辑推理等认知域进行难度训练。认知训练干预治疗既可以针对单一认知域，也可针对多个认知域开展，训练效果具有迁移性和时效性。近年来，认知训练已从既往注重策略的纸笔式、教学式训练方法，逐渐转变为难度自适应、注重能力提升的计算机辅助认知训练。此外，虚拟现实技术、人工智能技术的不断发展和成熟，使得认知训练的非药物干预方法变得更加丰富，将助力老年人认知训练效果的提升。

对于老年人认知的衰退目前尚无根治性治疗方法，但确诊有认知障碍的老年人采用早期规律的药物治疗仍可以控制症状延缓疾病进程。认知训练对于预防痴呆以及提升老年人整体认知功能有着统一的共识，而且简便安全。目前，认知训练主要包括以下几大类：单领域认知训练、多领域认知训练、计算机辅助认知训练、基于虚拟现实(VR)等途径的新型认知训练方法、其他非药物干预。下面我们将对一些易于操作的训练方法进行简单介绍，重点介绍记忆训练的方法。

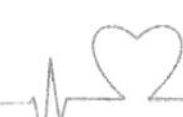

6. 单领域认知训练的方法有哪些?

(1) 感官刺激

通过多种感官的刺激，提升老年人表达和交流能力，也可以提升老年人社会互动和身体活动能力，进而改善老年人认知功能。该训练可以采用灯光、冥想音乐和令人放松的香气为媒介，为老年人提供以视觉、听觉、触觉、味觉和嗅觉为主的感官刺激的治疗方法。其主要包括视觉、听觉、嗅觉、味觉、触觉训练。

1) 视觉训练。

可以采用不同颜色的色板、卡片等进行颜色与名称的配对、搭配或分类练习，也可以用来做目光追随运动，进行上下左右移动的聚焦训练。

2) 听觉训练。

①音乐感觉训练：用回忆性音乐引导老年人联想，用参与式音乐让老年人跟随节奏打拍、唱歌，刺激老年人的听觉和记忆。②声源寻找训练：让老年人观察周围的声音并辨别来源。③听觉记忆训练：听不同的声音进行记忆训练，锻炼老年人的短期记忆能力、听觉理解力及复述能力。④语言陪伴：亲人朋友日常语言陪伴，加强老年人的语言或非语言沟通。

3) 嗅觉味觉训练。

①嗅觉训练：使用安全的精油或带有气味的瓶子刺激嗅觉，进行名称配对练习；饭前闻和品尝食物的味道，刺激唾液腺增强食欲，并鼓励老年人说出自己的感受。②味觉训练：制作不同味觉的瓶子，和老年人一起进行名称及配对训练。

4) 触觉训练。

①抚触按摩；使用按摩油按摩老年人四肢、背、颈、腹部等，刺激皮肤，放松身体。②摩擦游戏：用老年人日常生活中熟悉的物品如刷子、毛巾等不同材质的用物直接与皮肤进行适度的摩擦，让老年人感受物体的光滑、粗糙程度，并鼓励老年人说出自己的感受。③盲袋：不透明的袋子中放平时生活的物品，让老年人随意抓摸物品进行辨认。

感官训练可以单一进行也可以多种感觉进行综合训练，通过参与不同的活动内容，使大脑对视觉、听觉、嗅觉等不同感觉通路输入的信息进行选择、解释、联系和整合，以提升老年人的认知功能。

(2)记忆训练

记忆训练试图通过改善记忆达到提高认知功能的目的。①短时记忆训练：给老年人出示熟悉并且容易识别的画有蔬菜、鲜花、动物的图片或者日常生活用品，限定时间内令其记忆后再回忆。短时记忆训练还可以设计为多位老年人之间的自我介绍的活动，自我介绍包括自己的姓名、退休前的职业，还可以介绍一下自己的老家在哪、离开老家的原因，平时怎么安排日常生活以应对年龄增长带来的一些不便。老年人在逐个自我介绍的过程中，每位成员都是要先介绍一下前一个人，再介绍自己，第一位成员在最后一位成员介绍完后，再将其介绍一遍。每位老年人都要记住其他成员的名字、退休前的职业，如果有能力的话，可以说一下通过提到的人的名字、对方的经历学到了什么或者有什么触动的地方。最后所有成员再整体谈谈自己都记住了谁。

②长时记忆训练：让老年人回忆最近见过什么人或发生过什么印象深刻的事情，可借助旧照片或收藏的物品等，帮助老年人回忆情节，包含时间、地点、人物、环境、心情及其他令老年人印象深刻的情节。若老年人无法具体回忆起来，则转移其注意力，避免产生挫败感。训练的内容还可以包括回忆之前的活动内容、回忆运动训练的动作。长时记忆训练是对瞬时记忆和短时记忆的一种强化，其通过不断的学习一些记忆的技巧，进而不断的强化记忆功能。

对于长时记忆训练还可以通过回忆近几个月、近几年的一些有意义的事情，比如家庭人员的“最美瞬间”。“最美瞬间”包括“我经历最开心的事”“最喜欢的地方”“最喜欢的食物”“获得的最大成就”。老年人可以就其中一个或几个方面来分享。还可以通过“听歌识曲”来唤醒远期记忆。播放老年人年轻时代听过有代表性的歌曲，从而慢慢激起老年人对年轻时代的回忆，并帮助老年人回忆往事，分享他们的经历和经验。不仅可以激活老年人的远期记忆，也是对之前开展的远期记忆激活后的维护。通过这种年轻时候生活的回忆，还可以帮助老年人建立积极的心态，从而更加从容地应对他们的老年人生活。

(3)定向力训练

定向力训练包括时间定向力和空间定向力的训练。①时间定向力训练：可以在和老年人的聊天中穿插一些关于时间和空间的简单的话题。比如今天/昨

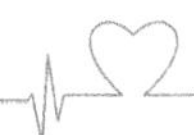

天的具体日期，包括年份、月份、日期、季节、时段或者天气，比如：今天是2023年1月1日13点、季节冬季、天气雨。②空间定向力训练：通过七巧板、空间思维拼图、积木、迷宫等工具训练视空间能力。

(4)计算能力训练

设计一些与日常生活有关的内容让老年人进行计算。①超市模拟购物游戏示例：提供购物清单及200元的资金，让老年人用200元购买购物清单上的商品，同样的金额，不能超出金额，谁购买的商品越多即胜出。②角色扮演游戏示例：可以设计不同的场景，比如在餐厅可以让老年人扮演不同的角色，一人扮演服务员，一人扮演顾客，一人扮演收银员，并提供300元的资金。服务员为顾客提供就餐服务，顾客用完餐后，收银员需计算顾客应支付的金额，以日常生活场景再现的方式来训练老年人的生活能力。

(5)推理能力训练

可以让老年人进行数独游戏、拼汉字游戏、数字卡片倒背/顺背、用积木摆出各种造型，对日常生活中的一些实物进行归类摆放等。推理能力的训练要根据老年人的文化程度来设计，避免难度过大使老年人产生挫败感。

(6)语言能力训练

让老年人叙述自己的名字、性别、职业、家庭成员的名字；干预者给老年人讲一个幽默的小故事，讲完后针对这个故事提一些细节问题或请老年人复述故事，并发表自己的感想，还可以拓展开来。这对锻炼老年人的记忆、逻辑、语言组织能力都有一定帮助，语言能力的训练可以穿插在不同训练方法中，鼓励老年人表达自己的观点和感受都是语言训练的范畴。

7. 多领域认知训练的方法有哪些?

多领域认知训练是指由两个或以上的单领域认知训练所组成的综合训练。单领域认知训练旨在强化某项具体的认知功能，比如记忆、注意力、听力、执行功能等。多领域认知训练旨在重建老年人更加真实的生活情境，完成某项具体的日常活动，提高人际交流能力。

（1）模拟购物训练

通过模拟购物训练，可以提高认知衰弱老年人的认知能力。这种训练方式能调动老年人积极性，在练习中，老年人需进行语言沟通、物品识别、计算找零、交换货物等，从而锻炼老年人的注意力、记忆力、计算能力及执行力等。

（2）“厨房与烹饪”的训练模式

让老年人自由烹饪食物，经过挑选食材、准备器具、制作美食、品尝成果等程序，可以训练老年人的注意力、记忆力、推理能力、执行力等多方面的认知能力。

（3）园艺疗法

园艺疗法是一种把植物种植、修剪、干花制作、插花、果实处理，以及治疗性的园景设计等组合在一起的一系列园艺活动，对老年人的身体、认知、社会交往、精神和情绪等方面均有改善作用。园艺疗法在上一章已经做了详细的介绍。值得注意的是此方法虽然简单，但是要避免在训练过程中接触到一些有伤害性的工具，特别是对于一些已经出现伤人或者自伤倾向的老年人要特别注意安全，需要全程陪伴或者选择其他替代治疗方法。

（4）桌面游戏

桌面游戏趣味性强，对场地、老年人、陪护人都要求不高，入门简单，受众广泛，即使是卧床的老年人也可以参与其中。简单的游戏如拼图、画画、填字、叠叠乐、象棋、套圈、翻花绳等，可以多种游戏交换着玩，尽量减少老年因为活动单一出现烦躁退缩行为。游戏疗法能有效改善轻度认知衰弱老年人的认知功能、心理状况和日常生活活动能力，延缓病情进展，提高老年人的主观幸福感。

8. 计算机辅助认知训练是什么？

计算机辅助认知训练通过图片、声音以及动画、视频等形式对老年人实施干预，并对老年人在训练中的表现给予记录、分析、存储，以便医生及治疗师进行总结和前后对比，灵活调整治疗方案。计算机系统运用现代科学技术，对老年人进行远程监控，给身体残疾或者不便到医院的老年人提供了训练的途径。电脑程序可以根据老年人实际情况设计，满足老年人的要求。训练难度可以按等级设计，从易到难，循序渐进。这些技术性手段在训练强度和持续时间的控制上更有优势，可以降低经济成本和减轻家庭照顾者的压力。但部分教育程度低的老年人存在理解困难，不过近几年随着电子产品的推广，老年人接受度有所提高。

9. 基于虚拟现实(VR)等途径的新型认知训练方法是什么?

虚拟现实技术通过搭建逼真的三维场景(如超市、厨房和社区等)开展认知训练，因其看起来像进入真实世界，许多老年人都觉得新奇，可以提高老年人对认知训练的兴趣和参与度。对于认知衰弱早期的老年人，通过模拟熟悉的生活场景来训练老年人的即刻记忆和延迟记忆，能够有效改善视觉记忆和空间记忆。许多研究表明基于虚拟现实的认知训练在提高脑卒中老年人的记忆力方面具有良好效果。

10. 其他非药物干预有哪些?

研究显示认知训练联合有氧训练、经颅磁刺激、经颅直流电刺激等其他非药物干预手段对认知正常老年人及认知衰弱老年人的整体认知功能有显著提升效果。认知训练联合有氧训练能够改善认知老年人的执行功能和注意力，并对注意力产生持久影响。因此认知训练联合一些非药物干预效果会更好。

(1)音乐疗法

音乐疗法实施简便，重点在于音乐的选择，可以让老年人聆听事先录制好的音乐或现场演奏的音乐，从而引起老年人生理、心理、认知、精神、情绪等方面的改变，进而达到治疗和康复目的；或主动式音乐再创造即兴表演式等，鼓励老年人自我表达，提升交流能力。音乐疗法在第九章做了详细说明。

(2)运动疗法

运动可改善老年人肢体力量及身体协调性，锻炼个人生活能力，还可以促进大脑血液流动，从而减缓大脑的衰退。居家老年人可以进行以下简单的练习：①步行练习、自行车运动、瑜伽、舞蹈、球类运动等有氧运动。②上下肢体操练习，改善四肢运动能力。③走“8”字或双手间固定距离传球，改善平衡和协调性。④单脚保持平衡能力训练，训练静态平衡能力。⑤交替眨眼，鼓左右脸颊，改善面部肌肉。⑥手指操，锻炼手指灵活性。许多研究表明手指操对老年人的认知能力有很大的帮助，可以锻炼老年人执行功能、协调功能等。通过新知识的学习和练习，让老年人的剩余脑功能得到了开发，这也是老年人学习不同运动方式的共同特点，因此老年人要学会尝试不同的适合自己的运动方式。

(3)营养干预治疗

营养不良是认知衰弱的重要风险因素。蛋白质和能量摄入不足会加剧躯体衰弱，营养干预治疗对躯体衰弱和认知功能的改善均具有积极影响。因此应保证老年人的营养摄入，补充蛋白质、不饱和脂肪酸、多种微量元素等。

(4)神经调控技术干预治疗

认知训练联合经颅磁刺激、经颅直流电刺激等神经调控技术对健康老年人及阿尔茨海默病老年人的整体认知功能均有显著提升效果。认知训练联合高频重复经颅磁刺激可改善认知功能障碍老年人的认知功能。认知训练联合经颅直流电刺激可显著提高脑卒中老年人的执行功能和日常生活能力。

(5)高压氧干预治疗

高压氧干预治疗是增强健康老年人认知功能的有效康复治疗方法之一。高压氧治疗是在高于1个大气压的环境下呼吸高浓度氧的治疗方法。高压氧治疗能显著增加血液中的物理溶解氧，提高氧分压，增加脑组织中氧的弥散距离，改善中枢神经细胞有氧代谢，并在减轻细胞水肿、调节胞内信号、促进神经修复相关RNA、蛋白合成等方面发挥作用。国内外有大量报道证明高压氧对伴或者不伴器质性损伤的轻度认知障碍具有良好治疗效果，老年人高压氧治疗后记忆力、注意力、反应速度、语言功能等均有不同程度的好转。

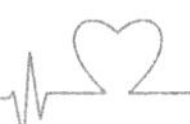

认知训练的注意事项：①认知训练需要在专业医务人员的指导下进行，现场医务人员需关注老年人心理状态，有无烦躁不安的表现，出现时及时干预；②鼓励老年人说出自己进行认知训练时的感受；③保证老年人安全，避免自伤及伤人；④遵循老年人的意愿，让其自主选择感兴趣的内容和方法进行训练。

11. 认知训练的剂量有哪些建议？

认知训练的剂量包括训练时间和训练频率。建议主观认知下降老年人每周4次记忆训练和有氧运动联合干预能显著改善记忆功能。认知衰弱老年人每次训练时间15~30 min，每周3~4次认知训练，持续训练的总时间在20 h以上。对于脑卒中后认知障碍老年人，每次训练时间30 min，每周5次训练，能够有效锻炼老年人整体认知功能。训练时长影响训练效果，不同认知域达到训练峰值水平的时间有差异，在同等训练时间下，注意训练的提升效果高于记忆训练。在正常训练结束后，给予强化训练可以获得额外的认知功能提升和效果维持。

12. 认知训练为什么需要动态监测？

保障认知训练效果的关键是持续、足剂量和高质量的认知训练。监测内容包括老年人的训练任务完成度及训练的持续性。可以利用每日任务清单或任务日志等对老年人任务完成情况进行监测。此外，可充分利用信息技术进行跨场景、实时、在线监测。基于信息技术的监测可以定时提醒老年人进行训练，实时监测训练任务的完成度以及训练的持续度。

13. 如何对认知训练进行效果评价？

认知训练的效果评价主要主观和客观两个方面，客观评价包括量表和相关检查，主观评价包括老年人自我的感受、生活能力、情绪、睡眠情况有无改善等。这里主要介绍客观评价方式。

(1)认知评估量表

大部分认知训练研究采用各种认知量表对老年人进行认知评估。目前，临床上最简单有效筛查认知衰弱的工具就是量表联合使用。其MMSE 、临床记忆量表(CMS)、蒙特利尔认知评价量表(MoCA) 、总体衰退量表即老年抑郁量表(GDS)、画钟测验(CDT)、Boston命名测验量表、连线测验A-B量表等是临床上比较常用的筛查量表。这些量表单独使用时敏感性相对较低，并不具有特异性，但是联合使用时其敏感性及特异性会明显上升。主要量表的内容和评估方式已经在第二章进行了讲解。

(2)神经影像学检查

近年来，神经影像学检查也被纳入认知训练的结果评估体系。磁共振成像(MRI)可以清晰地显示脑萎缩及脑室扩大等大体结构变化。应用磁共振定量技术对海马-海马周围以及内嗅皮质区的容积测定显示，海马结构的容积与痴呆的转化率呈负相关。连接海马的前扣带回或者颞叶新皮质区萎缩是对MCI转归痴呆的最佳预测。

(3)神经电生理检查

事件相关电位(event related potentials，ERP)作为一种客观、敏感反映认知功能的电生理指标，能发现行为学正常的患者在执行特殊认知任务中表现出的亚临床病损，已成为研究大脑认知功能的重要技术手段。

第十一章 中医干预

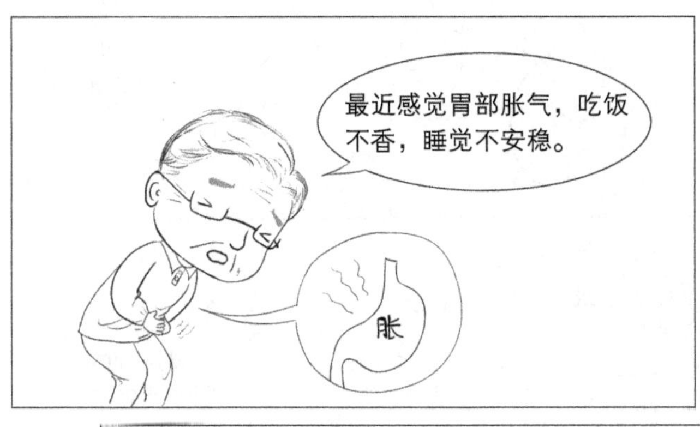
最近感觉胃部胀气，吃饭不香，睡觉不安稳。
胀

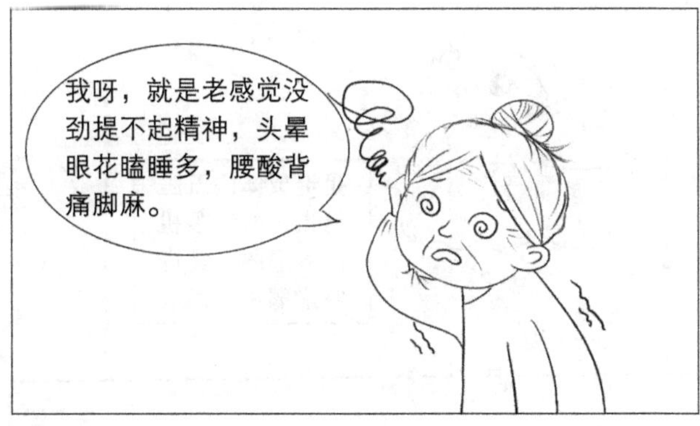
我呀，就是老感觉没劲提不起精神，头晕眼花瞌睡多，腰酸背痛脚麻。

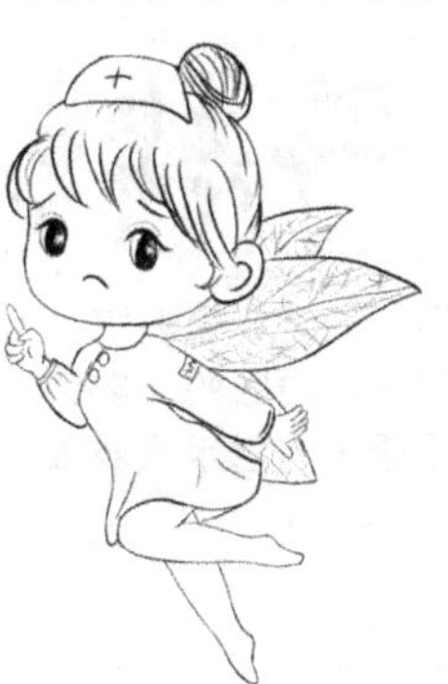
开心爷爷和幸福奶奶现在的状态可能是老年脏腑虚损哦！

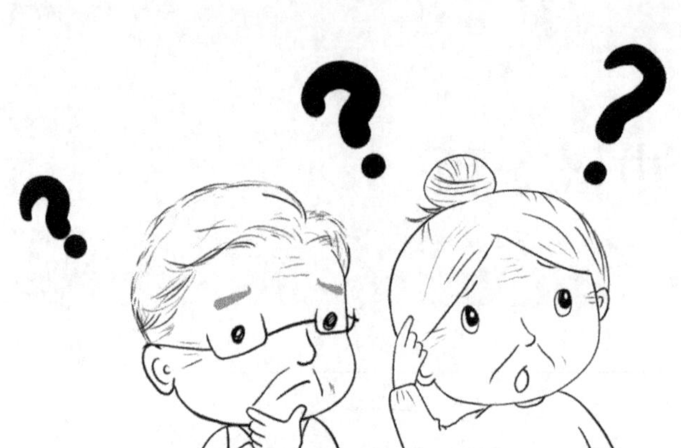

什么是脏腑虚损？

虚损病是中医的一个病症名称。

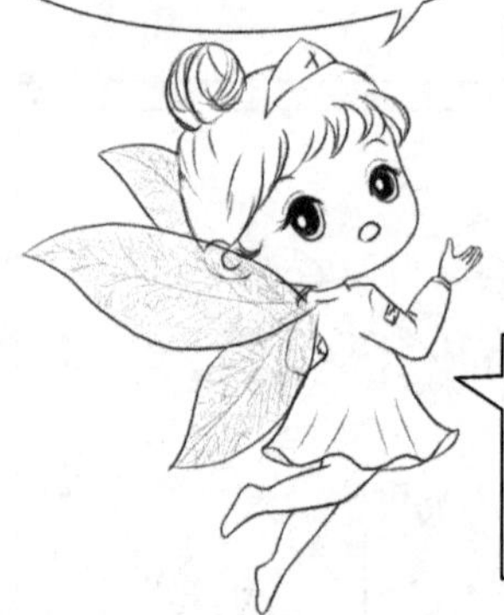

气 血 阴津

主要是气血阴津亏虚

是造成体内五脏亏损、身体多机能衰退的一类慢性虚弱性疾病。

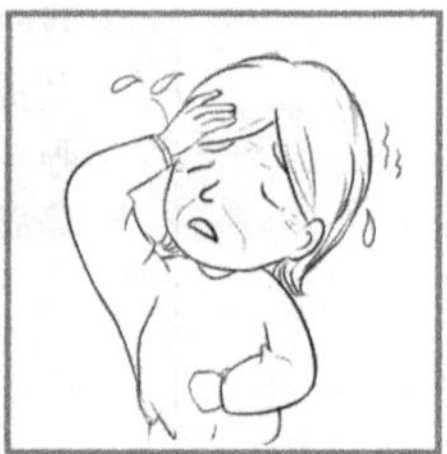

“虚劳”“虚损”对应→老年衰弱

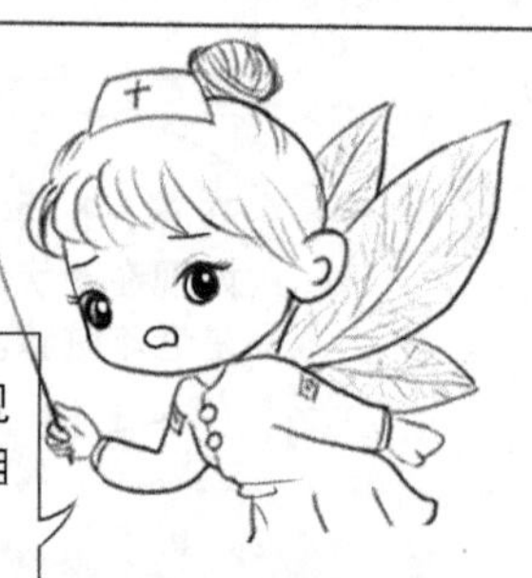

与西医的老年衰弱综合征的临床表现相对应，中医的“虚劳”“虚损”相当于西医的老年衰弱哦！

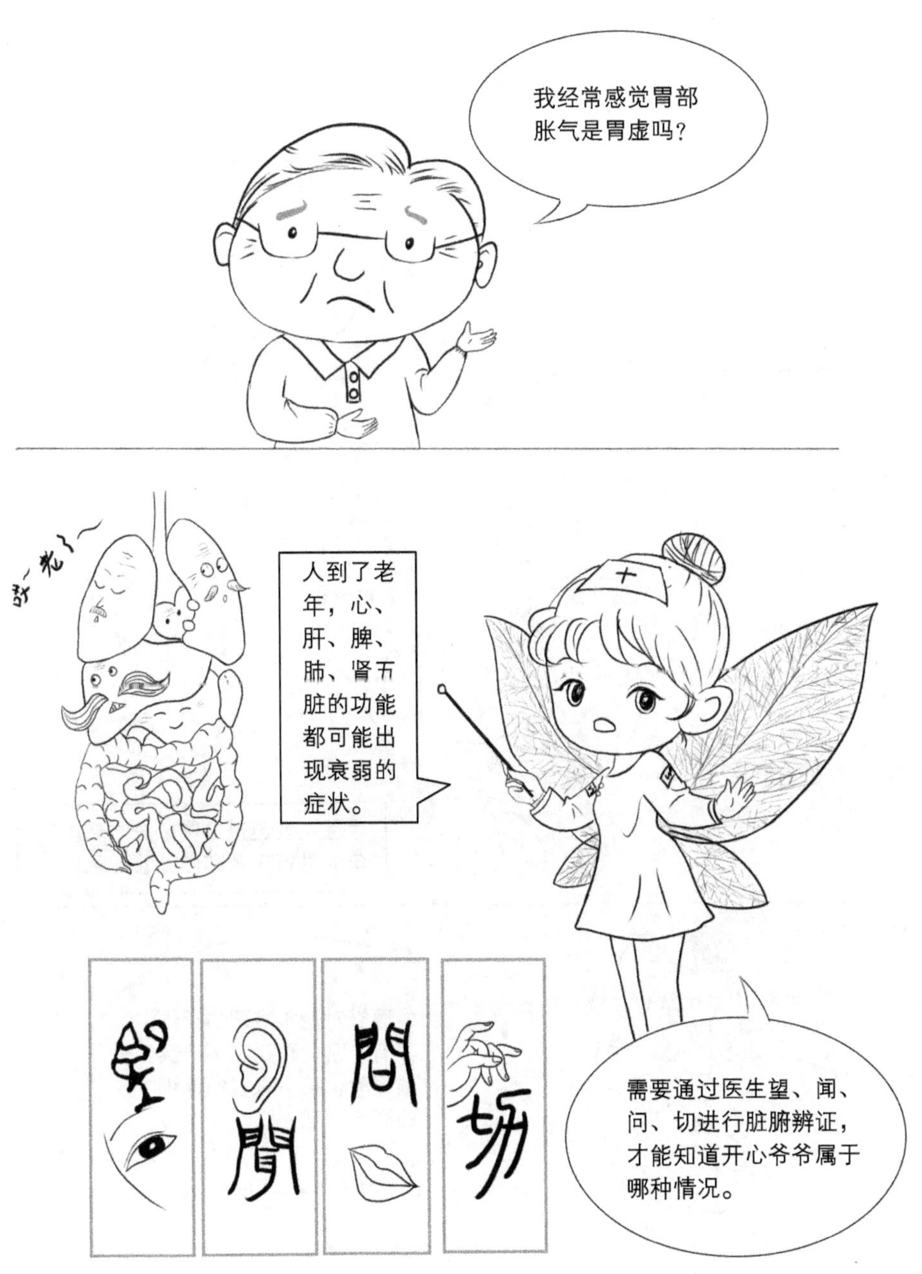
我经常感觉胃部
胀气是胃虚吗？
哎~老了~
人到了老年，心、肝、脾、肺、肾五脏的功能都可能出现衰弱的症状。
需要通过医生望、闻、问、切进行脏腑辨证，才能知道开心爷爷属于哪种情况。

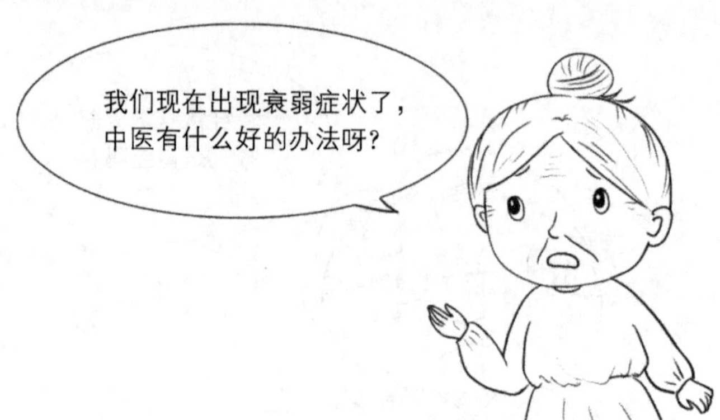
我们现在出现衰弱症状了，
中医有什么好的办法呀？

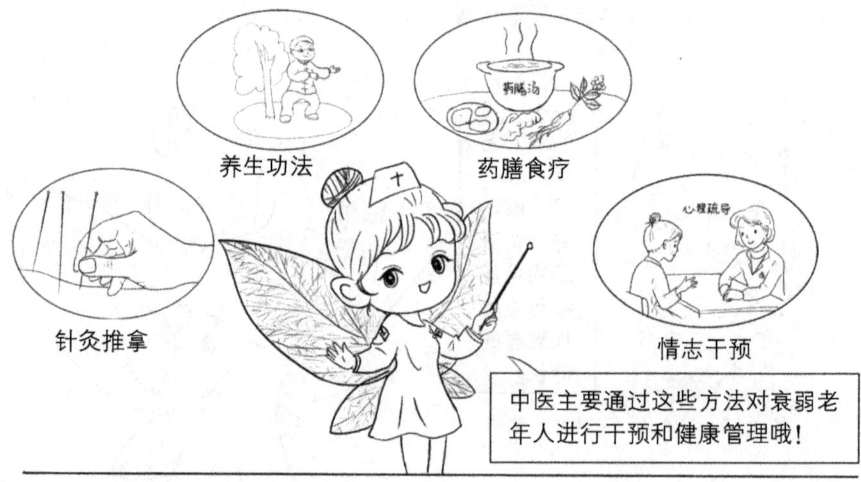
养生功法
药膳食疗
针灸推拿
情志干预
中医主要通过这些方法对衰弱老年人进行干预和健康管理哦！

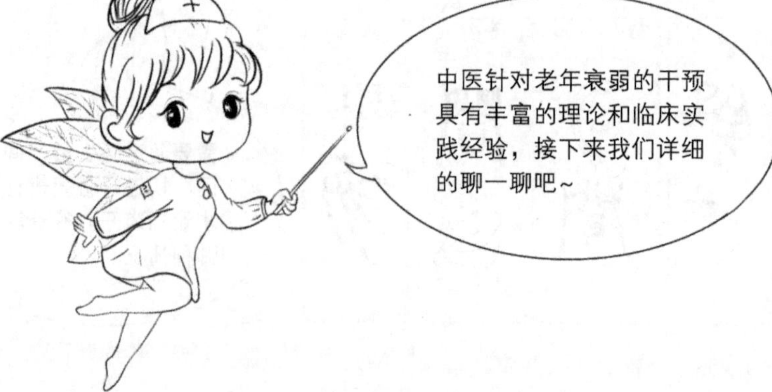
中医针对老年衰弱的干预具有丰富的理论和临床实践经验，接下来我们详细的聊一聊吧~

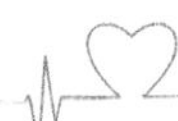

1. 中医如何看待衰弱?

早在两千多年前，中医学对老年人的体虚衰老等就有比较明确的认识。《黄帝内经》是最早论述人体衰老过程的，认为衰老是随年龄递增出现的一种生理变化，“面焦 ”“发堕齿槁”“发鬓斑白”“筋骨解堕 ”“行步不正”等皆是正常的衰老表现；《素问·病机气宜保命集》中有老年人“精耗血衰，血气凝泣”“形体伤惫……百骸疏漏，风邪易乘”的记载；《灵枢·天年》“五十岁，肝气始衰，肝叶始薄，胆汁始减，目始不明。六十岁，心气始衰，苦忧悲，血气懈惰，故好卧。七十岁，脾气虚，皮肤枯。八十岁，肺气衰，魄离，故言善误”分别叙述了老年衰弱在不同年龄阶段的特点。宋·陈直《养老奉亲书》虽记载有“衰弱”二字，但仅用于描述老年人的生理病理特点，“其高年之人，真气耗竭，五脏衰弱”，“上寿之人，血气已衰，精神减耗，危若风烛，百疾易攻。至于视听不至聪明，手足举动不随，其身体劳倦，头目昏眩，风气不顺，宿疾时发，或秘或泄，或冷或热，此皆老人之常态也”，即认为精神气血衰减，百病易攻，功能失用，宿疾时发等，都是老年虚损之常态。

《灵枢·卫气失常篇》提到“人年五十以上为老”，提出老的年龄界限为五十以上；而肾气衰是发生老年衰弱的主要原因，《素问·上古天真论》中强调了肾气重要性，“八八天癸竭，精少，肾脏衰，形体皆极，则齿发去”“肾气盛……身体盛壮”，可以看出肾气是一生中的核心，因此后世医家也大多遵循内经的思想，认为衰老的成因在于“肾”，在治疗时多强调补肾的重要性。

(1) 衰弱的中医病名

老年衰弱属于虚损类疾病，历代称谓较多，在中医学的疾病分类体系中虽无明确的中医病名，但有大量相关记载，以“虚”“劳”“损”“伤”等概念变换组合，古籍中“虚弱”“衰老”“虚损”等较“衰弱”更为常见。根据疲乏、行动迟缓、躯体灵活性降低及各种脏器功能衰退等临床表现，老年衰弱相当于中医学“虚劳”“虚损”“痿证”等病症范畴。关于衰弱的中医命名问题，现代医家提出了不同的见解，中医病名未能统一，但其基本病理变化总不离阴阳、气血、津液、脏腑的虚损。

(2)衰弱的中医病因

关于衰弱病因，《理虚元鉴·虚症有六因》认为“有先天之因，有后天之因，有痘疹及病后之因，有外感之因，有境遇之因，有医药之因”。中医认为导致老年衰弱的病因众多，多种病因共同作用于人体，引起脏腑阴阳的亏虚。结合临床所见，引起老年衰弱的病因主要有年老虚弱、肾精亏虚、脾胃损伤、五脏虚损、久病缠绵五个方面。

①年老虚弱：明·龚廷贤《寿世保元·衰老论》认为“肾间动气”为先天之本，性命之根，对维持人体生长、发育，抵御外邪发挥重要的作用。若先天不足，胎中失养，或后天水谷精气不充，均可导致体质薄弱，易于罹患疾病，或者病后不易恢复。《灵枢·营卫生会》曰：“老者之气血衰，其肌肉枯，气道涩……其营气衰少而卫气内伐。”《素问·阴阳应象大论》曰：“年四十，而阴气自半也，起居衰矣；年五十，体重，耳目不聪明矣；年六十，阴萎，气大衰，九窍不利，下虚上实，涕泣俱出矣。”中医学认为，人到老年身体机能减退，气血阴阳亏虚，以致脏腑老化和功能衰退。

②肾精亏虚：肾为先天之本，主藏精生髓。《素问·上古天真论》系统描述了人体发育生长衰老的过程：女子七岁，肾气盛，齿更发长……五七阳明脉衰，面始焦，发始堕；六七三阳脉衰于上，面皆焦，发始白；七七任脉虚，太冲脉衰少，天癸竭，地道不通，故形坏而无子也。丈夫八岁，肾气实，发长齿更……五八肾气衰，发堕齿槁；六八阳气衰竭于上，面焦，发鬓颁白；七八肝气衰，筋不能动；八八天癸竭，精少，肾脏衰，形体皆极，则齿发去。其指出随着年龄的增长，阴阳、气血精津液、五脏六腑、四肢百骸均出现衰老，其中以肾气、天癸的作用至关重要。肾气衰、天癸尽是老年衰弱的主要原因。当年高肾精亏虚，无以充盈机体，荣养经络，导致衰老加速，步速下降，行走缓慢，运动能力下降，形成衰弱。《医宗必读》认为“先天之本在肾”。明·龚廷贤《寿世保元·衰老论》也认为“肾间动气”为先天之本，性命之根，对维持人体生长、发育，抵御外邪发挥重要的作用。肾中元气虚衰，气血亏损，出现衰老。只有保重肾精肾气，才能使营卫周流，神力不竭，与天地同寿。

③脾胃损伤：脾胃消化、吸收、输布水谷精微，化生气血，“脾胃为气血化生之源”，后天之本在脾，脾主运化水谷精微，需靠肾中阳气温煦，肾精气为后天形体之基础，肾之所藏精气，有赖水谷精微化生与补充。因此，中医认为，肾为先天之本，脾为后天之本，二者是互相促进、互相帮助的关系，在病理上

亦常相互影响，互为因果。如肾阳不足，不能温煦脾阳，而至脾阳不足；若脾阳不足，不能运化水谷精微，久则可累及肾阳不足。后天脾胃对先天肾的作用不容忽视，后天不足，先天失养。若饮食不节，饥饱不调，饮食偏嗜，会造成脾胃损伤，不能化生水谷精微，气血来源不充，从而导致营养不良，脏腑经络失于濡养，体重减轻，肌肉减少，形成衰弱。

④五脏虚损：《素问·上古天真论》曰："人年老……五藏皆衰，筋骨解堕，天癸尽矣。故发鬓白，身体重，行步不正。"说明老年衰弱系由五脏衰弱所致。当烦劳过度，因劳成疾，日久损耗，脾肾虚损日久，损及他脏，或劳神过度，或恣情纵欲，或忧郁思虑，久则心失所养，脾失健运，气血亏虚，终至阴阳亏损，均可形成老年衰弱。

⑤久病缠绵：大病，邪气过盛，脏气损伤，耗伤气血阴阳，正气难以恢复，若病后失于调养，会造成机体衰退加快，易于形成衰弱。久病迁延失治，日久不愈，病情传变日深，会损耗人体气血阴阳，正虚难复，形成虚劳。老年衰弱的病机，正如《黄帝内经》所云"精气夺则虚""气血不和，百病乃变化而生""肝受血而能视，足受血而能步，掌受血而能摄""脾气虚则四肢不用""肝虚肾虚脾虚，皆令人体重烦冤""髓海不足，则脑转耳鸣，胫酸眩冒，目无所见，懈怠安卧"。因此，中医认为老年衰弱患者，脏腑虚衰，阴阳亏虚，气血津液衰减，脏腑同步衰老是其主要病机。

(3)衰弱的中医病机特点

人的衰老和体质的衰弱是生命发展的必然规律。中医认为，阴阳亏虚、气血津液亏虚、脏腑虚衰、形体衰弱是老年人衰弱的主要病机。有学者概括衰弱的病机特点是五脏虚衰、脾肾为主，气血津液亏损、阴阳失调，虚实夹杂、动态变化，另外老年人脏腑功能减退，影响水液代谢和气血运行，易生痰生瘀，因此还有痰瘀互结的病机。

①五脏虚衰，脾肾尤甚：现代临床上常用的 Fried 表型中的 5 条临床表现与中医五脏相对应：不明原因的体重下降对应着脾气虚衰；握力差对应肝气虚衰；体力活动降低对应着肺气虚衰；行走速度的降低对应肾气虚衰；疲乏对应心气虚衰。《灵枢·天年》云："五十岁，肝气始衰……百岁，五脏皆虚…形骸独居而终矣。"《素问·上古天真论》云："今五脏皆衰，筋骨解堕。"说明人自五十岁之后步人老年状态，开始出现身体机能的衰退，随着年龄的增长，五脏渐衰，进而出现筋骨倦怠无力、发鬓斑白、身体沉重等症状。

虽然老年衰弱在五脏中皆有表现，但仍以脾肾为甚。《素问·金匮真言论》云："夫精者，身之本也。"《素问·六节藏象论》又云："肾者……精之处也。"《灵枢·经脉》："人始生，先成精……皮肤坚而毛发长。"精气是人体生命活动的最根本、最原始的功能物质。精气藏于肾脏之中，机体从肾精开始，逐渐发育成为脑髓、其他脏腑、筋脉、肌肉、皮毛等，同时由肾精所化生的肾气推动和调节脏腑的功能和人体的生长发育。肾脏禀受着先天之精，是先天之本，主一身之阴阳，为脏腑之本，肾气的充盛与否决定着机体功能的强弱变化。《景岳全书》云："命门为元气之根……五脏之阴气，非此不能滋，五脏之阳气，非此不能发。"肾精为元气的根本，肾阴能滋润五脏，肾阳能温养五脏。若肾脏亏虚，不能温润、滋养脏腑，则气化无权而发为疾病。

脾主运化，能运化水谷与水液，化生为人体内所需要的精微物质，是"气血生化之源"、后天之本。《素问·经脉别论》中提道："饮入于胃……上输于脾，脾气散精……五经并行。"脾的运化功能正常，才能将食物转归为水谷精微，再进一步将其化生为精、气、血、津液等营养精微物质，并将其转输至各个脏腑、四肢肌肉、官窍组织等，使脏腑组织获得濡养和滋润，以维持正常的生命活动。若脾胃虚弱，则饮食物得不到运化和转输，人体所需要的精微物质得不到补充，没有原料化生气血津液等。其他脏腑不能接受其精气，则心脉失养，土壅肝郁，肺金失充，肾水失制，诸病遂生。

肾为先天之本，决定生命发生、发展，决定体质、性格、寿命。脾为后天之本，为生命发展、壮大、变化提供基本物质保证。二者是先天和后天互相促进、互相帮助的关系。先天之精的充盛又需要后天的濡养和补充。正如《医学传灯》所云："盖肾主藏精……全赖饮食生化，而输归于肾。脾胃一强，精血自足。"脾主运化水谷的功能，又得益于肾气、肾阴、肾阳三者的资助和促进。先天温养激发后天，后天补充培育先天，二者功能正常，其他脏腑组织器官才能发挥正常功能，身体才会健康，反之，即肾虚意味着机体生命物质的衰竭，脾虚意味着后天无以弥补肾虚引起的机体生命物质的衰竭，最终的结果是后天不能滋养先天，生命逐渐衰弱老化。其他脏器同样如此，失去后天的濡养，功能开始衰竭，结构发生变化，呈现脏腑虚衰，整体老化的现象。

②气血津液亏虚，阴阳失衡：气是人体进行生命活动过程中所需要的基本生命物质。气是人体生命活动过程中的基本生命物质。精、血、津、液是构成人体内液体的基础物质。脏腑正常的生理功能活动，有赖于精、气、血、津液的滋润与濡养，这些物质在营养脏腑组织、保证脏腑正常功能活动的过程中不

停地被亏耗，又在脏腑功能活动过程中不断地从饮食物中获得滋养和增补。气血津液充盛，则脏腑的生理功能正常；脏腑的生理功能正常，则气血津液生化有源，得以充盛，如此循环，相互影响。但是《医门补要》中云："人至老年，未有气血不亏者。"《灵枢·营卫生会》云："老者之气血衰。"人一旦到了老年，气血津液逐渐耗用殆尽，不能滋润与濡养脏腑功能，影响到人体生命活动的盛衰变化。气虚则卫外、温煦、精神、视力、体力、生殖等各种生理能力日益减退。血液津液亏虚则四肢百骸、脏腑组织失其濡养而见形体渐瘦、毛发稀疏枯槁、皮肤干燥皱折、关节屈伸不利、五官九窍干涩等改变，渐成衰老之象；但老年五脏渐虚，气血津液生化乏源，气血津液又得不到补充，又影响到脏腑组织的功能，二者互为因果，加速老年的衰弱。《妇人大全良方》中写道："人之生，以气血为本；人之病，未有不伤其气血者。"气虚则卫外不固、温煦不足、精神疲惫、视力下降、体力减退等。血、津液亏虚则形体、四肢等组织失于濡养而出现形体消瘦、毛发枯槁、体力下降、活动不利等，逐渐成为老年衰弱。

"阴阳者，天地之道也"说明阴阳是天地间万物发生发展、运动变化的核心。"阴平阳秘"乃是阴阳的生理状态。《素问·阴阳应象大论》强调了阴阳在衰老中的重要作用，阴阳不调者，容易出现过早衰老。人在步入老年之后，阴阳开始转虚，精血逐渐衰少，虽然是在老年的生理状态下，未表现出明显的阴阳失衡，但体内阴阳的平衡及协调性要低于青壮年。一旦感受外邪或内在脏腑病变，极易出现阴阳失调，发而为病。正如张介宾说的"阴阳不和，则有胜有亏"。阴阳失调时老年人由生理状态下的衰老转为病理状态下的衰弱，严重者出现"阴阳离决，精气乃绝"，危及生命。

③虚实夹杂，变化多端：老年衰弱以虚证为主，实证多为因虚致实。人到了老年，肝、心、脾、肺、肾五脏的功能都出现了虚衰的表现，机体的代谢功能出现了障碍，日久积于体内，最终形成痰、瘀等病理产物，这些病理产物能够阻滞气机，影响到气血的正常运行，阻碍了精微物质转运输布，机体得不到营养，导致机体更加虚弱。如此反复变化，使老年衰弱的患者在本虚的基础上出现了致病的实邪，形成本虚标实的征象。又根据疾病的不同过程，可能出现虚实偏颇的症状，如此反复变化。

④痰瘀互结：痰是人体内水液代谢失常所形成的病理产物，多与肺、脾、肾三脏功能失职相关。肺虚宣降失司，通调水道失职，输布水津障碍，最终聚湿生痰。《医宗必读·痰饮》云："脾土虚湿，清者难升……癖而生痰。"脾气虚弱，运化功能失职，轻清物质不能上升，稠浊物质不能下降，停滞于胸膈，日久

聚而为痰。赵献可提出“肾虚不能制水……洪水泛滥而为痰”，即肾虚不能蒸化水液，导致水液停聚一处，日久成痰。老年人的五脏虚弱，功能减退，水液不能正常代谢，最终凝聚而为痰。

血液的正常运行离不开气的生化、推动、固摄作用和阳气的温煦以及阴液的濡养。老年人脏腑功能减退、精气耗竭，气血虚少，不能鼓动血液运行，导致气血运行不畅而成瘀。《读医随笔》中云：“气虚不足以推血，则血必有瘀。”故在中医中有“老人多瘀”的说法。老年衰弱的患者脏腑功能衰减，气血阴阳亏虚，血液、津液运行不利，代谢失常，最终形成痰、瘀。痰凝阻滞气机，致使血行受阻，致瘀血内停，反过来，血瘀则水渗脉外，又可聚水聚湿而成痰，二者互为因果，互相影响。痰瘀阻滞气机，日久又能耗伤正气，导致气血阴阳亏虚、脏腑虚衰。因此，痰、瘀既是老年衰弱发展过程中的的病理产物，也是其发生变化的致病因素。

2. 老年衰弱与中医的虚劳是不是一回事?

老年衰弱与中医的虚劳不是一回事。老年衰弱涉及多个系统的病理生理变化，是一种临床综合征，是人步入老年后，身体系统的功能或者储备随之降低，使得机体对外界刺激的抗损伤能力降低，同时自身稳定状态调节能力下降，身体状态易受到不良后果影响。老年衰弱属于中医“虚劳”范畴，是随着年龄增长出现五脏精气虚损，而表现出神疲、乏力、食欲不振、消瘦、脚软、易生病等病症，甚至表现出淡漠、少动、认知减退等。而虚劳(又称虚损)是中医病症名，是由禀赋薄弱、后天失养及外感内伤等多种原因引起的，以脏腑功能衰退、气血阴阳亏损、日久不复为主要病机，以五脏虚证为主要临床表现的多种慢性虚弱症候的总称。

3. 老年衰弱有哪些症状?

老年衰弱患者症状以五脏虚损症状为主，兼有因虚致实的虚实夹杂症状。

心藏虚衰：心主血脉，心藏神，心血虚则血脉失充，心气虚，鼓动无力，则脉细无力或结代，精神精力、意识和思维活动减弱，乏力、易疲劳、自汗、健忘、失眠、多梦、肢体沉重感明显；心血运失常，心血瘀阻，脏腑失养则心悸、胸闷、唇舌青紫。

肝藏虚衰：肝藏血，在体合筋，在窍为目，且足厥阴肝经上连目系，筋具有主司运动的功能，当老年人肝之气血衰退，不足以荣养筋时，就会出现肢体麻木，动作迟缓，步速下降，手足震颤或爪甲干枯脆薄，握力下降，易疲劳；肝之阴血不能上注于目，则会出现视物模糊、眼花、视力下降的症状。

脾藏虚衰：脾主运化，主肌肉，脾虚失健，运化水谷能力下降，机体缺少后天水谷精微濡养宗气原料减少，则体重减轻、乏力、少气，甚至出现肌少症。

肺藏虚衰：肺主气司呼吸，参与宗气的生成，肺主行水，宣发肃降，肺气虚，呼吸功能受到影响，则出现气少不足以息、乏力、声低等气虚不足的症状，肺的虚损会导致肺的宣发肃降功能失常，从而造成行水功能失常，体内水饮痰湿之邪积聚，出现水肿、咳嗽痰多的症状。

肾藏虚衰：肾藏精，在体主骨，在窍为耳，肾精亏损则骨软无力、腰酸腿软、关节疼痛、运动迟缓、步速下降、耳聋、耳鸣、听力下降。

4. 老年衰弱如何辨证论治？

老年衰弱中医辨证，主要通过临床望、闻、问、切四诊得到的资料进行辨证，并将中医辨证体系中的八纲辨证、脏腑辨证、气血津液辨证相结合。结合文献及专家意见，临床常见的证候如下。

①肾精亏虚证：体弱乏力，神疲，消瘦，腰膝酸软，健忘，失眠，食欲不振，头晕，耳鸣，耳聋，皮肤干燥，夜尿频多，舌质干瘦，苔薄，脉沉弱或细。

②气血亏虚证：乏力，精神疲惫，消瘦，面色苍白，唇舌淡白，头晕，眼花，心悸，气短，失眠，舌淡，苔薄，脉细弱。

③脾肾阳虚证：腰膝酸软，形寒肢冷，神疲乏力，消瘦，面色㿠白，五更泄泻，小便清长，肢体浮肿，腰腹冷痛，夜尿增多，舌质淡胖或有齿痕，舌苔白滑，脉沉细弱。

④脾虚痰湿证：精神疲惫，肢体乏力，胸脘痞闷，纳呆，嗜睡，头重如裹，便溏，舌淡，苔腻，脉滑。

⑤五脏虚弱证：乏力，精神疲惫，消瘦，心悸，失眠，气短，腰膝酸软，形寒肢冷，健忘，纳少，舌淡，苔薄，脉沉或细。

中药干预是中医治病的主要手段。针对老年衰弱，中医主张适时援以方药。药王孙思邈《备急千金要方》载："凡人春服小续命汤五剂，及诸补散各一剂；夏大热，则服肾沥汤三剂；秋服黄芪等丸一两剂；冬服药酒两三剂，立春日则止。此法终身常尔，则百病不生……中年以后，美药当不离身……五十岁以上，四时勿缺补药。如此乃可延年，得养生之术耳。"《神农本草经》记载的365种药物中，具有"轻身益气，不老延年"作用的就有160余种，其他典籍如《博物志》《外台秘要》《四气摄生图》《遵生八笺》《寿世青编》等，也都记载了大量防衰药方，如黄精、灵芝、首乌、桑椹、茯苓丸、七宝美髯丹、长寿丸等。当然中药防治衰弱的前提还应辨证论治、因人因时因地而异，切忌盲目施补。通过辨证，临床诊疗意见如下。

①肾精亏虚证。病机：肾精不足，失于濡养。治法：滋补肾精。推荐方药：龟鹿二仙膏(《医便》)方加减(常用药：鹿角、龟板、人参、枸杞子。加减：腰膝酸软者，加杜仲、川牛膝补肾壮腰；失眠、健忘者，加阿胶、鸡子黄交通心肾，加酸枣仁养心安神；食欲不振者，佐砂仁、黄连运脾开胃)。

②气血亏虚证。病机：气血不足，肢体失养。治法：益气养血。推荐方药：八珍汤(《瑞竹堂经验方》)加减(常用药：人参、白术、茯苓、当归、川芎、白芍、熟地黄、甘草)；消疲灵颗粒(常用药：人参、麦冬、五味子、黄芪、当归、龙眼肉、肉桂、灵芝、鸡血藤、茯苓、山楂、丹参、酸枣仁、阿胶等)；偏气阴两虚证者用生脉散(《医学启源》)加减(常用药：人参、麦门冬、五味子等)；偏气虚血瘀证者用补阳还五汤(《医林改错》)加减(常用药：黄芪、当归尾、赤芍、地龙、川芎、红花、桃仁等。加减：头晕眼花者加天麻、枸杞子养肝息风；心悸、失眠者加五味子、酸枣仁养心安神)。

③脾肾阳虚证。病机：脾肾阳虚，失于温煦。治法：温补脾肾。推荐方药：偏肾阳虚者用金匮肾气丸(《金匮要略》)加减[常用药：桂枝、附子(制)、地黄、山药、山茱萸(酒炙)、茯苓、牡丹皮、泽泻等]；偏脾阳虚者用桂附理中丸加减[常用药：肉桂、附片、党参、白术(炒)、炮姜、炙甘草等]；偏阴阳两虚者用二仙汤(《妇产科学》)加减(常用药：仙茅、淫羊藿、当归、巴戟天、黄柏、知母等。加减：五更泄泻者合四神丸加减；肢体浮肿者加桂枝、茯苓皮化气行水；夜尿增多者加益智仁、补骨脂温固下元)。

④脾虚痰湿证。病机：脾虚失运，痰湿内生。治法：益气健脾、化痰祛湿。推荐方药：六君子汤(《医学正传》)加减(常用药：人参、白术、茯苓、甘草、陈皮、半夏等。加减：痰湿较盛而胸脘痞闷甚者，可加砂仁、厚朴、法半夏等加强

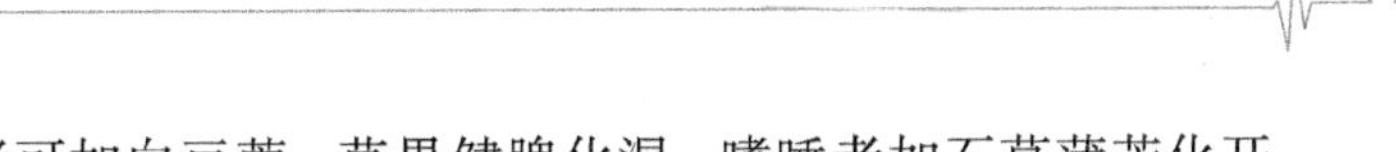

运脾化痰之功效；纳呆者可加白豆蔻、草果健脾化湿；嗜睡者加石菖蒲芳化开闭；头重如裹者加滑石、薏苡仁利水通阳）。

⑤五脏虚弱证。病机：五脏虚弱，气血阴阳亏虚。治法：益气补血、滋阴助阳。推荐方药：十全大补汤（《太平惠民和剂局方》）加减（常用药：人参、茯苓、白术、炙甘草、川芎、当归、白芍、熟地黄、黄芪、肉桂。加减：心悸不宁者，仿炙甘草汤加麦冬、阿胶养心阴心血；失眠者，加酸枣仁、茯神安神促眠。肾不纳肺气者，加黄精、山药益肾纳气，并仿补肺汤加五味子助肺气）。

5. 老年衰弱如何辨证施膳？

中医强调饮食有节，饮食是五脏六腑、四肢百骸得以濡养的源泉，也是人体气血津液的来源，对老年人尤其重要。相关研究显示，衰弱与膳食结构、食物摄取情况存在较密切的相关性。随着年龄增长，脾胃渐弱，消化功能下降，且受早年生活环境影响，老年人多节衣缩食，平素以素食为主，饮食单调，膳食结构单一，油脂及蛋白摄取较少，容易导致营养不良，影响免疫功能，加重衰弱。而老年人基础病较多，疾病导致身体消耗大，躯体衰弱，也可导致营养不良，使多系统功能减退，易引发感染，进一步加重衰弱。

《素问·脏气法时论》曰：“五谷为养，五果为助，五畜为益，五菜为充。气味合而服之，以补精益气。”宋·陈直《养老奉亲书》曰：“老年之人，真气虚耗，五脏衰弱，全仰后天饮食以滋气血，若生冷无节，饥饱失宜，调停无度，动成疾患。”均强调饮食对老年衰弱调养的重要性。清·曹庭栋尤为重视食疗，认为“古人养老调脾之法，服食即当药饵”，强调老人的食物应熟软易消化，故而推崇食粥，认为“粥能益人，老人尤宜”，并详述煮法、择米、择水、火候等，后又列药粥粥方百余首，分上、中、下三品。饮食养生，遵循中医学天人相应的理论，使人体顺应自然四季、昼夜的变化规律，保持机体与自然之间的平衡，使其自身阴阳平衡。

针对老年衰弱患者不同的体质辨证施膳，利用食物本身属性来调配饮食，可有效改善衰弱症状。有学者指出老年衰弱综合征患者食疗的基本原则为：饮食有节、合理调配。营养充分，平衡膳食，结合体质与食物的性味，应时而施，根据衰弱人群的差异性在遵循总体原则的基础上辨证施膳，利用食物属性来调节膳食平衡。阴虚宜食用滋阴润燥的食物，例如燕窝、银耳、蜂蜜、百合、鸭肉、兔肉、甲鱼、牡蛎等；阳虚证宜食用羊肉、鸡肉、韭菜、刀豆、桂圆、荔枝等温阳补虚的食物；老年人脏腑衰退，气血不足，多以虚证为主，饮食以补肝肾、调阴阳为主，可选用人参、首乌、杜仲；消化代谢失调，可适当加入润肠健脾之品，如蜂蜜、芍药、核桃仁等。其优点为不良反应较少，制作简单，便于居家长期服用。但需要在辨证指导下使用，避免出现用药禁忌，勿随意在食物中添加中药，且不计用量长期食用，则会起到相反的结果，气血阴阳失调引起药源性疾病的发生。

春季，阳气升发，《素问・脏气法时论》说："肝主春……肝苦急，急食甘以缓之……肝欲散，急食辛以散之，用辛补之，酸泻之。"饮食宜选辛、甘、温之品，忌酸涩、油腻生冷之物。适当食用辛温升散的食品，如麦、大枣、花生、山药、葱、香菜等，但不宜食大热、大辛之物，如参、茸、附子等。少吃苦寒之食，可避免伤阳气，多食辛味食物可养肺气，以免心火过旺而制约肺气的宣发。

夏季炎热，暑湿重，饮食以温为宜。《素问・脏气法时论》载，心主夏，心苦缓，急食酸以收之；心欲软，急食咸以软之。夏季也可以多吃酸味或咸味之品来养心。且长夏多湿，本易患脾胃病，导致脾脏升清降浊功能障碍，出现食欲不振、腹泻等消化道症状，可饮用西瓜汁、芦根水、酸梅汤、荷叶粥、绿豆粥等，解渴防暑效果好。《摄生消息论》说："夏季心旺肾衰，虽大热不宜吃冷淘、冰雪蜜水、凉粉、冷粥，饱腹受寒，必起霍乱。"故夏季勿过食寒凉，伤及脾胃，出现呕吐、腹泻、腹痛等疾病。同时注意饮食卫生，夏季肠炎、菌痢高发，不吃腐烂变质的食物，不饮生水，瓜果蔬菜一定要洗净。

秋季，气候干燥，《素间・灵兰秘典论》曰："肺者，相傅之官，治节出焉。""肺者，气之本，魄之处也……通于秋气。"肺主气，主宣发肃降，在四时中对应秋季，肺在秋季时其肃降功能增强，并且处于支配地位。故秋季应忌用辛辣苦燥之物，宜食润肺生津、养阴清燥之物，如山药、梨、百合、芝麻、乳品、糯米、蜂蜜，益气养阴，滋阴润肺。另外还应"少辛增酸"，即少吃葱蒜之类的辛燥食物，可食乌梅、山楂等酸性食物，以应秋季收敛之性。深秋时节，人的阴气盛于外而阳伏于内，人体精气开始封藏，进食滋补食品比较容易被人体吸收储藏，有利于改善五脏六腑功能，以增强体质，为寒冷的冬季打好营养基础，做好物质准备。俗语"秋季平补，冬季滋补"，所谓平补，就是宜选用补而不峻、不燥不腻的平补之品，如菱白、南瓜、莲子、桂圆、黑芝麻、红枣、核桃等。

冬季，气候寒冷，《素问・六节脏象论》曰："肾者，主蛰，封藏之本，精之处也；其华在发，其充在骨，为阴中之少阴，通于冬气。"冬季饮食基本原则是保阴潜阳，以肾为本，养精蓄锐。冬季是人体进补的最佳时机，可适当食用高热、高营养、补益力强的食物，其中动物性滋补品中，如羊肉、牛肉、甲鱼、鹿茸、海参、黄鳝、虾等；植物性滋补品，如温性参类、山药、核桃仁、龙眼肉、黑豆、藕、木耳、胡麻等物都是有益的食品。

但老年人的基础病较多，如患高血压、糖尿病、高脂血症等，当遵医嘱食用，以免加重病情、越补越糟。且老年人牙齿退化，脾胃较弱，肉食要尽量烹制至熟烂，避免食用生冷干硬的食物。

6. 老年衰弱养生功法有哪些？

运动能使血脉流通，起到祛病延年的作用。清·曹庭栋《老老恒言》：“拂尘涤砚，焚香烹茶，插瓶花，上帘钩，事事不妨身亲之，使时有小劳，筋骸血脉乃不凝滞。所谓流水不腐，户枢不蠹也。”华佗五禽戏、老子导引四十二势、赤松子导引十八势、钟离导引八势、八段锦、易筋经、内外家武术等运动导引之术均有防疾抗衰的良好效果。东汉·张仲景《金匮要略·脏腑经络先后病脉证第一》已有认识：“适中经络，未流传脏腑，即医治之。四肢才觉重滞，即导引、吐纳、针灸、膏摩，勿令九窍闭塞。”

老年衰弱、肌少症、营养不良三者同为老年综合征，相互关联，同一患者身上往往多病共存。肌少症是指老化过程中出现的肌量减少和肌肉功能逐步丧失，可导致体力活动障碍、跌倒甚至死亡。适当的运动可以维持肌肉的力量和功能，有效延缓老年人生理机能的衰退速度。而平衡能力下降及步态不稳是老年人面临的主要问题之一，老年人平衡能力下降直接导致跌倒风险增高，跌倒可导致一系列疾病加重及并发症增加。运动可以提高代谢、平衡及其他能力。故发展老年体育运动，对于老年衰弱的延缓及抗衰老尤为重要。

中国传统健身功法种类较多，适用范围广，对延缓机体的衰老及养生保健等方面的作用受到广泛认可。衰弱老年人应坚持日常家务或运动，循序渐进、量力而行、劳逸结合，适当进行轻体力家务活动对其有积极的治疗作用。传统健身功法的锻炼方式，如八段锦、太极拳、易筋经、五禽戏等适宜大部分患者，在每次练习前后做准备及放松运动，练习时动作应循序渐进，量力而行，不要刻意追求动作到位，防止幅度过大而受伤。

八段锦是十分经典的传统保健功法之一，历史悠久，简单易学，功效明显，可以活血行气，舒筋通络，促进人体新陈代谢，久练可健壮体质、祛病益寿，是中华养生文化的瑰宝。八段锦分为文八段与武八段两种。其中武八段多为马步式或站式，因其运动量大，适于各种年龄及不同身体状况的人锻炼学习。但老年衰弱患者多体力较差、高龄，且多器官功能衰竭、躯体运动功能减弱，站式八段锦因强度过大容易使人产生疲劳感，导致运动依从性差，进而降低运动效果，甚至很多老年衰弱患者行动不便，平衡能力下降，甚至需使用助行器行动，无法完成站立位运动，故站式八段锦对于这一部分老年衰弱患者来说实行起来较为困难。坐式八段锦是以自身形体活动、呼吸吐纳、心理调节为一体的民族传统运动项目，动作柔和缓慢简单、安全有效，坐位即可完成，非常适合高龄行动不便的老年衰弱患者，在我国健身术中占有重要地位。坐式八段锦具有调神、调息、调形的作用，其要求患者心无杂念，气沉丹田，进行以膈肌活动为主的深长呼吸运动，用意识引导动作运行导气贯通五脏六腑，以达到神与形的放松平静。其通过运动除了能改善躯体衰弱，还能通过缓解大脑疲劳及不良情绪，进而改善心理衰弱状态。因其简单易学，故提升了患者运动的依从性，使其能规律运动，持之以恒，长期坚持。

太极拳运动是一项具有独特功效的民族传统健身项目，经常锻炼可使肢体舒展，筋骨活络。其动作舒缓、简单易学，对场地要求低，在国内甚至国外得到广泛好评，参与锻炼者人数众多。整体观念是中医的一个重要思想，太极拳的整体理论强调天人合一观、阴阳观、太极图与太极哲理的内在联系。其“以意运气、以气运身、以体导气”，强调通过意念的调控、气的吐纳及调息、肌肉的运动导引来达到疏通经络、健康长寿的目的。太极拳能改善老年人的平衡功能、柔韧性及关节灵活性，能让练习者的心理状态转入平和，可以消除心理疲劳、调节身心，保持情绪稳定，使整个机体达到平衡，起到放松机体的作用。中医认为五脏功能气血运行顺畅，身体才能健康，太极拳融合了中国的医学、哲学、拳学理论，与中医的五脏机理论相合，因此通过太极拳锻炼身体，使练拳的人身体健康，增强五脏的功能，以达到养生的效果。

易筋经主要是以腰为轴的脊柱旋转屈伸运动，如“九鬼拔马刀势”中的脊柱左右旋转屈伸动作，“打躬势”中的椎骨节节拔伸前屈、卷曲如钩和脊柱节节放松伸直动作，“掉尾势”中的脊柱前屈并在反伸的状态下做侧屈、侧伸动作。通过“拔骨”的运动达到“伸筋”，牵拉人体各部位的大小肌群和筋膜，以及大小关节处的肌腱、韧带、关节囊等结缔组织，提高肌肉、肌腱、韧带等软组织的柔韧性、灵活性，正因为易筋经伸筋拔骨的特点，其对伸肌群的锻炼效果要大于屈肌的锻炼效果。而且按肌肉收缩的性质来细化，健身气功易筋经中有静力性肌肉收缩的韦驮献杵、摘星换斗势等动作，还有动力性肌肉收缩的三盘落地、卧虎扑食等身体下蹲动作。故易筋经锻炼对于肌力的增强，尤其是下肢肌肉力量的增强效果显著。

五禽戏包括猿戏、虎戏、鹿戏、熊戏、鸟戏5种仿生导引术。猿戏属心，心为神明之主，练时需安定神志、气息稳定、精神内收。虎戏属肾，肾主骨；鹿戏属肝，肝主筋；熊戏属脾，脾主四肢和肌肉。虎、鹿、熊三戏重点锻炼筋骨、四肢和肌肉。最后，鸟戏属肺，肺合皮毛，练时需调整呼吸，引气归元。五禽戏锻炼可在一定程度上增加老年人直立姿势的控制能力和稳定性，从而提高其动态平衡能力。

7. 老年衰弱如何行针灸治疗？

我国针灸治疗具有悠久的历史，针灸具有调和阴阳、疏通经络、扶正祛邪的作用。早在《黄帝内经》中就提到了针灸等的抗衰老理论及应用，如《灵枢·九针十二原》云：“欲以微针通其经脉，调其血气。”通过针灸治病防衰历代文献均有记载。《素问·刺热论》载“病虽未发，见赤色者刺之，名曰治未病”；宋·窦材《扁鹊心书》载“保命之法：灼艾第一，丹药第二，附子第三……人于无病时常灸关元、气海、命门、中脘，虽未得长生，亦可保百余年寿矣”；宋·王执中《针灸资生经》谓“有人年老而颜如童子者，盖每岁以鼠粪灸脐中一壮故也”，故常灸神阙等保健穴可以养气延年。针灸可通过对身体局部位置进行刺激来达到调理气血、脏腑功能等，以此调理老年人的身体状况，其疗效确切、简单易行且无毒副作用。现代研究还发现，针灸具有提高免疫、调节神经内分泌等功能。

《素问·上古天真论》曰：“人年老……五藏皆衰，筋骨解堕，天癸尽矣。故发鬓白，身体重，行步不正。”指出老年衰弱乃五藏皆衰所致。根据老年衰弱的中医证候调查发现：老年衰弱的核心病机是五藏衰弱，以虚为主，虚实夹杂，其中五藏亏虚尤以脾、肾亏虚为主；气血阴阳亏虚，尤以阳气虚为重。脾胃乃后天之本，血生化之源，后天脾胃虚弱，消化不良，必然气血化生乏源，继而出现气血亏虚不能濡养五脏，导致先天失养，肾精亏虚，发为衰弱。故调理脾肾，可充气血，后天可资先天，滋养肌肉，使筋骨强健，动作不衰，是治疗老年衰弱的基本法则。针灸治疗亦以此为准绳，补虚泻实，以扶正补虚为主。因此，选取经络以督脉、任脉、足少阴肾经、足太阴脾经、足太阳膀胱经为主，主穴选百会、命门、中脘、足三里、三阴交、膻中、阳陵泉，对应五脏的背俞穴，配穴需根据辨证分型选择。

心藏衰弱甚者，从心论治。患者疲乏无力、低体能，精神萎靡、心悸健忘、失眠多梦、反应迟钝、白天嗜睡、面色无华、少气懒言、注意力不集中，脉细结代者，以心藏衰弱为主者，《素问·痿论》记载“心主身之血脉”，《素问·灵兰秘典论》载“心者，君主之官也，神明出焉”，“心主藏神”，又谓“主明则下安”，“主不明则十二官危”，均强调了以心为主导的五脏整体观，心脏的气血阴阳充沛协调，就能调节机体，维持正常的精神、意识与思维活动，表现为精力充沛、思维清晰、反应灵敏、记忆力和应变力强，所以说心藏是人体五藏六腑、形体官窍等一切生理活动和人体精神、意识、思维等功能的主宰。如果心藏衰弱，气血亏虚，脉道不利，势必导致血流不畅而出现气血瘀滞、血脉受阻之征，即表现为上述心神失养之候，治疗以益气养血、宁心安神为主，故从心论治，配经选手厥阴心包经、手少阴心经，配穴选心俞、内关、神门。

肝藏衰弱甚者，从肝论治。患者疲乏无力、握力差、头晕、心烦、失眠多梦、视物昏花、口干、口苦、表情淡漠、情绪低落或焦虑易受惊吓、舌暗淡、苔少、脉弦细濡等，以肝藏衰弱为主。《素问·阴阳应象大论》曰：“肝生筋……在变动为握。”《素问·五藏生成》曰：“掌受血而能握，指受血而能摄。”肝藏衰弱，则握力下降，“肝藏血，心行之，动则血运于诸经，人静则血归下肝脏”，肝血内耗，不制约肝阳，则阴虚阳亢，虚风上扰清窍则头晕，扰心神则心烦、失眠，肝藏魂，魂乃神之变，魂与神均以血为主要物质基础，“肝藏血，血舍魂”，肝血不足，则魂不守舍，表现为表情淡漠，情绪易激惹、易惊吓。肝风内动，耗伤津液，则口干、口苦、咽干。治宜平肝潜阳，从肝论治，配经加足厥阴肝经、足少阳胆经，配穴选肝俞、太冲、期门、悬钟。

脾藏衰弱甚者，从脾论治。患者疲乏，肌肉瘦削、松弛，软弱无力，体重下降，甚则萎弱不用，消化不良，腹胀、便湾，记忆力减低，注意力不集中，睡眠障碍，舌淡，舌体胖大齿痕，脉濡细弱，以脾藏衰弱为主。《素问·痿论》载“脾主身之肌肉”，《素问集注·五脏生成篇》载“脾主运化水谷之精，以生养肌肉，故主肉”，脾主四肢，脾胃为后天之本，气血生化之源，脾藏衰弱，气血生化乏源，故四肢肌肉瘦削、松弛、软弱无力、消化不良、腹胀、便秘；脾藏衰，气血生化无源，不能濡养五脏，进而导致先天失养，肾精亏虚，故记忆力减退、睡眠障碍。治宜补中益气，从脾论治，配经加足阳明胃经，配穴选脾俞、丰隆、天枢、上巨虚、下巨虚。

肺藏衰弱甚者，从肺论治。患者倦怠乏力、少气懒言，体力活动下降、自汗、容易感冒，面色苍白无华，舌暗淡，舌体胖大，苔薄白，脉浮细弱涩，以肺藏衰弱为主。肺主气，司呼吸。肺藏的功能正常与否，直接影响到宗气的生成与布散。宗气不足，则少气懒言、倦怠乏力、体力活动下降、面色无华、自汗、易感冒。治宜补益宗气，配经加手太阴肺经，配穴选列缺、肺俞、膻中。

肾藏衰弱甚者，从肾论治。患者精神萎靡，疲乏无力，头晕眼花，耳鸣耳聋，记忆力减退，腰酸腿软、行走速度下降，甚至卧床不起，舌暗淡，苔少，尺脉弱，以肾藏衰弱为主。《素问·阴阳应象大论》："年四十，而阴气自半也，起居衰矣。"肾为先天之本，肾藏精，主骨生髓，骨髓充实，骨骼强壮，运动矫健，若肾藏衰弱，则骨软无力，运动迟缓。《灵枢·海论》记载："髓海不足，则脑转耳鸣，胫酸眩冒，目无所见，懈怠安卧。""腰为肾之府。"《难经》："五损损于骨，骨痿，不能起于床。"肾藏衰弱，则精神萎靡、腰膝酸软、行走速度下降，甚至卧床不起。肾主水，是五脏之本、先天之根，肾气决定五脏盛衰和寿命的长短。老年衰弱患者肾精亏虚，肾阴、肾阳不足常并见，治宜从肾论治，配经加足少阴肾经，配穴选悬钟、太溪、涌泉。

老年衰弱综合征的针灸治疗突出整体观念，辨证论治，针对老年衰弱患者进行整体全面的老年综合评估后给予个体化治疗。针灸治疗在改善老年衰弱症状如气短、疲乏、消化不良、记忆力减退、畏寒失眠、便秘、老年慢性疼痛等方面具有多靶点的治疗优势，其通过调理脏腑气血调整阴阳平衡，通过针灸良性刺激机体神经-体液-内分泌系统，产生内源性药物，从而达到改善衰弱症状，提高生活质量，延缓衰老过程的目的。其安全、绿色、无副作用，是目前治疗老年衰弱综合征较为理想的疗法之一。

8. 老年衰弱如何行耳穴压豆治疗？

《灵枢·口问》云："耳者，宗脉之所聚也。"耳部与经脉以及脏腑之间密切相通，当经络脏腑功能失调，发生病理变化时，耳廓形态、色泽可发生改变。刺激耳廓相应反应区，可出现热、麻、胀痛等得气感觉，能补气生津，疏通肠腑，平衡阴阳，行气导滞，对脏腑功能有积极作用。

耳穴压豆疗法是中医的一项特色疗法，是采用王不留行籽等丸状物贴压于耳廓上的穴位或反应点，通过疏通经络，调整脏腑气血功能，促进机体的阴阳平衡，达到防治老年衰弱、改善衰弱症状目的的方法。根据衰弱老年人的具体情况辨证论治给予取穴，主要用于治疗头痛、四肢痛、失眠、疲劳、胃部不适、耳鸣、突聋、失音和肥胖等。其具体操作是将中药王不留行籽贴于小胶布中央，先用75%乙醇局部消毒后对准耳穴贴紧并稍加压力，使患者耳朵感到酸麻胀或发热，贴后患者每天自行按压2~3次，每次1~2 min，双耳交替，每3~4日更换胶布1次，每周2次。耳穴压豆简便易行，能持续起到刺激作用且较安全，是一种适用于年老、体弱和不能每日坚持就诊的居家中医疗法。

9. 老年衰弱如何调畅情志？

《素问·阴阳应象大论篇》云："人有五脏化五气，以生喜怒悲忧恐。"心在志为喜，肝在志为怒，脾在志为思，肺在志为忧，悲从属于忧，肾在志为恐，惊从属于恐。情志活动是脏腑机能活动的表现形式之一，脏腑气血是情志变化的物质基础。"怒伤肝、喜伤心、思伤脾、悲伤肺、恐伤肾"，中医认为人的五脏主五态情志，各脏腑与情志的影响息息相关。正常的情绪表达属于生理现象，不会导致发病，而突然的、强烈的、长久而反复的情志刺激，会使情绪过度兴奋或抑制，才会导致人体脏腑功能紊乱、气机失调，从而发病。如《素问·举痛论》曰："怒则气上，喜则气缓，悲则气消，恐则气下……惊则气乱，思则气结。"

现代社会，生活节奏快，面临的生活、工作压力大，心理情绪随之变化快，心身疾病高发，故越来越重视心理情志养生。所谓心理情志养生，即精神上保持良好状态，以保障机体功能的正常发挥，从而达到防病健身、延年益寿的目的。《千金翼方》有云："万事零落，心无聊赖，健忘嗔怒，性情变异，食饮无味，寝处不安。"人到老年，脏腑功能下降，脏腑机能老化，导致生理和感知功能下降；同时，因为社会角色和地位发生改变，没有了工作的压力，休闲时间增多，在家庭和多种社会事件的影响刺激下，若不能及时调整，日久易情绪低落，郁闷生疾，所以古人非常重视老年人的情志调节，这是非药物可以替代的。文献显示，老年人群在离退休之后，由于社会地位发生变化使其产生十分强烈的挫败感和情绪上的不稳定，这些心理变化引起老年人抑郁症的产生，而抑郁老年人的生活质量明显低于非抑郁老年人。针对老年衰弱患者，其身体器官功能更差，甚至有一部分人行动不便，生活不能完全自理，导致情绪更加失落，如果没有及时排解，将进一步加重衰弱进程。因此重视情志的调节可以减缓老年衰弱的进程，提高生活质量。

情志调节主要是通过态度、言行等要素改善老年人群情绪状况，消除老年人群的负面情绪，从而增强老年人群的意志和信心，最终有利于疾病的康复。有研究调查发现社区老年人衰弱综合征与五态情志有显著的相关性，其中衰弱得分与“怒、忧、思、恐”呈正相关，与“喜”呈负相关，进一步印证了“情志致病”学说，可通过实施情志干预措施改善老年人群衰弱状态。也有研究者在老年衰弱人群中根据个体特异性因人施护，采用说理开导法、顺情从欲法、移精变气法、暗示法、情志相胜法等情志护理，可有效改善和缓解负性情绪，促进其心理健康。中医在情志疗法方面积累了丰富的经验，常见的情志疗法有以情胜情法、疏导宣泄法、顺情从欲法、移情易性法、言语开导法。

以情胜情法：是中医根据五脏与五志相对应的五行属性分类归属，利用五行的生克制化规律而制定的，以情志来治疗其五行相克制的情志引起的疾病的一种治疗方法。中医认为“悲胜怒、恐胜喜、怒胜思、喜胜忧、思胜恐”，就是用情绪来治疗情志病，以达到减轻、消除不良的情志刺激，从而恢复机体健康。如采用中医“喜胜忧”的思想，通过讲述日常生活中愉快的事情来抑制老年人的焦虑、忧伤等情绪。

疏导宣泄法：是通过引导患者将自己心中的积郁与痛苦倾诉出来，以疏泄愤怒、抑郁等不良情绪，释放心理重负，恢复心理平衡的治疗方法。《东医宝鉴》曰：“欲治其疾，先调其心，必正其心，乃资于道，使病者尽去心中疑虑思想，一切妄念，一切不平……能如是则药未到口，病已忘矣。”在紧张、焦虑、抑郁等不良情绪的长期影响下可引发脏腑气血病变。通过疏导宣泄疗法的治疗，引导老年人宣泄出其被压抑的情绪，有利于疾病的治疗和康复。

顺情从欲法：是指顺从患者意志，满足患者的某些意愿，以纠正其病态情志，从而恢复正常情志。《素问·移精变气论》曰：“数问其情，以从其意。”顺情从欲法以患者为中心，医者尊重并真诚对待患者，从患者的立场出发，客观地分析问题，与其进行思想沟通，设身处地地感受患者的思想和情感，顺从患者意愿，使患者尽情表达自己的想法，建立和谐的治疗关系，并提出适宜的处理方法，使治疗顺利进行并取得理想疗效。家人应注意在日常生活中理解和帮助老年人，尽量顺从老年人的意志，满足老年人对爱与归属的需要。

移情易性法：即医者借用各种方法，转移或分散患者的注意力，避免患者与不良刺激因素接触，借此调理和纠正气机紊乱的病理状态，使之摆脱不良情绪的一种治疗方法。《备急千金要方》曰："弹琴瑟，调心神，和性情，节嗜欲。"琴棋书画、太极拳等有益爱好可以转移情志、陶冶性情。老年人可以通过书法、绘画、养花种草、旅游等方法舒畅气机、颐养心神，保持良好心境，从而消除紧张、焦虑等不良情绪。

言语开导法：即以患者的个人病情和心理状态作为出发点，以语言交谈的方式对患者进行情志疏导以纠正其病态情志，从而恢复正常情志。《灵枢·师传》曰："人之情，莫不恶死而乐生，告之以其败，语之以其善，导之以其所便，开之以其所苦。"使用言语开导疗法，针对老年人的不同病症和病情，以生动亲切的语言分析疾病产生的根源和疾病的特点。教予老年人战胜疾病、养护身体的方法，帮助老年人增强与衰弱作斗争的勇气和信心，充分调动老年人的主观能动性，促进老年人自身心理转化，缓解症状。

10. 老年衰弱如何调摄起居?

老年人形体衰弱，精力体力减退，因此应注重老年人的起居有常。《素问·上古天真论》载"饮食有节，起居有常，不妄作劳，故能形与神俱，而尽终其天年，度百岁乃去"，可见古人认为人的寿命长短与日常起居、生活作息有着密切的联系，起居有常可以提高人体适应能力，在日常生活中如果生活作息失常，常态化熬夜，就会"半百而衰也"。

中医认为起居有常涵盖日常生活的方方面面，要合理安排作息时间，"夜卧晨起"有定时，劳作、饮食也均有规律，方能延年益寿。生活作息时间也应随季节变化进行相应的调整，春宜"夜卧早起，广步于庭"，夏宜"夜卧早起，无厌于日"，秋宜"早卧早起，与鸡俱兴"，冬宜"早卧晚起，必待日光"。

百事通小贴士

老年人形体衰弱，精力体力减退，因此应注重为老年人营造舒适的生活环境。古人很早就认识到长寿与居住环境的关系，晋·张华《博物志》载"居在高中之平，下中之高，则产好人"，因为此种环境"和气相感"则

"民延寿命"，说明环境好有利于健康长寿。清·曹庭栋《老老恒言》指出：老人居家一般事物需要另治以顺其方便，如床须矮以便于上下，枕须长以避免转侧落枕，衣物须轻、便、软、暖，拐杖须坚而轻以便携带等。清·石光陛《仁寿编》载"寿亲之道无他，一悦字尽之矣"，其对子女孝亲提出了要求："床榻残灯，房帷独步，此际凄凉，更为刺骨，为人子者，应及时行孝，细细体贴，使老有所养，老有所安，得尽天年"。

11. 如何应用中医"治未病"理论？

"治未病"理论作为中医学的核心思想之一，强调未病先防，既病防变，病盛防危，瘥后防复。《素问》曰："是故圣人不治已病治未病，不治已乱治未乱。"衰弱是一个缓慢、渐进性发展、不断加剧的过程，中医"治未病"，善于将疾病遏制于萌芽状态，逆转欲传的趋势。因此应该早期识别老年衰弱前期状态或衰弱高危人群，将"治未病"思想应用到老年衰弱预防中，减少老年衰弱的发生。针对健康及衰弱前期老人，注重未病先防，养生调摄。《黄帝内经》曰："上古有真人者，提挈天地，把握阴阳，呼吸精气，独立守神，肌肉若一，故能寿敝天地，无有终时。"可见，人应顺应阴阳的消长变化，遵循四时之生长收藏规律，调神养性，合理调配饮食衣着，起居有常，劳逸结合，才能颐养天年。古人养生，亦注重"和于术数""形动神静"，借助吐纳、导引、按蹻或传统的健身术如太极拳、五禽戏等抗衰方法，通调营卫，舒筋利节，聪明耳目之功。衰弱之时，紧紧抓住欲传之势，采取有效的救治措施，阻止既病传变，以免贻误病情。《素问·阴阳应象大论篇》所谓"能知七损八益，则二者可调，不知用此，则早衰之节也。年四十，而阴气自半也，起居衰矣；年五十，体重，耳目不聪明矣"，而《备急千金要方》"四十以上即顿觉气力一时衰退。衰退既至，众病蜂起。久而不治，遂至不救"首次提出了早衰概念，强调人到中年如不注重调摄阴阳，则可出现正气由盛转衰。因此，依据衰弱不同阶段，提前采取相应的中医药干预措施尤为重要。

12. 中医干预有何特点?

中医学以中医药理论与临床实践为主体，研究人类生命中健康与疾病的转化规律及其预防、诊断、治疗、康复和保健的综合性科学，是蕴含中国传统文化精华，经过长期医疗实践经验积累形成的科学知识体系，是数千年人类对人与自然与社会环境，不断认知与实践，不断探索的智慧结晶。中医干预主要从老年人的病理生理特点、心理特点、饮食摄生和临床特征等出发，在中医基础理论指导下，制定相应的综合调治原则。不只注重一脏一腑之病，而是关注脏腑之间的相互关联、平衡协调。中医学有两个主要特点：一是整体观念，二是辨证论治。

整体观念是中医学理论的核心，其内涵主要包括两个层次：第一是天人相应，强调人体应顺应自然，根据季节气候、昼夜天气变化，对老年人的心理、饮食、运动、生活方式等进行合理的调整，《养老奉亲书》提到，春季“至春成积，多所发泄，致体热头昏，膈壅涎嗽，四肢劳倦，腰脚不任”，夏季“纳阴在内，以阴弱之腹，当冷肥之物，则多成滑泄”，秋季“多发宿患”，冬季“多为嗽、吐逆、麻痹、昏眩之疾”；第二是将人体视为一个有机整体，各组成部分是相互对立统一、不可分割的，功能上相互协调、相互为用，病理上相互影响。对老年人的脏腑功能进行整体评估与干预，不仅可以见微知著，有助于疾病的早期预防、诊断和预后改善，还可起到减毒增效、减少西药用药种类、剂量及不良反应的效果。因此整体观念是将衰弱老年人的健康管理由“以疾病为中心”的传统医学模式过渡至“以人为本”的新型医学模式的关键。

辨证论治，又称为辨证施治，包括辨证和论治两个过程，是中医认识疾病和治疗疾病的基本原则，是中医学理论的另一个重要特点，也是中医综合评估和多学科干预的核心手段。在中医基础理论中，证是疾病不同阶段和类型的病机(含病因、病位、病性、病势等)的诊断范畴，同一疾病在不同的发展阶段可以出现不同的证型，而不同的疾病在其发展过程中又可能出现同样的证型。因此在治疗疾病时就可以分别采取“同病异治”或“异病同治”的原则。中医通过气血津液、八纲、经络、脏腑、六经、三焦辨证等，将患者的疾病特点高度概括，从而实现个体化诊疗。基于辨证论治思想，应用多种手段对衰弱老年人进行中医综合评估，再根据评估结果制定相应的多学科干预方案，采用中药、针灸、气功、药膳等多种形式是中医多学科干预模式的主要特点。

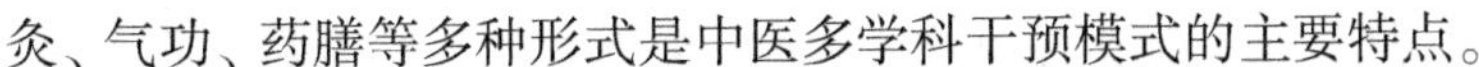

13. 中医干预有何优势？

衰弱是老年医学领域的重点问题，《“健康中国 2030”规划纲要》明确提出，要促进健康老龄化，推进中医药与养老融合发展，充分发挥中医药独特优势。基于老年综合评估的多学科干预模式是目前衰弱老年人健康管理的最佳策略。中医具有丰富的理论和临床实践，基于中医辨证论治思想，针对衰弱老年人病机特点制定的中医多学科干预模式具有中医学整体观念、辨证论治的特点，主要通过针灸推拿、养生功法、药膳食疗、情志干预等对老年衰弱患者进行辨证施治、施膳、施护等，充分发挥中医在有效性、实用性、多样性方面的优势。衰弱老年人存在多系统疾病并见的共性特点，但个体间差异仍较为明显，因此对于老年衰弱的多学科干预措施应当在关注多系统疾病综合诊治的同时兼顾个体差异。现代医学强调循证医学证据，侧重指南或共识指导下的群体化诊疗模式，而中医学则强调以患者为中心，侧重辨证论治指导下的个体化诊疗模式，更加符合衰弱老年人的病理生理特点。

中医是中国传统文化的优质载体，中医文化植根于广大人民群众，尤其是中老年人群对中医药的接受程度普遍较高。此外，中医综合评估主要通过相关量表以及四诊信息采集实现，操作简单易行，具有良好的可操作性。我国老龄化社会面临着未富先老、老年医疗服务需求大、老年医疗机构数量少、老年医学研究投入不足、从业人员缺乏等严峻形势，欧美、日本等发达国家的评估及干预方法在我国中小城市社区及农村难以推广应用，而中药、针灸、推拿等中医特色诊疗手段均成本低廉，且大多已纳入医保支付范围，对我国广大农村及中小城市的老年人群而言，可以在一定程度上减轻医疗负担，而且从长期来看，规范有效的老年人群健康管理可以减轻老龄化社会带来的经济及社会负担。

中医多学科干预方法多样，并不仅限于药物治疗，针灸推拿、养生功法、药膳食疗、情志干预等非药物手段均在衰弱老年人的健康管理及多学科干预中起到不同作用。例如，对于长期卧床，四肢肌肉得不到锻炼的重度衰弱老年患者，可以通过针灸、八段锦等多种非药物手段帮助提高患者的肌肉力量，预防肌肉萎缩。药膳食疗、情志干预是指在中医整体观念和辨证论治思想的指导

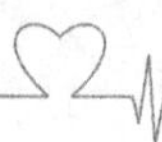

下，对衰弱老年患者进行饮食及心理调节，并根据患者的不同需要灵活运用。辨证施护则是由中西医结合护理团队提供穴位按摩、中药足浴等中医特色调护方法，同时对患者及其家属进行养生保健和生活起居指导，减少引起衰弱及其他相关疾病的危险因素，也是中医多学科干预模式的重要手段。

第十二章 多学科团队干预

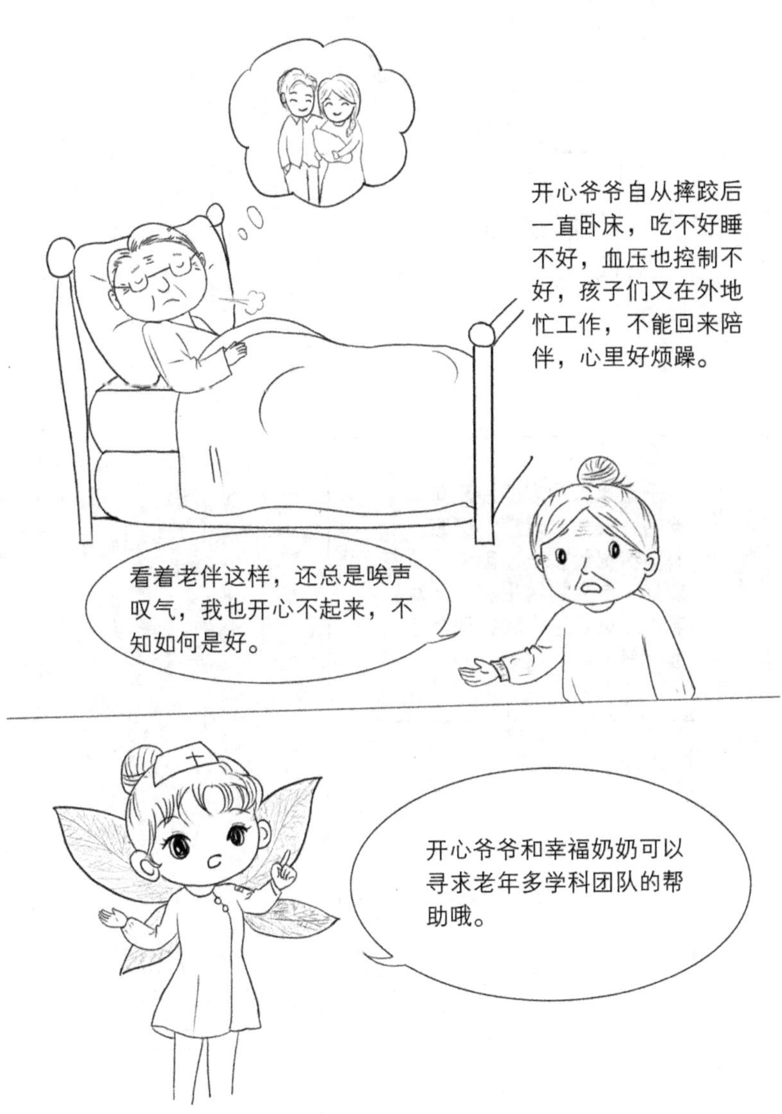

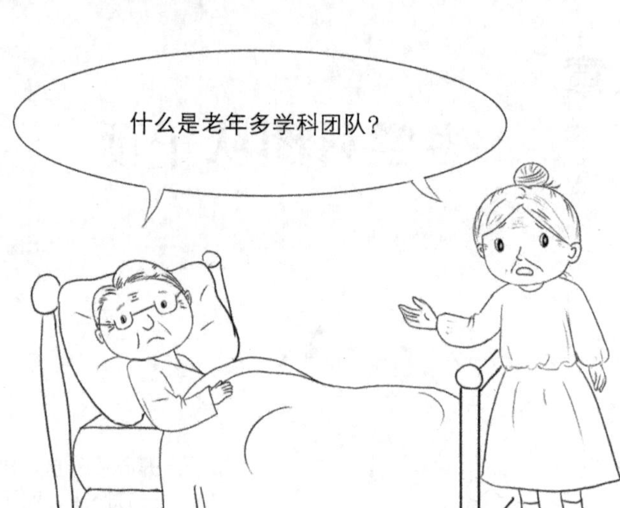

由于老年人的衰弱涉及身体营养、疾病、运动、睡眠、心理状况等多方面因素，单靠某一专业的医生和护士对老年人进行治疗和护理是远远不够的。

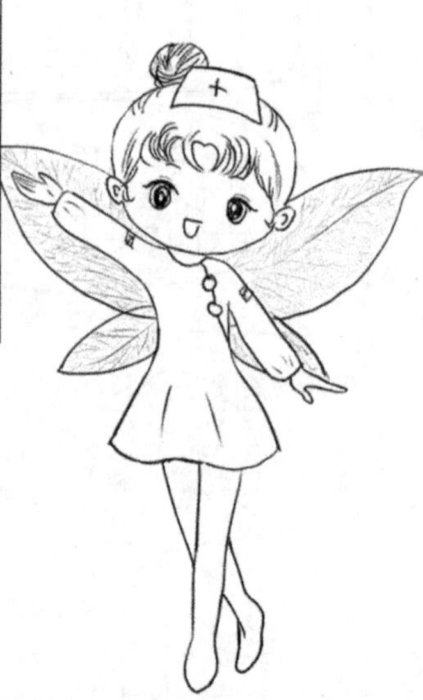

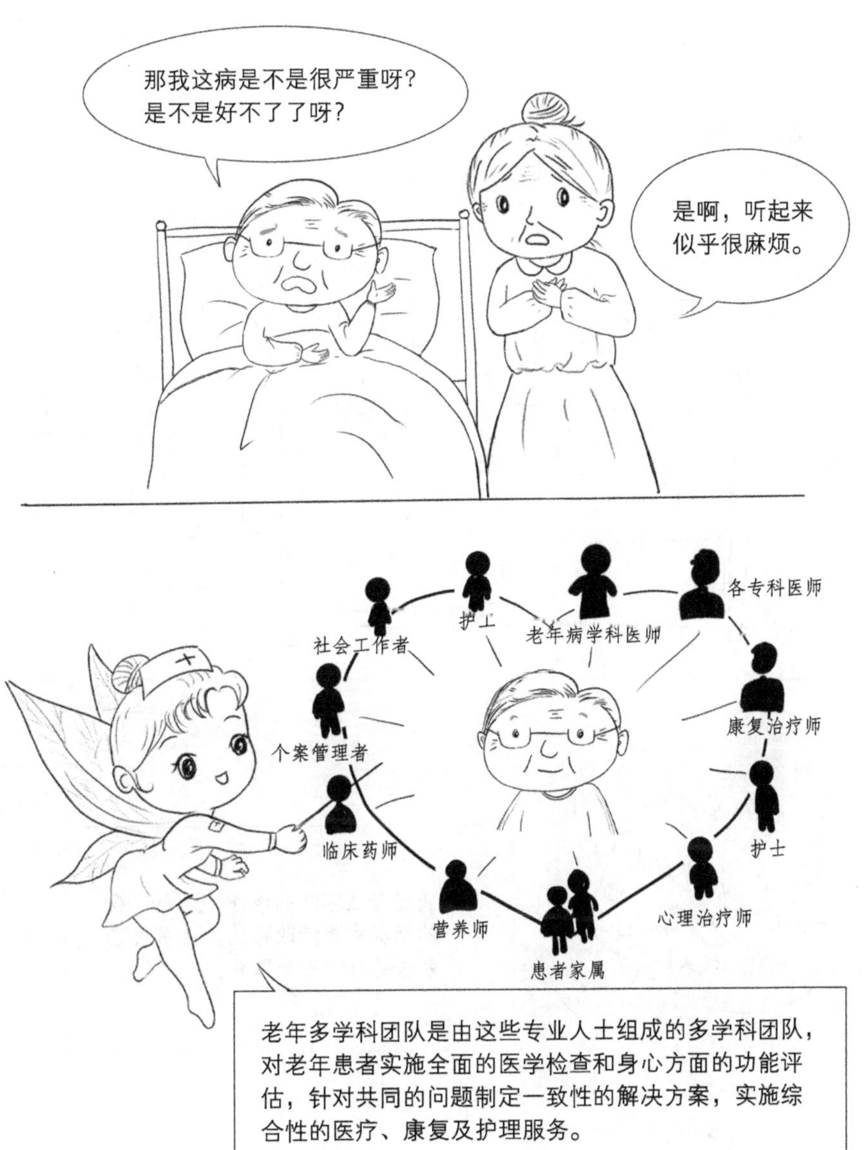
那我这病是不是很严重呀？
是不是好不了了呀？
是啊，听起来
似乎很麻烦。
各专科医师
护士
老年病学科医师
社会工作者
康复治疗师
个案管理者
临床药师
护士
营养师
心理治疗师
患者家属
老年多学科团队是由这些专业人士组成的多学科团队，对老年患者实施全面的医学检查和身心方面的功能评估，针对共同的问题制定一致性的解决方案，实施综合性的医疗、康复及护理服务。

这么专业的团队，意思是我有救了？
幸福奶奶，赶紧找百事通带我去看病。
真是太好了，我的老伴又能
像从前一样开心了。

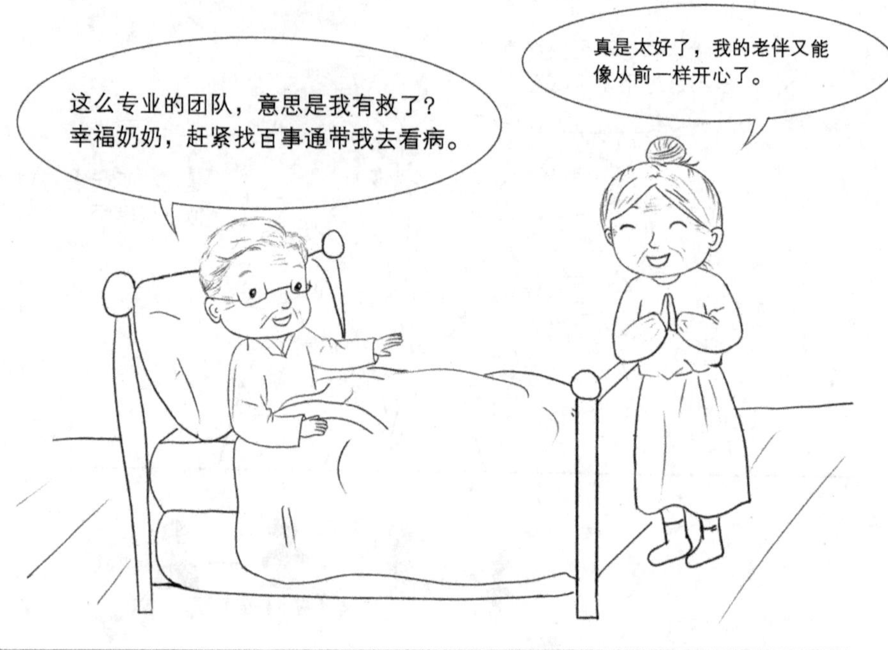

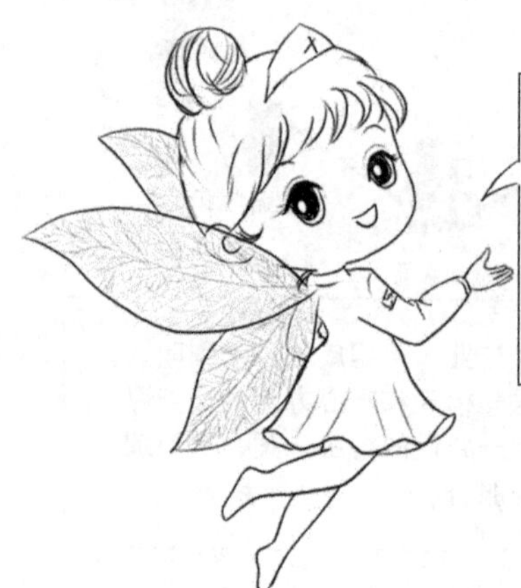

通过专业团队的诊疗，开心爷爷的情况会逐步改善的，百事通这就去给开心爷爷联系。

1. 多学科团队协作是什么?

近年来国内外兴起的多学科团队协作(multidisciplinary team，MDT)模式是一种新型的医学模式。该医学模式将传统个体式、经验式医疗模式转变为小组决策模式，由此推动专业化、规范化诊疗策略。

由于老年人的衰弱涉及身体营养、疾病、运动、睡眠、心理状况等多方面因素，单靠某一专业的医生和护士对老年人进行治疗和护理是远远不够的。

初级卫生保健中管理衰弱老年人需要多学科团队协作这种协调和综合的管理方法。MDT包括老年病学科医生、康复治疗师、护士、心理治疗师、营养师，同时更需要老年人和家属的积极配合及参与。

老年病学科医生为老年人提供老年疾病专业的诊断并给出治疗方案；康复治疗师根据老年人衰弱程度指导运动功能锻炼、实施康复治疗措施等；护士实施个性化、精准化、高质量的护理；心理治疗师为有心理问题的老年人提供心理咨询服务并给予指导，使其保持积极乐观的心态；营养师根据老年人的营养、疾病状况，调整膳食方案，指导合理饮食。

2. 什么是老年多学科团队服务?

老年多学科团队服务(geriatric interdisciplinary teams service，GITS)是指在老年疾病的管理中，针对老年病理、心理、社会环境等问题及影响因素，根据“生物-心理-社会-环境-工程”的医学模式，由老年病学科医师、各专科医师、康复治疗师、护士、心理治疗师、营养师、临床药师、个案管理者、社会工作者、护工、患者本人及其家属等组成的多学科团队对老年患者实施全面的医学检查和身心方面的功能评估，针对共同的问题达成一致性的解决方案，实施综合性的医疗、康复及护理服务。这种服务模式的目标是最大程度地维持和恢复老年人的功能状态和生活质量。

老年综合评估是现代老年医学核心技术，帮助临床医生处理老年患者复杂情况、确定维持并优化患者的功能状态的策略。老年综合评估联合老年多学科团队服务是多维度、跨学科的诊疗模式，能及早发现潜在问题，明确患者的医疗需求，以此制定科学、合理的个体化干预策略，并定期随访评估，评估干预效果并调整干预策略，从而有效提高躯体功能及提高生活质量，坚持“以人为整体的原则”，根据需要结合多学科团队服务，为老年患者制定科学、合理的个体化诊疗措施，有利于疾病转归，也有利于机体功能恢复及生活质量提高。

百事通小贴士

2020年，世界卫生组织(WHO)针对全球老龄化提出“2020—2030年健康老龄化行动十年计划”，强调了医务人员之间应该加强沟通及团队合作，建议由老年医学专家、全科医生、护士、药剂师、营养师、康复治疗师、心理学家和社会工作者等不同专业人员组建的多学科团队对老年患者进行全人综合管理。

3.多学科团队有哪几种模式?

多学科团队模式主要有以下几种：

1)老年医疗保健管理模式(geriatric evaluation and management，GEM)是一种行之有效的、多学科参与的早期康复干预模式，澳大利亚及欧美国家均已开展该模式下的老年人团队照护，其根据老年患者的综合功能评估状况来决定多学科整合管理和治疗方案，并提倡老年人的独立和自我管理。发达国家的经验已证实多学科团队的工作模式，可以维持或改善老年患者的功能状态，并且更合理地使用医疗资源。澳大利亚形成了一套相对完整的老年医疗保健管理模式，以制定有效的出院计划、老年综合评估和多学科的集成管理为特色，为所有老年人获得连续性的医疗保健服务提供先决条件。

2)老年人急性期快速恢复单元(acute care for the elderly，ACE)源于欧美国家的医院门诊内老年患者照料管理体系，其核心价值是根据老年人综合性评定、多课程精英团队照料、有效立即的安全性住院方案及其适合的医院病房自然环境设定等核心技术，协助受亚急性病症严厉打击下的老年人尽快地恢复，进而达到快速康复和重回家中的目的。入住ACE的老年患者医疗花费较低，

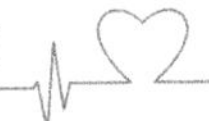

30 d 再住院率也明显降低。

3)住院老年人生活项目多学科(hospital elder life program，HELP)综合干预模式由老年医学专家和老年护理专家共同主持病房管理方案，强调多学科团队的介入。多学科团队除老年医学专家和老年护理专家外，还包括志愿者(陪护)、临床药师、临床营养师和康复师。HELP 综合干预模式不仅可以有效预防谵妄的发生，预防认知功能的下降，还可以预防院内发生的跌倒，减少住院时间，降低住院费用。

4. 针对老年衰弱多学科团队有哪些医疗护理模式?

老年综合评估对衰弱老年人非常重要且可使其得到最大获益。衰弱护理应以患者为中心，强调多学科团队合作，对衰弱老年人行老年综合评估和管理。团队应包括老年病学科医生、护理人员、临床药师、康复治疗师、营养师、专科医师和社会工作者。老年长期照护和老年住院患者的急性照护均应以提高功能为目标，使衰弱老年人从中受益。同时医疗护理模式必须个体化，强调尊重老年人意愿、保持老年人自己的价值观。

不同群体衰弱老年人的护理模式侧重点不相同。

1)社区老人：可进行基于老年综合评估的综合干预，通过减少护理需求及跌倒，降低入住医疗机构风险及其他负性临床事件发生。

2)入住护理机构和住院老人：采用针对性的康复训练可改善患者的步行能力，减少活动受限。衰弱的住院患者应入住老年专科病房，由老年专科医生对其进行老年综合评估及综合干预。相比入住普通病房患者，其功能更易恢复，认知及其他功能继续下降的可能性减小，且具有较低的院内病死率。

3)老年综合评估管理单元和老年人急性期快速恢复病房：包含老年综合评估和针对性综合干预措施，如个体化护理、营养支持、康复及出院计划等，可降低衰弱老年人再次入住医疗机构的概率，减少住院费用、降低出院及 1 年后功能下降程度。

5. 什么是老年综合评估?

老年综合评估(comprehensive geriatric assessment, CGA)是指采用多学科方法评估老年人的躯体情况、功能状态、精神心理、社会支持和环境情况等，并据此制定有针对性的个体化综合诊疗措施和随访计划，旨在维持和改善老年人的健康和功能状态，最大程度地提高老年人的生活质量。老年综合评估的主要内容包括老年人的机体功能状态、疾病情况、共病等老年综合征和精神心理状态、社会活动能力、经济、环境、社会支持状况等。

针对存在衰弱相关危险因素的老年人，可定期开展以下评估内容：一般情况评估、躯体功能状态评估、营养评估、精神心理评估、疼痛评估、共病评估、多重用药评估、睡眠评估、视力评估、听力评估、口腔评估、社会支持评估、居家环境评估。通过老年综合评估可以尽早发现老年人机体可能存在的问题，进而给予早期干预，达到促进老年人健康的目的。

衰弱老年人存在多重用药、合并多种慢性病、失能、跌倒、躯体平衡性失调、二便异常、睡眠障碍、有营养不良或风险营养不良、认知障碍和抑郁等问题。老年综合评估从多维角度对衰弱老年人进行综合评估，可以全面识别衰弱老年人的健康问题和照护需求，帮助制定个体化干预措施，进而减少照护依赖，提高老年人的生活质量，延长其生存时间，延缓甚至逆转衰弱进展，具有较高的经济价值和社会价值。

6. 什么是老年医学多学科整合团队?

老年医学多学科整合团队(geriatric interdisciplinary team, GIT)是指由来自不同学科的专业人士组成的一个团队，他们共同为老年患者提供全面、个性化的医疗服务。这个团队的目标是实现全人管理，即不仅关注患者的身体健康，也关注他们的精神健康和社会福利。相比传统的专科就诊模式，老年医学多学科整合团队模式已成为老年患者的重要诊疗模式。

美国老年医学学会支持老年多学科整合团队管理模式的理由包括：

1)多学科合作性照顾满足了伴有多重合并症及相互交叉并发症老年人的

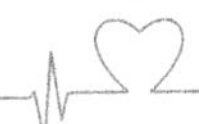

复杂要求。

2）多学科合作性照顾促进了卫生保健和老年病综合征预后的进一步改善。

3）多学科合作性照顾不仅对整个医疗制度有利，而且对老年人的照顾者来说，也有很多好处。

4）多学科间合作的训练和教育可以有效地准备一些可以向老年人提供服务的人员。

老年医学多学科整合以患者为中心，旨在通过多学科合作，高效处理单一专科难以解决的问题，其管理模式包括以下几种。按照就诊阶段，可以将老年医学多学科整合管理模式分为：①老年急诊多学科整合管理模式；②老年门诊多学科整合管理模式；③老年病房多学科整合管理模式；④老年社区多学科整合管理模式；⑤出院评估多学科整合管理模式；⑥健康体检中的多学科整合管理模式；⑦家庭医生多学科整合管理模式；⑧围手术期多学科整合管理模式。按照老年医学多学科整合模式主导者，可以将老年医学多学科整合管理模式分为：①以老年医学专家、老年科医生为主导的多学科整合管理模式；②以全科医师为主导的社区多学科整合管理模式；③以社会工作者为主导的社区多学科整合管理模式；④其他。此外，还可以根据老年医学多学科整合主要解决的问题，组建以老年康复、老年护理、康复护理等为主导的多学科整合管理模式。

老年医学多学科整合管理模式由老年医学专家、老年科专科医生、老年专科护理人员、其他专科医生、综合评估师、社区全科医师、临床药师、营养医师、慢病管理员、病案管理员、牙科医师、验光师、听力师、足疗师、运动生理学家、作业/物理治疗师、语言治疗师、精神心理医师、社会工作者、工娱治疗师、宗教工作者等多学科人员共同构成工作团队，对老年患者提供整体性、系统性、连续性的医疗、康复和护理服务，同时患者及其家属也是团队不可缺少的重要组成部分。老年医学多学科整合团队以患者整体为中心，实施个体化的综合治疗、康复和护理服务等，从而最大限度地维持和恢复老年患者的功能状态和生活质量。其旨在通过多学科合作，高效处理单一专科难以解决的问题。

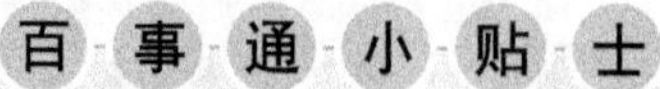

通过 CGA+GIT，可以对老年人进行全面的评价，对合并有老年综合征（如跌倒、痴呆、尿失禁、晕厥、谵妄、睡眠障碍、慢性疼痛、多重用药和帕金森综合征等）或老年问题（如压力性损伤、便秘、吸入性肺炎、营养不良、深静脉血栓形成和肺栓塞、肢体残疾等）的患者实施更科学的治疗，对带有各种管道（如引流管、造漏管、胃管、导尿管、气管插管和静脉通道）的患者进行更合理的护理；既对患者进行药物治疗或手术治疗，同时也给予患者非药物治疗，如康复训练、心理治疗、营养支持及其他所需服务等。患者的一切诊疗行为都在 GIT 的决议下进行，这样可以整合医疗资源，制定短期和长期治疗目标以及具体的诊疗计划。通过定期对患者进行再评估、再干预，合理安排患者诊疗及康复，给患者带来更安全、更科学、更全面的诊疗体验。

7. 什么是老年人综合护理?

老年人综合护理（integrated care for older persons，ICOPE）是一种针对老年人的特殊需求和特点，由多个专业领域的人员共同参与的护理模式，这种模式强调的是跨学科合作，可以逆转衰弱前期或防止老年人进一步衰弱。2017 年 WHO 公布了《老年人整合照护：社区采取干预措施处理老年人内在能力下降问题指南》，为卫生保健工作者提出在社区帮助发展和开展以人为中心的老年人整合照护（ICOPE），体现了对优化内在能力和功能发挥的重视，是健康老龄化的关键。

ICOPE 方案包括 5 个步骤，即当发现新的异常情况时，评估人员评估发生的原因（步骤 2），并进一步制定个体化干预措施（步骤 3~5）。

步骤 1：基于 ICOPE 筛查工具，筛查内在能力下降。

步骤 2：在初级保健机构进行以人为本的评估。

步骤 3：确定照护目标并制定个性化照护计划。

步骤 4：确保转诊路径并监测护理计划与专业老年护理链接。

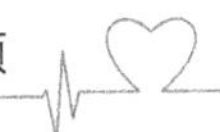

步骤5：社区参与和支持照护者。

该方案中初级卫生保健人员通过每4个月检查1次数据库来监测老年人的功能状态，如果发现新的异常情况，则邀请经过专业培训的护士对老年人进行更全面的老年病学评估，或联系老年医生进行远程专家咨询，是否进行远程专家咨询根据认知和衰弱量表评估的结果来决定。

老年人参与和赋权是整个ICOPE方案的核心，应指导老年人学习如何使用自我管理工具、应用程序或会话机器人（与人类互动的自动化计算机程序）来实现自我评估。

8. WHO提出的老年综合护理指南包括哪些方面？

老年人综合护理指南包括以下几个重要方面：

1）老年人的健康促进和疾病预防：这一指南强调老年人的健康促进和疾病预防措施的重要性。其中包括定期体检、接种疫苗、保持适当的饮食和体育锻炼习惯，以及避免危险行为（如吸烟和过度饮酒）等。

2）老年人的长期照护：针对有长期照护需求的老年人，这一指南提供了关于如何提供有效的照护和支持的建议。这些建议包括制定个性化的照护计划，提供必要的日常生活援助，提供心理和情感支持等。

3）老年人的心理健康：老年人容易出现心理健康问题，如抑郁、焦虑和认知障碍等。这一指南强调提供适当的心理支持和治疗，以帮助老年人应对身体和心理健康问题。

4）老年人的身体活动：这一指南提倡老年人积极参与适度的身体活动，如散步、健身操、瑜伽等。合理的身体活动可以帮助老年人维持健康的体重、骨骼和肌肉功能，并有助于预防和管理慢性疾病。

5）老年人的安全和环境：老年人的安全和环境对他们的生活质量至关重要。这一指南强调提供安全的住宿环境、预防家庭事故，如跌倒和火灾，并降低老年人暴力和虐待的风险。

6）老年人的社交参与和援助：社交参与和援助对老年人的健康和福祉具有重要意义。这一指南强调提供机会和资源，以帮助老年人参与社区活动，维持社交关系，并提供援助和支持。

综合上述指南，世界卫生组织希望通过这些指导，促进全球各国对老年人

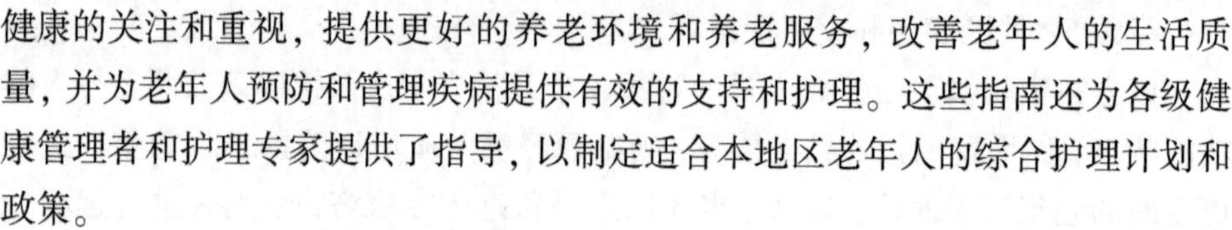

健康的关注和重视，提供更好的养老环境和养老服务，改善老年人的生活质量，并为老年人预防和管理疾病提供有效的支持和护理。这些指南还为各级健康管理者和护理专家提供了指导，以制定适合本地区老年人的综合护理计划和政策。

百事通小贴士

老年人综合护理是WHO关注和倡导的重要议题之一，该机构针对老年人的特殊需求和健康问题制定了一系列指南和政策。老年人综合护理指南的目的是为国家、地区和社区的健康管理者和护理专家提供一个基于最新科学研究和证据的综合指导，以促进老年人的健康和福祉。这些指南旨在帮助提高老年人生活质量，延长他们的健康寿命，并预防和减少老年人面临的常见疾病和健康问题。

参考文献

[1] 吴欣娟，杨萃，程云，等，老年专科护理[M].北京：人民卫生出版社，2019.

[2] 赵丽萍，何桂香，老年专科护理[M].长沙：湖南科学技术出版社，2022.

[3] 王玉波.老年衰弱理论与临床实践[M].北京：人民体育出版社，2021：197-217.

[4] 刘幼硕，于普林.中华医学会老年医学分会. 中国老年衰弱相关内分泌激素管理临床实践指南(2023)[J]. 中华老年医学杂志 2023，42(2)：121-129.

[5] 中华医学会老年医学分会《中华老年医学杂志》编辑委员会. 老年人衰弱预防中国专家共识(2022)[J].中华老年医学杂志，2022，41(5)：503-511.

[6] Kelaiditi E，Cesari M，Canevelli M，et al. Cognitive frailty：rational and definition from an (I. A. N. A./I. A. G. G.) international consensus group[J]. J Nutr Health Aging，2013，17(9)：726-734.

[7] De Roeck E E，Dury S，De Witte N，et al. CFAI-Plus：Adding cognitive frailty as a new domain to the comprehensive frailty assessment instrument[J]. Int J Geriatr Psychiatry，2018，33(7)：941-947.

[8] 倪秀石，吴方，宋娟，等. 老年人认知障碍评估中国专家共识(2022). 中华老年医学杂志，2022，41(12)：1430-1440.

[9] Bunt S，Steverink N，Olthof J，et al. Social frailty in older adults：a scoping review[J]. Eur J Ageing，2017，14(3)：323-334.

[10] Tanaka T，Takahashi K，Hirano H，et al. Oral Frailty as a Risk Factor for Physical Frailty and Mortality in Community-Dwelling Elderly[J]. J GerontolA Biol Sci Med Sci，2018，73(12)：1661-1667.

[11] 纪木火，刘学胜. 老年衰弱患者围术期管理专家意见[J]. 临床麻醉学杂志，2023，39 (9)：991-997.

[12] 中华医学会老年医学分会，《中华老年医学杂志》编辑委员会. 老年人衰弱预防中国专家共识(2022)[J].中华老年医学杂志，2022，41(5)：503-511.

[13] Izquierdo M，Merchant R A，Morley J E，et al. International Exercise Recommendations in Older Adults (ICFSR)：Expert Consensus Guidelines[J]. Nutr Health Aging，2021：25

(7)：824-853.

[14] 中华医学会肠外肠内营养学分会老年营养支持学组.老年患者肠外肠内营养中国专家共识[J].中华老年医学杂志，2013，32(9)：913-929.

[15] 中华医学会老年医学分会.中国老年危重患者营养支持治疗指南[J].中华老年医学杂志，2023，42(9)：1009-1028.

[16] 中国老年医学学会营养与食品安全分会.老年患者家庭营养管理中国专家共识[J].中国循证医学杂志，2017，17(11)：1251-1259.

[17] 中国老年医学学会营养与食品安全分会.老年吞咽障碍患者家庭营养管理中国专家共识[J]。中国循证医学杂志，2018，38(10)：908-914.

[18] 中国老年护理联盟.营养不良老年人非药物干预临床实践指南[J].中国全科医学，2023，26(17)：2055-2069.

[19] RUIZ J G，DENT E，MORLEY J E，et al. Screening for and managing the person with frailty in primary care：ICFSR consensus guidelines[J]. The Journal of Nutrition，Health & Aging，2020，24(9)：920-927.

[20] 中国医师协会神经内科医师分会，认知训练中国指南写作组. 认知训练中国指南(2022年版)[J]. 中华医学杂志，2022，102(37)：2918-2925.

[21] 中国康复医学会科技管理与评估委员会，中国抗衰老促进会康复分会，中华医学会物理医学与康复学分会康复评定学组，等. 认知衰弱康复中国专家共识2023[J]. 中国医刊，2023，58(9)：949-953.

[22] 衡先培，杨柳清.中医内科临床诊疗指南·老年衰弱(制定)[J].中华中医药杂志，2020，35(8)：4030-4035.

[23] Gosselink R. Appraisal of Clinical Practice Guideline：Physical Frailty：ICFSR International Clinical Practice Guidelines for Identification and Management[J]. Journal of Physiotherapy，2022，68(1)：75-75.

[24] Ki S，Yun J H，Lee Y，et al. Development of Guidelines on the Primary Prevention of Frailty in Community-Dwelling Older Adults[J]. Annals of Geriatric Medicine and Research，2021，25(4)：237-244.

[25] 马彩莉，黄武，刘幼硕.寻找高质量防控老年衰弱与失能的答案[J].中国临床保健杂志，2023，26(01)：22-24.

[26] 郭雁飞，阮晔，孙双圆，等.中国50岁以上人群衰弱轨迹的研究[J].中华流行病学杂志，2022，43(11)：1711-1716.

[27] 刘岁丰，蹇在金.衰弱是一种重要的老年综合征[J].保健医苑，2015(12)：12-13.

[28] 来锦，张玉莲，王丹，等.老年衰弱患者照护的研究进展[J].职业与健康，2023，39(14)：2013-2016.

[29] 洛佳坤，马宇飞，刘睿涵，等.老年衰弱分布的流行病学研究现状[J].中国医学前沿杂

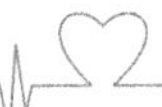

志(电子版)，2023，15(5)：64-68.

[30] 侯苹，刘永兵，孙凯旋. 老年衰弱综合征干预措施及效果的研究进展[J]. 中国老年学杂志，2018，38(14)：3578-3581.

[31] 龚青，陈齐虹，毕明慧，等. 老年衰弱综合征危险因素调查[J]. 老年医学与保健 2018，24(5)：534-537

[32] 孟丽，石婧，邹晨双，等. 老年人衰弱程度与肌肉相关指标关系的初步研究[J]. 中华老年医学杂志，2017，36(12)：1313-1317.

[33] Cesari M，Landi F，Vellas B，et al. Sarcopenia and Physical Frailty：Two Sides of the Same Coin[J]. Front Aging Neurosci，2014，6：192.

[34] 皮红英，库洪安，赵婷. 下肢肌肉训练对老年人平衡及运动能力的影响[J]. 解放军护理杂志，2017，34(12)：51-54.

[35] 肖春梅，李阳，党繁义. 老年人跌倒与平衡能力下降的相关性测试指标[J]. 中国康复医学杂志，2003，18(8)：457-459.

[36] Ruan Q，Yu Z，Chen M，et al. Cognitive frailty，a novel target for the prevention of elderly dependency[J]. Ageing Res Rev，2015，20：1-10.

[37] Won C W，Lee Y，Kim S，et al. Modified Criteria for Diagnosing "Cognitive Frailty"[J]. Psychiatry Investig，2018，15(9)：839-842.

[38] Shimada H，Doi T，Lee S，et al. Cognitive Frailty Predicts Incident Dementia among Community-Dwelling Older People[J]. J Clin Med，2018，7(9).

[39] Sugimoto T，Sakurai T，Ono R，et al. Epidemiological and clinical significance of cognitive frailty：Amini review[J]. Ageing Res Rev，2018，44：1-7.

[40] 李洋，赖小星，朱宏伟，等. 老年人认知衰弱的研究进展[J]. 中华老年多器官疾病杂志，2023，22(5)：389-392.

[41] 陈希，赵丽萍，张毅，等. 老年人认知衰弱评估研究进展[J]. 护理学杂志，2021，36(4)：109-112.

[42] 赵欧，李耘，张亚欣，等. 老年住院患者社会衰弱与生理衰弱的相关性[J]. 中华老年多器官疾病杂志，2021，20(6)：401-405.

[43] 范俊瑶，刘玥婷，赵慧敏，等. 老年人社会衰弱的研究进展[J]. 护理学杂志，2020，35(2)：106-109.

[44] 黄铮，邵庭芳，梁冉，等. 老年人社会衰弱的概念分析 [J]. 中华护理教育，2023，20 (6)：752-756.

[45] 王九瑞，刘健，延泽萍，等. 老年人社会衰弱发生率及影响因素的系统评价和 Meta 分析 [J]. 军事护理，2023，40 (3)：10-14.

[46] Japan Dental Association. Manual for oral frailty at dental clinics 2019[EB/OL]. (2020-04-07)[2021-09-08]. https://www.jda.or.jp/dentist/oral-flail/pdf/manual-all.pdf

Accessed 28. 04. 2020.

[47] 屠杭佳, 等, 社区老年人口腔衰弱现状及影响因素分析[J]. 中华护理杂志, 2023, 58(11): 1351-1356.

[48] Tanaka T, Hirano H, Ohara Y, et al. Oral Frailty Index-8 in the risk assessment of new-onset oral frailty and functional disability among community-dwelling older adults[J]. Arch Gerontol Geriatr, 2021, 94: 104340.

[49] 衡艳林, 齐桂, 刘非凡. 老年衰弱综合征发生情况及其相关因素[J]. 中国老年学杂志, 2023, 43(9): 2270-2273.

[50] 冯静宜, 张雪芳, 周雪迎, 等. 老年衰弱患者真实体验质性研究的 Meta 整合[J]. 中华护理杂志, 2023, 58(23): 2928-2935.

[51] 张瑞, 纪代红, 王瑶, 等. 老年肌少症患者跌倒恐惧的研究进展[J]. 中华老年多器官疾病杂志, 2024, 23(2): 153-156.

[52] 闫瑾, 胡亦新, 范利. 衰弱运动干预的研究进展[J]. 中华老年多器官疾病杂志, 2023, 22(4): 312-316.

[53] Lau L K, Tou N X, Jabbar K A, et al. Effects of Exercise Interventions on Physical Performance and Activities of Daily Living in Oldest-Old and Frail Older Adults: A Review of the Literature. [J]. Am J Phys Med Rehabil, 2023, 102(10): 939-949.

[54] Antonenko D, Fromm E A, Thams F, et al. Cognitive training and brain stimulation in patients with cognitive impairment: a randomized controlled trial[J]. Alzheimer's Research & Therapy, 2024, 16 (1): 6-6.

[55] 王宝, 肖军财, 闫小光, 等. 基于中医古籍的老年衰弱中医干预方法述要[J]. 北京中医药, 2018, 37(3): 209-211.

[56] 王文慧, 沈雁, 史晓, 等. 基于中医理论探讨老年衰弱综合征[J]. 新中医, 2021, 53(3): 195-198.

[57] 赵俊男, 徐凤芹. 中医药在老年衰弱多学科干预中的特点和优势[J]. 北京中医药, 2018, 37(3): 212-214.

[58] 徐芬, 陈民. 老年衰弱的中医理论及治疗研究状况[J]. 中国处方药, 2021, 19(3): 17-18.

[59] 孟凯华, 齐涵, 陈民. 老年衰弱综合征的中医病机与治疗探讨[J]. 云南中医中药杂志, 2020, 41(12): 16-19.

[60] 刘艾红, 朝阳, 彭颖洁, 等. 老年衰弱患者中医干预研究进展[J]. 天津护理, 2023, 31(5): 614-617.